成功する
病院経営

診療報酬の実践対応

千葉大学医学部附属病院 副病院長
病院経営管理学研究センター長

井上 貴裕 編著

LOGICA
ロギカ書房

はじめに

　医療政策の目下のターゲットイヤーは団塊の世代が75歳以上となる2025年であり、それに向けて平成30年度改定は極めて重要な位置付けとされてきた。また、平成30年度は6年に1回やってくる医療と介護の同時改定であり、医療から介護への継ぎ目のない連携を構築するためにわが国医療がどうあるべきなのか、「惑星直列」といわれた今回改定ではその方向性が示された。改定前から本体マイナス改定もやむなしという雰囲気が漂っていた中で、ネットではマイナスだったものの、本体プラスであったことは最低レベルの要望を受け入れてもらえたととらえるべきだろう。ただ、改定前から医療機関の財務状況は悪化の一途をたどっており、多少のプラス改定だからといって一息つける状況にはない。

　とは言ってもかかりつけ医の評価が行われたり、200床未満の地域包括ケア病棟で実績評価が設けられたりと、機能分化と連携をさらに推進するために示された方向性にうまくのっていければ大幅な増収となる医療機関も存在するだろう。また、急性期一般入院料については、重症度、医療・看護必要度がマイナーチェンジされ、従来のHファイル方式（重症度、医療・看護必要度Ⅰ）から診療実績データに基づくEFファイル方式（重症度、医療・看護必要度Ⅱ）が一部選択可能となり、それにより基準値も異なることになった。ただし、点数は据え置きであり、プラス改定の恩恵は限定的だといえよう。一方で認知症・せん妄の評価が行われたことは本来の意味での急性期医療を評価したものとは言えず、特に高度急性期病院では重症度、医療・看護必要度の基準値を超えることが困難であるような施設がでてくるかもしれない。もちろんそのことに配慮し、特定機能病院等に対しては基準値が配慮された。

　ただ、次回改定以降に7区分とされた入院料についての実績評価で重症度、医療・看護必要度だけではない新たな視点が設けられると予想され、今回改定

では厳格化こそ行われなかったものの、急性期医療の評価を大きく変える第一歩と記される時が来るだろう。また、13対1及び15対1入院基本料が地域一般入院料とされたが、この先には地域包括ケア病棟等も含めた再編・統合のストーリーが仕組まれているものと予想される。さらに、療養病棟入院基本料も再編・統合され、介護医療院も新設された。病棟再編成に向けて様々な選択肢が拡がり、各病院は現実を踏まえた選択が求められる改定となった。

診療報酬等の制度対応を怠っていては病院経営は成り立たない。もちろん有利な診療報酬を短絡的に追いかけるだけでは、中長期の成長は実現できない。人口動態や競合医療機関等の外部環境を踏まえ、自院がどのようなポジショニングをとるべき、先を見据え大局的、かつ現実的な意思決定が求められている。

ただ、先が見えない時代に多くの病院経営者は不安を抱えている。その不安を少しでも和らげたいという思いで、本書は生まれた。先を見据えた適切な制度対応を行うことに加え、病院経営者の実践からの苦労話に価値があると考えた。

本書は3部構成となっており、Chapter 1で平成30年度改定に関する重要論点を取り上げ、各機能の医療機関が今後の実践的対応を図る際の参考にしていただきたいと思っている。

Chapter 2は医療政策及び診療報酬、そして病院経営の論点となるであろう事項を筆者の私見を交えて取り上げている。中長期的にあるべき方向性を考えながら、医療機関が進む道を考える際の指針となれば幸いである。

そしてChapter 3は病院経営者が取り組んだ実践的な取組みやリーダーとしての心構えを語ってもらった。

厳しい時代だからこそ、経営者の手腕が問われている。優れた経営手腕を有した経営者が一人でも多く生まれることを願っている。

平成30年5月2日

井上　貴裕

本書の編著者の原稿はCBnewsマネジメント等の連載記事を修正したものになります。

　株式会社CBコンサルティングの大戸豊様には多大なお力添えをいただきました。心よりお礼申し上げます。

目 次

はじめに

【Chapter 1】
2018年度診療報酬改定を展望する

1.1 2018年度診療報酬改定後を展望する　　　　　　（井上 貴裕・千葉大学医学部附属病院）
1. 改正前の病院の経営状況　3
2. 薬価、看護必要度　7
3. 実績評価の今後　9

1.2 DPC制度は円熟期に—2018年度改定を総括　　　　　　　　　　　　（井上）
1. 先発品に逆戻りも？　18
2. 短手3の症例、D方式移行後も在院日数に含めず　20
3. "地域の砦"の中核病院に光　21
4. 実態に応じた適切なデータ提出が不可欠　22

1.3 入院時支援加算についての適切な対応とは　　　　　　　　　　　　（井上）
1. 高齢者の緊急入院では算定を増やす運用も　24
2. 日曜日の予定入院の受入れも視野に　27

1.4 平成30年度診療報酬改定における遠隔医療・オンライン診療の
評価のポイントと今後の展望　　　　　　（吉村 健佑・千葉大学医学部附属病院）
1. 医師法との関係の明確化とオンライン診療ガイドラインの策定・公表
31
2. 2018（平成30）年度診療報酬改定による評価　32
3. 今後の展開　39

1.5 同時改定の方向性とケアミックス病院の経営戦略
（藤井 将志 / 吉橋謙太郎・谷田病院）
1. 地域包括ケア病棟の改定内容と戦略の方向性　41
2. 療養病棟の改定内容と戦略の方向性　45
3. 介護医療院の新設とシミュレーション　48
4. どのような医療機関をめざすのか決める時期　52

5.　介護報酬改定による地域包括ケアシステムの推進　53

　　　6.　報酬改定は厚労省が示す道しるべ　57

1.6　画像診断管理加算の届け出から見る読影体制の在り方　　　　（井上）

　　　1.　画像診断管理加算は、経済性の観点からも重要　59

　　　2.　画像診断管理加算の届け出状況　59

　　　3.　Ⅰ群・Ⅱ群の画像診断管理加算の届け出状況　63

　　　4.　常勤放射線医の存在を評価すべき時期　64

【Chapter 2】
診療報酬の実践対応

2.1　都会と田舎の病院経営、環境が及ぼす影響　　　　（井上）

　　　1.　外部環境と病院経営　71

　　　2.　都会に立地することのメリット、デメリット　72

　　　3.　田舎に立地することのメリット、デメリット　74

　　　4.　現実を見据えた意思決定を　75

2.2　救急医療入院の現実的な判断基準とは　　　　（井上）

　　　1.　全国トップ 30 の病院の救急医療入院の状況　77

　　　2.　救急医療入院の地域差解消に向けて　81

2.3　研修医が多いと診療密度が高くなる理由　　　　（井上）

　　　1.　医師研修の実施と診療密度　84

　　　2.　新入院患者を効率よく受け入れることが重要　88

2.4　NST と呼吸ケアチームは加算に執着しない　　　　（井上）

　　　1.　栄養食事指導と NST のどちらを優先させるか　89

　　　2.　呼吸ケアチームの定例化にこだわらない　90

　　　3.　「実施して当然の活動」への報酬が不幸を招くことも　91

2.5　リハビリは量から質の評価に軸足移すべき　　　　（井上）

　　　1.　出来高換算点数と実施単位数　96

　　　2.　リハビリは稼働率が高い　100

　　　3.　入院期間に応じた点数設定とさらなるアウトカム評価を　102

2.6 総合入院体制加算のハードルを上げるべき理由　　　　　　　　（井上）
　　　1.「精神科病床を少しだけ持ちたい」の真意　104
　　　2.「加算3」の地域包括ケア病棟は地域に貢献する　105

2.7「高単価だから重症系ユニットに」は危険　　　　　　　　　　（井上）
　　　1. ICUなどの重症系ユニットを設置すべきか　107
　　　2. 重症系ユニットの構成をどう考えるか　109

2.8 EFファイルと看護必要度の整合性を図る条件　　　　　　　　（井上）
　　　1. 医療提供の実態を明らかにする趣旨で入力する病院も　111
　　　2. DPC特定病院群病院によるSPO2実施率から見えてくるもの　112

2.9 疾患別のICU入室率に病院間格差、看過できるか　　　　　　（井上）
　　　1. 2016年度診療報酬改定における変更点　116
　　　2. 疾患別ICU入室と在室日数　117
　　　3. 医療機関群による違い、看護必要度の実態　120
　　　4. 定時手術後のICU入室についてのこれから　123

2.10 10年目の医師事務作業補助体制加算のこれから　　　　　　（井上）
　　　1. 現場の実態に合うように、制度自体の弾力化を検討してはどうか　125
　　　2. 定期的なローテーションと事務職員としてのキャリアパス　127

2.11「再診の外来患者に依存しない」決意が必要　　　　　　　　（井上）
　　　1. なぜ逆紹介が必要なのか　128
　　　2. 千葉大学医学部附属病院の事例から見える課題　129
　　　3.「紹介状なし定額負担」よりも大切なこと　135

2.12 救命救急入院料1・3とSCU、看護必要度基準の整合性とは　（井上）
　　　1. ICU等の主な施設基準に関する議論　136
　　　2. 救命救急入院料1・3で基準値を設定すべきか　137
　　　3. 脳卒中ケアユニット入院医療管理料ではどうか　139

2.13 短期滞在手術等基本料3がDPCに戻る意味　　　　　　　　（井上）
　　　1. 2018年度改定　短期滞在手術等基本料3の扱い　142
　　　2. D方式として予想される点数設定、係数がつくことの意味　143
　　　3. 看護必要度の計算に入れるべきか　143

2.14 ガイドラインに基づく適切な PCI が求められる （井上）
1. 2018 年度改定における議論　146
2. PCI 実施率の地域差　150

2.15 「転院待ちで在院日数が延びる」を解消するには （井上）
1. 平均在院日数と効率性指数　156
2. 病床規模別・年代別・医療機関別の退院先の状況　157
3. 都道府県別退院先・転院先の状況　161
4. 医療機関同士での協議、調整が必要　164

2.16 外来化学療法の収益性 （井上）
1. がん患者の外来受療　165
2. 外来より入院の方が増益につながるが…　167
3. 外来か、入院か　170

2.17 「短期滞在手術等基本料 3」の D 方式移行で外来化が進む （井上）
1. 「D 方式へ移行後なら増収」とは言えず　174
2. 「看護必要度Ⅱ」の新設で、入力の不備がさらに点数設定に影響　176
3. 「外来でできるものは外来で」が原則　178

2.18 高度急性期病院における手術室マネジメントの重要性 （井上）
1. 高度急性期病院における手術の重要性　180
2. 手術室の稼働状況　182
3. 稼働率向上のためにマンパワーの充実を　186

2.19 平成 30 年診療報酬改定における働き方改革関連項目について
（亀田 義人・千葉大学医学部附属病院）
1. 人口構造の変化—人口ボーナス期とオーナス期　188
2. 医療従事者の働き方改革　189
3. 治療と就労の両立　192

【Chapter 3】
病院長・幹部の実践

3.1 新大橋病院開院までの道程と病院経営の健全化
（長谷 弘記・東邦大学医療センター 大橋病院）

1. はじめに　197
2. 病院長就任と経営健全化　198
3. 2018年度診療報酬改定を迎えて　202
4. おわりに　207

3.2　北野病院経営改革の取組み
（吉村 長久・北野病院）

1. 北野病院の紹介　208
2. 大阪市北区2次医療圏の状況　208
3. 北野病院経営上の問題点　211
4. 山積する課題　212
5. 北野病院の強み　214
6. 経営改革の取組み　215

3.3　病院経営改革に求められる病院トップのリーダーシップ
（石川 清・名古屋第二赤十字病院）

1. はじめに　219
2. 当院の概要と経営の一大危機　220
3. V字回復への推移　222
4. V字回復達成の背景にあるもの　225
5. リーダーシップに関して第三者の目から見た当院の組織改革
   （高野正人先生の論文から引用）　226
6. 次なる病院トップへ私からの提言　229
7. 高野正人先生が提唱する急性期病院の経営改革三要諦　229

3.4　病院マネジメントについて―聖隷、日本病院会での経験を踏まえて
（堺 常雄・聖隷浜松病院・日本病院会）

1. はじめに　233
2. 聖隷の始まり　234
3. 聖隷三方原病院で学んだこと　235
4. 聖隷浜松病院での取組み　236
5. 日本病院会での取組み　246
6. 病院マネジメントと診療報酬　251
7. 求められる「パラダイムシフト」と「新たな価値創造」　253
8. 喫緊の課題への対応　254

3.5 人口減少時代の病院経営 （金田　道弘・金田病院）

　　　1. はじめに　256
　　　2. わが国最大の脅威は人口減少　257
　　　3. 社会保障制度改革国民会議報告書から地域医療構想へ　258
　　　4. 岡山県真庭市落合地区における「競争から協調」　260
　　　5. 地域医療連携推進法人の検討　261
　　　6. 認定 NPO 法人岡山医師研修支援機構・地域医療部会　265
　　　7. 映画「シン・ゴジラ」に学ぶ　267
　　　8. 変革の時代に求められる覚悟　268
　　　9. おわりに　270

3.6 次世代院長に「院長の生き方」を自己流に語る

（大和　眞史・諏訪赤十字病院）

　　　1. はじめに、院長職のあるべき姿とは、どのようなことが望まれるか？
　　　　　271
　　　2. 考えておくべき問題例、「総合病院は本当に将来がないのか？」　273
　　　3. 経営の課題・懸案など　276
　　　4. 日々の業務について　284
　　　5. 退任について　287

3.7 DPC 特定病院群認定！係数大幅改善！
**　　地方における自治体病院の現状と課題** （橋爪　泰夫・福井県立病院）

　　　1. 病院概要（福井県の PR を兼ねて）　289
　　　2. 当院の現状（収支・診療実績）と改善計画　294
　　　3. 取組みの一部紹介と結果、今後の課題　296

3.8 地方小都市の地域基幹病院が生き残りをかける経営戦略

（藤木　茂篤・津山中央病院グループ）

　　　1. 津山中央病院の特徴　304
　　　2. 津山中央病院の概要と周辺の医療環境　306
　　　3. 病院に課せられた命題と「POWER UP 5」　308
　　　4. 具体的な生き残り戦略　311
　　　5. 今回の診療報酬改定で思うこと　329
　　　6. おわりに　331

3.9　トップダウンからボトムアップを通じ目指す自治体病院経営改革
―安全・安心な医療を効率的（安価）に提供すべく

（渡邊 有三・春日井市民病院）

1. 当院の概要　333
2. 平成 10 年の病院新築移転と私の経歴　335
3. 院長として最初に取り組んだこと　338
4. トップダウンとして全職員への協力の呼びかけ　341
5. 改革プラン開始後の経営状況の変化　342
6. 改善の原動力についての考察と改善目標　342
7. 市の健診センターの老朽化に伴う新築移転の有効利用　347
8. 救急救命センター指定と休日・夜間診療所併設の効果　348
9. トップダウンからボトムアップへ　349
10. 表題に掲げた安全・安心な医療を効率的（安価）にとは　350
11. 院長としての 9 年間を振り返って　351
12. 次に続く院長に向けて　354

3.10　DPC 特定病院群に向けて― 一地方自治体病院の取組み

（海保 隆・君津中央病院）

1. 当院の概略　358
2. 診療密度アップのために　360
3. 手術室稼働率の向上　363
4. 診療科の充足　363
5. 研修病院としての役割　365
6. ドクターヘリ基地病院として　367
7. 君津保険医療圏救急体制の問題　367
8. 医師時間外労働の問題　369
9. 千葉大学病院経営スペシャリスト養成プログラム "ちば医経塾"　372
10. 最後に　372

Chapter 1

2018年度診療報酬改定を展望する

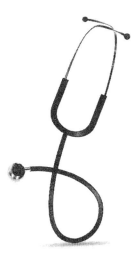

1.1
2018年度診療報酬改定後を展望する

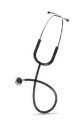

千葉大学医学部附属病院 副病院長・病院経営管理学研究センター長 井上 貴裕

2018年度診療報酬改定は本体部分がプラス0.55%、薬価等がマイナス1.74%となった（図表1.1.1）。改定後の病院経営はどうなっていくのか、個別改定項目などの議論も踏まえつつ、展望していく。

1. 改正前の病院の経営状況

その前に改定前の足元業績について、病院機能別に整理する。診療報酬改定の前年度に実施される医療経済実態調査の結果から、損益差額について一般病院全体と一般診療所全体で比較した（図表1.1.2）。一般診療所は黒字基調である一方、一般病院の業績は悪化傾向にある。一般診療所でも、入院診療収益のない「無床診療所」の方が、有床診療所よりも損益差額率では優れているものの、2013年度以降は下落傾向にある。一般病院は、12年度は辛うじて黒字を維持していたが、その後は赤字幅を拡大している。病院よりも診療所の業績が良いことがわかる。

一般病院は機能に差があるので、特定機能病院、DPC対象病院、療養病棟入院基本料1を届け出る病院の3つで比較した（図表1.1.3）。損益差額を見ると、療養病棟入院基本料1を届け出る病院では、手堅く黒字基調だが、特定機能病院やDPC対象病院では赤字となっている。100床当たりの医業収益を見ると、療養病棟入院基本料1よりも、特定機能病院では約3倍、DPC対象病院でも約2倍多いが、医薬品・材料費率、減価償却費比率、委託費比率も高い。「収入が多くても、支出も多い」のが急性期医療だといえる。

Chapter 1　2018年度診療報酬改定を展望する

図表1.1.1　診療報酬改定　改定率の推移

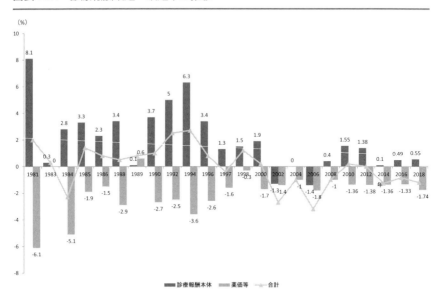

図表1.1.2　一般病院と一般診療所　損益差額の状況

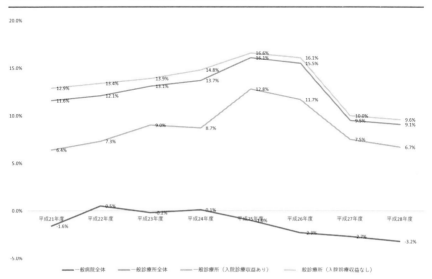

1.1 2018年度診療報酬改定後を展望する

図表 1.1.3　病院機能別　収支状況

	特定機能病院			
	平成25年度	平成26年度	平成27年度	平成28年度
給与費（対収益）	44.8%	45.5%	42.7%	42.7%
医薬品費（対収益）	22.2%	23.0%	24.4%	24.4%
材料費（対収益）	14.1%	14.4%	14.1%	14.1%
委託費（対収益）	6.8%	7.0%	7.0%	7.0%
減価償却費（対収益）	8.8%	9.0%	8.5%	8.3%
その他	9.6%	9.7%	9.6%	9.2%
損益差額（対収益）	−6.4%	−8.5%	−6.2%	−5.8%
100床当たり医業収益（千円）	3,089,205	3,161,959	3,337,040	3,416,853

	DPC対象病院			
	平成25年度	平成26年度	平成27年度	平成28年度
給与費（対収益）	52.2%	53.2%	53.3%	54.2%
医薬品費（対収益）	15.0%	14.9%	15.3%	14.9%
材料費（対収益）	11.2%	11.4%	11.1%	11.2%
委託費（対収益）	6.5%	6.6%	6.7%	6.7%
減価償却費（対収益）	6.3%	6.6%	6.7%	6.6%
その他	10.4%	10.6%	10.8%	10.7%
損益差額（対収益）	−1.6%	−3.3%	−3.9%	−4.4%
100床当たり医業収益（千円）	2,340,483	2,376,503	2,330,695	2,342,019

	療養病棟入院基本料1			
	平成25年度	平成26年度	平成27年度	平成28年度
給与費（対収益）	59.7%	60.0%	58.2%	58.9%
医薬品費（対収益）	8.2%	7.9%	8.7%	8.4%
材料費（対収益）	5.7%	5.7%	6.8%	6.7%
委託費（対収益）	5.8%	5.8%	5.5%	5.5%
減価償却費（対収益）	4.4%	4.5%	4.5%	4.4%
その他	13.8%	13.8%	13.7%	13.7%
損益差額（対収益）	2.4%	2.3%	2.6%	2.4%
100床当たり医業収益（千円）	1,027,172	1,049,103	1,153,779	1,157,058

厚生労働省　医療経済実態調査を基に作成

　特定機能病院と DPC 対象病院を見ると、特に 2014 年度は損益差額が大幅に悪化しているが、消費増税が影響していると考えられる。

　2019 年 10 月には消費増税が予定されているが、材料費率が高く、かつ委託費率も高い急性期病院で、業績悪化が進む可能性もある。ただし、特定機能病院は、2014 年度を底にして改善傾向が見られるのに対し、DPC 対象病院は悪化の一途をたどっている。特定機能病院は大学病院本院が中心であり、無駄を改善する余地が大きかったのかもしれないが、注目すべきは、減価償却費比

図表 1.1.4

【Ⅰ-4 外来医療の機能分化、重症化予防の取組の推進 -③】
③ かかりつけ医機能を有する医療機関における初診の評価　　骨子＜Ⅰ-4(3)＞

第1 基本的な考え方
外来医療のあり方に関する今後の方向性を踏まえ、外来医療における大病院とかかりつけ医との適切な役割分担を図るため、より的確で質の高い診療機能を評価する観点から、かかりつけ医機能を有する医療機関における初診を評価する。

第2 具体的な内容
かかりつけ医機能に係る診療報酬を届け出ている医療機関において、専門医療機関への受診の要否の判断等を含めた、初診時における診療機能を評価する観点から、加算を新設する。

(新) 初診料　機能強化加算　　　　80点

[算定要件]
地域包括診療加算、地域包括診療料、認知症地域包括診療加算、認知症地域包括診療料、小児かかりつけ診療料、在宅時医学総合管理料(在宅療養支援診療所又は在宅療養支援病院に限る。)、施設入居時等医学総合管理料(在宅療養支援診療所又は在宅療養支援病院に限る。)を届け出等している保険医療機関(診療所又は200床未満の保険医療機関に限る。)において、初診を行った場合に、所定の点数に加算する。

率の下落だ。これは投資を控えていることを意味し、短期的には収支改善につながっても、中長期的に見れば、高度医療をつかさどる施設の診療機能に不安が残る。一方で、DPC対象病院は改善の兆しが見えず、今後もこの傾向は続く可能性がある。2018年度改定では、「かかりつけ医機能」などが評価され、本体プラスはその部分に流れると予想され、診療所を中心に業績が向上するかもしれない（**図表1.1.4**）。また、200床未満の地域包括ケア病棟についての評価が行われたことから中小規模病院の業績が向上する可能性がある（**図表1.1.5**）。

　なお、2018年度診療報酬改定で、高度急性期あるいは急性期病院の業績が向上するかといえば、なかなか難しい。収入はほぼ横ばいからプラスに転じるだろうが、定期昇給などで人件費は増加するからだ。

　ここでは、急性期病院に関係する主な論点と展望について個別に取り上げていく。

図表 1.1.5

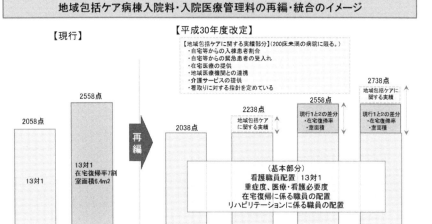

2. 薬価、看護必要度

　まず、薬価等の下落によって、DPC/PDPSにおける点数設定が下落し、診断群分類によっては、入院期間Ⅱの短縮が予想されるため、包括評価部分でプラスとするのは容易ではないだろう。厳しい環境下で生き残るためには、制度を熟知し、医療機関別係数で適切な評価を受けるなど、他院に負けない取組みが求められる。

　もう1つが、今回改定の焦点である「重症度、医療・看護必要度」(看護必要度) だ。今回は、認知症・せん妄の評価が加わるなど、評価項目のマイナーチェンジがあり、基準値が変更された (**図表 1.1.6**)。

　急性期一般入院料1の基準が30％なのは、厳しいといった見方もあるようだが、看護必要度については、それほど苦労せずにクリアする病院がほとんど

Chapter 1　2018年度診療報酬改定を展望する

図表 1.1.6

重症度、医療・看護必要度の見直し③

一般病棟用の「重症度、医療・看護必要度」の見直し（評価票について）

➤ 一般病棟用の重症度、医療・看護必要度に係る評価票

A　モニタリング及び処置等	0点	1点	2点
1　創傷処置 （①創傷の処置（褥瘡の処置を除く）、②褥瘡の処置）	なし	あり	—
2　呼吸ケア（喀痰吸引のみの場合を除く）	なし	あり	—
3　点滴ライン同時3本以上の管理	なし	あり	—
4　心電図モニターの管理	なし	あり	—
5　シリンジポンプの管理	なし	あり	—
6　輸血や血液製剤の管理	なし	あり	—
7　専門的な治療・処置 （①抗悪性腫瘍剤の使用（注射剤のみ）、 ②抗悪性腫瘍剤の内服の管理、 ③麻薬の使用（注射剤のみ）、 ④麻薬の内服、貼付、坐剤の管理、 ⑤放射線治療、⑥免疫抑制剤の管理、 ⑦昇圧剤の使用（注射剤のみ）、 ⑧抗不整脈剤の使用（注射剤のみ）、 ⑨抗血栓塞栓薬の持続点滴の使用、 ⑩ドレナージの管理、⑪無菌治療室での治療）	なし	—	あり
8　救急搬送後の入院（2日間）	なし	—	あり

B　患者の状況等	0点	1点	2点
9　寝返り	できる	何かにつかまればできる	できない
10　移乗	介助なし	一部介助	全介助
11　口腔清潔	介助なし	介助あり	—
12　食事摂取	介助なし	一部介助	全介助
13　衣服の着脱	介助なし	一部介助	全介助
14　診療・療養上の指示が通じる	はい	いいえ	—
15　危険行動	ない	—	ある

C　手術等の医学的状況	0点	1点
16　開頭手術（7日間）	なし	あり
17　開胸手術（7日間）	なし	あり
18　開腹手術（4日間）	なし	あり
19　骨の手術（5日間）	なし	あり
20　胸腔鏡・腹腔鏡手術（3日間）	なし	あり
21　全身麻酔・脊椎麻酔の手術（2日間）	なし	あり
22　救命等に係る内科的治療（2日間） ①経皮的血管内治療 ②経皮的心筋焼灼術等の治療 ③侵襲的な消化器治療	なし	あり

[各入院料・加算における該当患者の基準]

対象入院料・加算	基準
一般病棟用の 重症度、医療・看護必要度	・A得点2点以上かつB得点3点以上 ・「B14」又は「B15」に該当する患者であって、A得点が1点以上かつB得点が3点以上 ・A得点3点以上 ・C得点1点以上
総合入院体制加算	・「B14」又は「B15」に該当する患者であって、A得点が1点以上かつB得点が3点以上 ・A得点2点以上 ・C得点1点以上
地域包括ケア病棟入院料 （地域包括ケア入院医療管理料を算定する場合も含む）	・A得点1点以上 ・C得点1点以上

だろう（**図表 1.1.7**）。特に、救急医療に積極的に取り組み、結果として高齢者が多い病院では、現状より 10 ポイント以上上昇するケースもある。一方で、特定機能病院のような比較的若い予定入院患者が多い病院では、認知症・せん妄等の患者は少ないので、厳しい面があるのも事実だ。ただし、特定機能病院ではそのことに配慮し、看護必要度が 28 ％に設定された。認知症・せん妄の患者が少なければ、早期に退院させられる可能性があるので、入退院支援に積極的に取り組み、早期退院を進めることが求められる。ただ、「入退院支援加算」は 200 点と、決して高い報酬水準ではないし、予定入院で退院困難な患者が対象なのを考えると、実際の算定はそれほど多くはないだろう（**図表 1.1.8**）。今まで実施してきた病院を評価する意図であり、予定手術の術前患者で退院困難症例には、積極的に当該加算の取り組みを展開したい。

　急性期一般入院基本料の基準値が引き上げられたが、現状から点数がアップ

1.1 2018年度診療報酬改定後を展望する

図表 1.1.7

急性期一般入院基本料（急性期一般入院料1～7）の内容

➤ 一般病棟入院基本料（7対1、10対1）について、入院患者の医療の必要性に応じた適切な評価を選択できる
よう、実績に応じた評価体系を導入し、将来の入院医療ニーズの変化にも弾力的に対応可能とするため、急性
期一般入院料1～7に再編する。

		入院料7	入院料6	入院料5	入院料4	入院料3	入院料2	入院料1
看護職員		10対1以上 （7割以上が看護師）						7対1以上 （7割以上が 看護師）
患者割合	重症度、 医療・看護 必要度 I *1	測定していること	15%以上	21%以上	27%以上	（28%以上） ※	（29%以上） ※	30%以上
	重症度、 医療・看護 必要度 II *2	測定していること	12%以上	17%以上	22%以上	23%以上 ※	24%以上 ※	25%以上
平均在院日数		21日以内						18日以内
在宅復帰・ 病床機能連携率		—						8割以上
医師の員数		—						入院患者数の 100分の10以上
データ提出加算		○						
点数		1,332点	1,357点	1,377点	1,387点	1,491点	1,561点	1,591点

*1：従来の方法による評価　*2：診療実績データを用いた場合の評価　　　　　　（※200床未満は、経過措置あり）

したわけではない。急性期一般入院料2を選択し、7対1よりも少ない人員配
置をしない限り、財務的な業績が向上するわけではない。また、7対1から人
員削減をすることは、救急や重症患者の受入れ制限につながり、急性期として
生き残るには難しい面が出てくるかもしれない。このため、自院の立ち位置を
踏まえ、どのような選択が妥当か慎重に議論する必要がある。

3. 実績評価の今後

　今後の実績評価については、看護必要度以外にも、より多角的な視点が盛り
込まれていくことだろう。高度急性期にふさわしい病棟を高く評価すること
が、めりはりのある制度設計につながるはずである。
　看護必要度の「救急搬送後の入院」を救急医療管理加算1の算定患者に変

9

Chapter 1 2018年度診療報酬改定を展望する

図表 1.1.8

(新) 入院時支援加算 200点（退院時1回）

[算定対象]
(1) 自宅等（他の保険医療機関から転院する患者以外）から入院する予定入院患者であること。
(2) 入退院支援加算を算定する患者であること。

[施設基準]
(1) 入退院支援加算の届出を行っている保険医療機関であること。
(2) 入退院支援加算1、2又は3の施設基準で求める人員に加え、専従の看護師が1名以上又は入退院支援及び地域連携業務に関する十分な経験を有する専任の看護師及び専任の社会福祉士がそれぞれ1名以上配置されていること。なお、許可病床200床未満の場合には、専任の看護師1名が配置されていること。
(3) 地域連携を行うにつき十分な体制が整備されていること。

患者の病態等によりアからクについて全て実施できない場合は、実施した内容の範囲で療養支援計画を立てても差し支えないが、この場合であっても、ア、イ及びク（イについては、患者が要介護又は要支援状態の場合のみ）は必ず実施しなければならない。

ア 身体的・社会的・精神的背景を含めた患者情報の把握
イ 入院前に利用していた介護サービス又は福祉サービスの把握
ウ 褥瘡に関する危険因子の評価
エ 栄養状態の評価
オ 服薬中の薬剤の確認
カ 退院困難な要因の有無の評価
キ 入院中に行われる治療・検査の説明
ク 入院生活の説明

更するという案は今回見送られ、救急医療管理加算の地域差を解消するために基準を設けることは、今後の課題とされた。一方で、二次救急医療機関に関して、救急搬送看護体制加算が新設され、院内トリアージ実施料も大幅に引き上げられた。

　そのほか、医療従事者の働き方改革を進める観点から、医師事務作業補助体制加算、急性期看護補助体制加算の評価が引き上げられた点は、病院としてプラスになることだろう（図表 1.1.9）。

　単に点数が付くから医師事務作業補助者や看護補助者を配置するのではなく、有効活用の視点が重要であり、医師事務作業補助者等の中長期的なキャリアパスを検討することが望ましい。また、救命救急入院料に関して医師の勤務場所の要件や医師等の従事者の常勤配置に関する要件が緩和され、栄養サポー

1.1 2018年度診療報酬改定後を展望する

図表 1.1.9

改定前	改定後
【医師事務作業補助体制加算】	【医師事務作業補助体制加算】
1 医師事務作業補助体制加算1	1 医師事務作業補助体制加算1
イ 15対1補助体制加算　　　　870点	イ 15対1補助体制加算　　　　920点
ロ 20対1補助体制加算　　　　658点	ロ 20対1補助体制加算　　　　708点
ハ 25対1補助体制加算　　　　530点	ハ 25対1補助体制加算　　　　580点
ニ 30対1補助体制加算　　　　445点	ニ 30対1補助体制加算　　　　495点
ホ 40対1補助体制加算　　　　355点	ホ 40対1補助体制加算　　　　405点
ヘ 50対1補助体制加算　　　　275点	ヘ 50対1補助体制加算　　　　325点
ト 75対1補助体制加算　　　　195点	ト 75対1補助体制加算　　　　245点
チ 100対1補助体制加算　　　148点	チ 100対1補助体制加算　　　198点
2 医師事務作業補助体制加算2	2 医師事務作業補助体制加算2
イ 15対1補助体制加算　　　　810点	イ 15対1補助体制加算　　　　860点
ロ 20対1補助体制加算　　　　610点	ロ 20対1補助体制加算　　　　660点
ハ 25対1補助体制加算　　　　490点	ハ 25対1補助体制加算　　　　540点
ニ 30対1補助体制加算　　　　410点	ニ 30対1補助体制加算　　　　460点
ホ 40対1補助体制加算　　　　330点	ホ 40対1補助体制加算　　　　380点
ヘ 50対1補助体制加算　　　　255点	ヘ 50対1補助体制加算　　　　305点
ト 75対1補助体制加算　　　　180点	ト 75対1補助体制加算　　　　230点
チ 100対1補助体制加算　　　138点	チ 100対1補助体制加算　　　188点
	※急性期看護補助体制加算、看護補助加算についても同様

トチーム加算などでは1日15件以下の場合には専任が許容される。勤務環境の改善につながる面もあるだろう（**図表 1.1.10、1.1.11**）。

　その他、医療安全対策、抗菌薬の適正使用などについて、本来やるべきことに報酬が付き、決して多額ではないがプラスの評価を受けることができた（**図表 1.1.12〜1.1.14**）。また、がん患者の両立支援に向け療養・就労両立支援指導料が創設された（**図表 1.1.15**）。産業医との連携など算定に向けてのハードルは高いが、がん診療連携拠点病院については積極的に取り組むべき事項である。

　このほかにも、▽ICUにおける早期離床・リハビリテーション加算の新設（**図表 1.1.16**）▽周術期口腔機能管理料の範囲拡大▽緩和ケア診療加算の末期心不全患者への対象拡大（**図表 1.1.17**）▽がんゲノム医療中核拠点病院の評価

Chapter 1　2018年度診療報酬改定を展望する

図表 1.1.10

改定前	改定後
【栄養サポートチーム加算】 ［施設基準］ 　当該保険医療機関内に、以下から構成される栄養管理に係るチーム（以下「栄養サポートチーム」という。）が設置されていること。また、以下のうちのいずれか1人は専従であること。 ア 栄養管理に係る所定の研修を修了した専任の常勤医師 イ 栄養管理に係る所定の研修を修了した専任の常勤看護師 ウ 栄養管理に係る所定の研修を修了した専任の常勤薬剤師 エ 栄養管理に係る所定の研修を修了した専任の常勤管理栄養士	【栄養サポートチーム加算】 ［施設基準］ 　当該保険医療機関内に、以下から構成される栄養管理に係るチーム（以下「栄養サポートチーム」という。）が設置されていること。また、以下のうちのいずれか1人は専従であること。ただし、当該栄養サポートチームが診察する患者数が1日に15人以内である場合は、いずれも専任で差し支えない。 ア 栄養管理に係る所定の研修を修了した専任の常勤医師 イ 栄養管理に係る所定の研修を修了した専任の常勤看護師 ウ 栄養管理に係る所定の研修を修了した専任の常勤薬剤師 エ 栄養管理に係る所定の研修を修了した専任の常勤管理栄養士

図表 1.1.11

改定前	改定後
【緩和ケア診療加算】 （1日につき）　　　　　　　　　400点 ［施設基準］ 　当該保険医療機関内に、以下の4名から構成される緩和ケアに係る専従のチーム（以下「緩和ケアチーム」という。）が設置されていること。 ア 身体症状の緩和を担当する常勤医師 イ 精神症状の緩和を担当する常勤医師 ウ 緩和ケアの経験を有する常勤看護師 エ 緩和ケアの経験を有する薬剤師 　なお、ア又はイのうちいずれかの医師及びエの薬剤師については、緩和ケアチームに係る業務に関し専任であって差し支えないものとする。 【外来緩和ケア管理料】　　　　　　300点 ［施設基準］ 　当該保険医療機関内に、以下の4名から構成される緩和ケアに係る専従のチーム（以下「緩和ケアチーム」という。）が設置されていること。 ア 身体症状の緩和を担当する常勤医師 イ 精神症状の緩和を担当する常勤医師 ウ 緩和ケアの経験を有する常勤看護師 エ 緩和ケアの経験を有する薬剤師 　なお、ア又はイのうちいずれかの医師及びエの薬剤師については、緩和ケアチームに係る業務に関し専任であって差し支えないものとする。	【緩和ケア診療加算】 （1日につき）　　　　　　　　　<u>390点</u> ［施設基準］ 　当該保険医療機関内に、以下の4名から構成される<u>緩和ケアに係るチーム（以下「緩和ケアチーム」という。）が</u>設置されていること。 ア 身体症状の緩和を担当する常勤医師 イ 精神症状の緩和を担当する常勤医師 ウ 緩和ケアの経験を有する常勤看護師 エ 緩和ケアの経験を有する薬剤師 　<u>なお、ア～エのうちいずれか1人は専従であること。ただし、当該緩和ケアチームが診察する患者数が1日に15人以内である場合は、いずれも専任で差し支えない。</u> 【外来緩和ケア管理料】　　　　　　<u>290点</u> ［施設基準］ 　当該保険医療機関内に、以下の4名から構成される<u>緩和ケアに係るチーム（以下「緩和ケアチーム」という。）が</u>設置されていること。 ア 身体症状の緩和を担当する常勤医師 イ 精神症状の緩和を担当する常勤医師 ウ 緩和ケアの経験を有する常勤看護師 エ 緩和ケアの経験を有する薬剤師 　<u>なお、ア～エのうちいずれか1人は専従であること。ただし、当該緩和ケアチームが診療する患者数が1日に15人以内である場合は、いずれも専任で差し支えない。</u>

1.1 2018年度診療報酬改定後を展望する

図表 1.1.12

【Ⅱ－1－6 感染症対策や薬剤耐性対策、医療安全対策の推進 －③】

③ 医療安全対策加算における医療安全対策地域連携加算の新設　骨子＜Ⅱ－1－6(3)＞
第1 基本的な考え方
医療安全対策加算について、医療安全対策に関する医療機関の連携に対する評価を新設する。

第2 具体的な内容
医療安全対策加算に医療安全対策地域連携加算を新設するとともに、既存の点数について見直す。

医療安全対策加算（入院初日）
(新) 注 医療安全対策地域連携加算
　　　イ 医療安全対策地域連携加算1 50 点
　　　ロ 医療安全対策地域連携加算2 20 点

［算定要件］
医療安全対策加算を算定する複数の医療機関が連携し、医療安全対策に関する評価を行っていること。

［施設基準］
医療安全対策地域連携加算1
(1) 特定機能病院以外の保険医療機関であること。
(2) 医療安全対策加算1に係る届出を行っていること。
(3) 医療安全対策に3年以上の経験を有する専任の医師又は医療安全対策に係る適切な研修を修了した専任の医師が医療安全管理部門に配置されていること。
(4) 他の医療安全対策加算1に係る届出を行っている保険医療機関及び医療安全対策加算2に係る届出を行っている保険医療機関と連携し、それぞれ少なくとも年1回程度、当該加算に関して連携しているいずれかの保険医療機関に赴いて医療安全対策に関する評価を行い、当該保険医療機関にその内容を報告すること。また、少なくとも年1回程度、当該加算に関して連携しているいずれかの保険医療機関より評価を受けていること。なお、感染防止対策地域連携加算を算定している保険医療機関については、当該加算に係る評価と医療安全対策地域連携加算に係る評価とを併せて実施しても差し支えない。
医療安全対策地域連携加算2
(1) 特定機能病院以外の保険医療機関であること。
(2) 医療安全対策加算2に係る届出を行っていること。
(3) 医療安全対策加算1に係る届出を行っている保険医療機関と連携し、少なくとも年1回程度、当該加算に関して連携しているいずれかの保険医療機関より医療安全対策に関する評価を受けていること。なお、感染防止対策地域連携加算を算定している保険医療機関については、当該加算に係る評価と医療安全対策地域連携加算に係る評価とを併せて実施しても差し支えない。

改定前		改定後	
【医療安全対策加算（入院初日）】		【医療安全対策加算（入院初日）】	
1 医療安全対策加算1	85点	1 医療安全対策加算1	85点
2 医療安全対策加算2	35点	2 医療安全対策加算2	30点

Chapter 1 2018年度診療報酬改定を展望する

図表 1.1.13

【Ⅱ－1－6 感染症対策や薬剤耐性対策、医療安全対策の推進 －①】
① 感染防止対策加算の要件の見直し 骨子＜Ⅱ－1－6(1)＞

第1 基本的な考え方
薬剤耐性（AMR）対策の推進、特に抗菌薬の適正使用の推進の観点から、感染防止対策加算の要件を見直す。

第2 具体的な内容
感染防止対策加算において、抗菌薬適正使用支援チームの取組に係る加算を新設するとともに、既存の点数について見直す。

感染防止対策加算（入院初日）
(新) 抗菌薬適正使用支援加算 100 点

［算定要件］
院内に抗菌薬適正使用支援のチームを設置し、感染症治療の早期モニタリングとフィードバック、微生物検査・臨床検査の利用の適正化、抗菌薬適正使用に係る評価、抗菌薬適正使用の教育・啓発等を行うことによる抗菌薬の適正な使用の推進を行っていること。

［施設基準］
(1) 感染防止対策地域連携加算を算定していること。
(2) 以下の構成員からなる抗菌薬適正使用支援チームを組織し、抗菌薬の適正使用の支援に係る業務を行うこと。
① 感染症の診療について3年以上の経験を有する専任の常勤医師（歯科医療を担当する保険医療機関にあっては、当該経験を有する専任の常勤歯科医師）
② 5年以上感染管理に従事した経験を有し、感染管理に係る適切な研修を修了した専任の看護師
③ 3年以上の病院勤務経験を持つ感染症治療にかかわる専任の薬剤師
④ 3年以上の病院勤務経験を持つ微生物検査にかかわる専任の臨床検査技師

①に定める医師、②に定める看護師、③に定める薬剤師又は④に定める臨床検査技師のうち1名は専従であること。なお、抗菌薬適正使用支援チームの専従の職員については、感染制御チームの専従者と異なることが望ましい。
(3) 抗菌薬適正使用支援チームは以下の業務を行うこと。
① 広域抗菌薬等の特定の抗菌薬を使用する患者、菌血症等の特定の感染症兆候のある患者、免疫不全状態等の特定の患者集団など感染症早期からのモニタリングを実施する患者を施設の状況に応じて設定する。
② 感染症治療の早期モニタリングにおいて、①で設定した対象患者を把握後、適切な微生物検査・血液検査・画像検査等の実施状況、初期選択抗菌薬の選択・用法・用量の適切性、必要に応じた治療薬物モニタリングの実施、微生物検査等の治療方針への活用状況などを経時的に評価し、必要に応じて主治医にフィードバックを行う。
③ 適切な検体採取と培養検査の提出（血液培養の複数セット採取など）や、施設内のアンチバイオグラムの作成など、微生物検査・臨床検査が適正に利用可能な体制を整備する。
④ 抗菌薬使用状況や血液培養複数セット提出率などのプロセス指標及び耐性菌発生率や抗菌薬使用量などのアウトカム指標を定期的に評価する。
⑤ 抗菌薬の適正な使用を目的とした職員の研修を少なくとも年2回程度実施する。また院内の抗菌薬使用に関するマニュアルを作成する。
⑥ 当該保険医療機関内で使用可能な抗菌薬の種類、用量等について定期的に見直し、必要性の低い抗菌薬について医療機関内での使用中止を提案する。
(4) 抗菌薬適正使用支援チームが、抗菌薬適正使用支援加算を算定していない医療機関から、必要時に抗菌薬適正使用の推進に関する相談等を受けている。

改定前		改定後	
【感染防止対策加算（入院初日）】		【感染防止対策加算（入院初日）】	
1 感染防止対策加算1	400点	1 感染防止対策加算1	390点
2 感染防止対策加算2	100点	2 感染防止対策加算2	90点
注 感染防止対策地域連携加算	100点	注 感染防止対策地域連携加算	100点

1.1　2018年度診療報酬改定後を展望する

図表 1.1.14

【Ⅱ−1−6 感染症対策や薬剤耐性対策、医療安全対策の推進 −②】
② 外来診療等における抗菌薬の適正使用の推進　骨子＜Ⅱ−1−6(2)＞

第1 基本的な考え方
薬剤耐性菌対策は国際的にも重要な課題となっており、様々な対策が進められている。外来診療等における抗菌薬の適正使用に関する患者・家族の理解向上のため、地域包括診療料等及び薬剤服用歴管理指導料について、以下のように見直す。

第2 具体的な内容
1. 小児科外来診療料及び小児かかりつけ診療料において、抗菌薬の適正使用に資する加算を新設する。
(新) 小児抗菌薬適正使用支援加算 80 点

［算定要件］
　急性上気道感染症又は急性下痢症により受診した小児であって、初診の場合に限り、診察の結果、抗菌薬投与の必要性が認められず抗菌薬を使用しないものに対して、抗菌薬の使用が必要でない説明など療養上必要な指導を行った場合に算定する。
　なお、基礎疾患のない学童期以降の患者については、「抗微生物薬適正使用の手引き」に則した療養上必要な説明及び治療を行っていること。

［施設基準］
感染症の研修会等に定期的に参加していること。
病院においては、データ提出加算2を算定していること。

2. 再診料の地域包括診療加算若しくは認知症地域包括診療加算、地域包括診療料若しくは認知症地域包括診療料、薬剤服用歴管理指導料又は小児科外来診療料若しくは小児かかりつけ診療料を算定する場合は、抗菌薬の適正使用に関する普及啓発に努めていること及び「抗微生物薬適正使用の手引き」に則した治療手順等、抗菌薬の適正使用に資する診療を行うことを要件として追加する。

図表 1.1.15

がん患者の治療と仕事の両立に向けた 支援の充実

就労中のがん患者について、患者の同意を得て、産業医への情報提供、状態変化等に応じた就労上の留意点に係る指導、産業医からの助言の踏まえた治療計画の見直し等を行った場合を評価する。

(新) 療養・就労両立支援指導料 1,000 点（6月に1回）
　　　相談体制充実加算　　500 点

［算定要件］
就労中のがん患者であって、入院中の患者以外のものに対し、以下の全てを行った場合に算定する。
(1) 医師が病状、治療計画、就労上必要な配慮等について、産業医あてに文書で診療情報を提供
(2) 医師又は医師の指示を受けた看護師若しくは社会福祉士が病状や治療による状態変化等に応じた就労上の留意点に係る指導
(3) 産業医から治療継続等のための助言の取得
(4) 産業医による助言を踏まえ、医師が治療計画を見直し・再検討

［相談体制充実加算の施設基準］
(1) 療養環境の調整に係る相談窓口を設置し、専任の看護師又は社会福祉士を配置していること。
(2) 就労を含む療養環境の調整について、相談窓口等において患者からの相談に応じる体制があることを周知していること。

Chapter 1　2018 年度診療報酬改定を展望する

図表 1.1.16

(新) 早期離床・リハビリテーション加算 500点（1日につき）

[算定対象]
(1) 特定集中治療室に入室後早期から離床等の必要な取組が行われた場合には、14 日を限度として、所定点数（特定集中治療室管理料）に加算する。
(2) 特定集中治療室での早期離床・リハビリテーションに関する多職種からなるチームを設置し、患者の診療を担う医師、看護師、理学療法士等が、チームと連携して、患者の早期離床・リハビリテーション実施に係る計画を作成し実施した場合に算定する。

[施設基準]
(1) 特定集中治療室内に、以下から構成される早期離床・リハビリテーションに係るチームを設置すること。
① 集中治療の経験を 5 年以上有する医師
② 集中治療に関する適切な研修を修了した看護師
③ 十分な経験を有する理学療法士
(2) 特定集中治療室における早期離床・リハビリテーションに関するプロトコルを整備し、定期的に見直すこと。
(3) 心大血管疾患リハビリテーション料、脳血管疾患等リハビリテーション料又は呼吸器リハビリテーション料に係る届出を行っている保険医療機関であること。

[包括範囲]
(1) 心大血管疾患リハビリテーション料
(2) 脳血管疾患等リハビリテーション料
(3) 廃用症候群リハビリテーション料
(4) 運動器リハビリテーション料
(5) 呼吸器リハビリテーション料
(6) 障害児(者)リハビリテーション料
(7) がん患者リハビリテーション料

図表 1.1.17

改定前	改定後
【緩和ケア診療加算】 [算定要件] (1) 本加算は、一般病床に入院する悪性腫瘍又は後天性免疫不全症候群の患者のうち、疼痛、倦怠感、呼吸困難等の身体的症状又は不安、抑うつなどの精神症状を持つ者に対して、当該患者の同意に基づき、症状緩和に係る専従のチーム（以下「緩和ケアチーム」という。）による診療が行われた場合に算定する。 (2) (略) (新設)	【緩和ケア診療加算】 [算定要件] (1) 本加算は、一般病床に入院する悪性腫瘍、後天性免疫不全症候群又は末期心不全の患者のうち、疼痛、倦怠感、呼吸困難等の身体的症状又は不安、抑うつなどの精神症状を持つ者に対して、当該患者の同意に基づき、症状緩和に係る専従のチーム（以下「緩和ケアチーム」という。）による診療が行われた場合に算定する。 (2) (略) (3) 末期心不全の患者は、以下のアからウの基準に該当し、エからカまでのいずれかの基準に該当するものをいう。 ア 心不全に対して適切な治療が実施されていること イ 器質的な心機能障害により、適切な治療にかかわらず、慢性的にNYHA重症度分類IV度の症状に該当し、頻回または持続的に点滴薬物療法を必要とする状態であること ウ 過去1年以内に心不全による急変時の入院が2回以上あること エ 左室駆出率 20%以下である場合 オ 医学的に終末期であると判断される場合 カ エ又はオに掲げる場合に準ずる場合
【有床診療所緩和ケア診療加算】 [算定要件]	【有床診療所緩和ケア診療加算】 [算定要件] 緩和ケア診療加算と同趣旨の改正を行う。

1.1 2018年度診療報酬改定後を展望する

図表 1.1.18

2. 常勤の麻酔科医による総合的な医学管理及び長時間の閉鎖循環式全身麻酔が評価された。

改定前	改定後
【麻酔管理料（Ⅰ）】 1 硬膜外麻酔又は脊椎麻酔を行った場合　　200点 2 マスク又は気管内挿管による閉鎖循環式全身麻酔を行った場合　　　　　　　　　　　900点 注1〜3 略 注4 区分番号 K 017、K 020、K 136-2、K 151-2、K 175 の2、K 379-2 の2、K 395、K 558、K 560 の3 のイ、K 560の3 のロ、K 560 の3 のハ、K 560 の3、K 579-2 の2、K 581 の3、K 582の3、K 584 の2、K 605-2、K 605-4、K 645、K 675 の5、K 677-2 の1、K 697-5、K 697-7 及び K 801 の1 に掲げる手術に当たって、区分番号 L 008 に掲げるマスク又は気管内挿管による閉鎖循環式全身麻酔の実施時間が8時間を超えた場合は、長時間麻酔管理加算として 7,500 点を所定点数に加算する。	【麻酔管理料（Ⅰ）】 1 硬膜外麻酔又は脊椎麻酔を行った場合　　<u>250点</u> 2 マスク又は気管内挿管による閉鎖循環式全身麻酔を行った場合　　　　　　　　　　　<u>1,050点</u> 注1〜3 略 注4 区分番号 K 017、K 020、K 136-2、<u>K 142-2 の1</u>、K151-2、<u>K 154-2</u>、<u>K169 の1</u>、<u>K 172</u>、K 175 の2、<u>K 177</u>、<u>K314 の2</u>、K 379-2 の2、<u>K394 の2</u>、K 395、<u>K 403 の2</u>、<u>K415 の2</u>、<u>K 514の9</u>、<u>K 514-4</u>、<u>K 519</u>、<u>K 529 の1</u>、<u>K 529-2 の2</u>、<u>K552 の1</u>、<u>K 553-2の2</u>、<u>K 553-2 の3</u>、<u>K 553 の3</u>、<u>K 555の3</u>、K 558、<u>K 560 の1 のイ</u>、<u>K 560 の1 のロ</u>、<u>K 560 の1 のハ</u>、<u>K 560の2</u>、K 560 の3 のイ、K 560 の3 のロ、K 560 の3 のハ、<u>K 560 の3 のニ</u>、<u>K 560 の4</u>、K 560 の5、<u>K 560-2 の2 のニ</u>、K 567 の3、K 579-2 の2、<u>K580 の2</u>、K 581 の3、<u>K 582 の2</u>、K 582 の3、<u>K 583 の1</u>、<u>K 583 の2</u>、<u>K583 の3</u>、<u>K 583 の4</u>、K 584 の2、<u>K585</u>、<u>K 586 の2</u>、<u>K 587</u>、<u>K 592-2</u>、K 605-2、K 605-4、<u>K 610 の1</u>、K 645、<u>K 675 の4</u>、K 675 の5、K 677-2 の1、<u>K 695 の4</u>、<u>K 695 の6</u>、<u>K 695 の7</u>、K 697-5、K 697-7、<u>K 703 の1</u>、<u>K 703 の2</u>、<u>K 703 の3</u>、<u>K 703 の4</u>、<u>K 704</u>、K 801 の2、<u>K 803 の2</u>、<u>K 803の4</u> 及び <u>K 803-2</u> に掲げる手術に当たって、区分番号 L 008 に掲げるマスク又は気管内挿管による閉鎖循環式全身麻酔の実施時間が8時間を超えた場合は、長時間麻酔管理加算として 7,500 点を所定点数に加算する。

▽精神疾患を合併した妊産婦への指導管理の評価▽救命救急入院料の充実段階評価の見直し▽麻酔管理料の評価（**図表 1.1.18**）、画像診断管理加算 3 の新設―などが行われた。対象となる医療機関では、適切な対応が求められることは言うまでもない。ただ、取れるから何としてでも取るという発想だけではなく、一定の取組みはするが、人件費に見合わないから届け出は控えるなどの現実的な対応もあるだろう。

　診療報酬改定に一喜一憂するのではなく、地域のあるべき医療提供を見据え、自院が何をすべきか、そして何をしないのかを考え続け、実行していくことが求められている。

17

Chapter 1

1.2
DPC 制度は円熟期に
―2018 年度改定を総括

井上 貴裕

　2018 年度診療報酬改定は、DPC/PDPS の暫定調整係数が廃止され、機能評価係数Ⅱへの置換えが終わるという重要な局面を迎えた。暫定調整係数は DPC 制度の開始時から前年度並みの報酬を保証するという役割を担ってきたが、これがなくなることには非常に大きな意味がある。暫定調整係数が高かった病院は、ある意味今まで "貯金" ができたわけだが、今後は減収に転じるケースもあるだろう。実態に応じて適切に評価されるための取組みは重要であり、そのためには制度を理解する必要がある。
　ここでは、2018 年度診療報酬改定における DPC/PDPS の変更点を整理し、考察を加えた。

1. 先発品に逆戻りも？

　まず、機能評価係数Ⅱは、現状の 8 項目での評価から、従来の 6 項目へと回帰した。2016 年度改定で新設された重症度係数が廃止され、後発医薬品係数は後発医薬品使用体制加算を機能評価係数Ⅰで評価する形に切り換わる。
　重症度係数は DPC/PDPS の趣旨に反する面もある。入院中に過剰な検査や画像診断などを行えば評価が上がり、損失補填的な意味合いが強いことを考えると、廃止は適切な方向と考えられる。ただし、この係数は暫定調整係数の廃止に伴う影響を吸収するという意味合いもあったことから、その点は激変緩和係数として改定後 1 年間のみ評価される。
　また、後発医薬品使用体制加算は、これまで DPC 対象病棟では算定不可だったが、4 月以降は DPC 対象病棟の入院患者も追加された。院内で処方さ

れた薬剤が対象となるので、外来での処方も評価対象に含まれるようになる。

　入院中は後発医薬品を採用するが、薬価差益を重視し、外来では先発品と使い分ける医療機関も存在するが、そのようなことを過剰に行っていると、適切な評価を受けられなくなる。ただし、従来よりも金額的な重みが小さくなり、機能評価係数Ⅱの実績の公表対象から外れ、他院と容易に比較される状況ではなくなる。このため、もう一度、先発品に戻すという医療機関も出てくるだろう。後発品を推進する上で、各病院の実績を公表することの効果が実は大きかったことが見えてくるのかもしれない。

　そのほかの変更も行われた。

　保険診療係数を減点する際の基準となる部位不明・詳細不明コードの使用割合は 20 ％以上から 10 ％以上へ、未コード化傷病名が 20 ％以上から 2 ％以上へと厳格化された。減算の対象となる医療機関は少数派だが、金額的にも影響が軽微とはいえない。ただ、その気になれば改善できるため、データ提出に向けた適切な取組みが求められる。また、Ⅰ群とⅡ群の医療機関の体制として、▽大学病院本院よりも機能が高い分院を持つⅠ群（注）病院▽Ⅱ群の実績要件を満たさないⅠ群病院▽精神科の診療実績がないⅠ群・Ⅱ群病院―ではこの保険診療係数が減点される一方、指導医療官を派遣したⅠ群病院では加点されてきた。精神科の診療実績については、同様の評価内容が地域医療係数で評価されていることから、評価を地域医療係数に一本化し、そのほかは評価しないことになった。

　　（注）2018 年度改定に伴い、Ⅰ群は「DPC 大学病院本院群」、Ⅱ群は「DPC 特定病院群」、Ⅲ群「DPC 標準病院群」に名称変更された。

　救急医療係数では、救急医療管理加算 2 を算定する場合は 2 分の 1 に減算される。「重症度、医療・看護必要度」の「救急搬送後の入院」を救急医療管理加算 1 の算定患者に変更するという案は今後の宿題となったが、今回の改定もより重症な患者を評価しようとする視点に基づいている。ただし、救急医療入院には地域差が存在し、同加算 1 と 2 の基準に地域による違いがあるの

も事実だ。実態に応じ、重症な症例はきちんと主張していく必要がある。

救急医療係数では、入院初期の医療資源投入量を評価しているので、医療資源投入量と救急医療入院の整合性を図ることが期待される。

地域医療係数についても、12項目を9項目に整理された。脳卒中連携では、これまで連携パス関連の報酬の算定や届け出が評価対象だったが、今後はt-PAや血管内治療の実施状況が評価される。さらに、心筋梗塞などの心血管疾患については、急性心筋梗塞のPCIなどの実施に加え、解離性大動脈瘤の手術実績などが評価される。すべてのポイントを取るのは難しいが、5疾病5事業へ自院が貢献できる分野に取り組むことが評価につながる。

定量評価係数には変更がなかったものの、地域におけるシェアが問われているため、地域の中で自院が得意とする領域で実績を積むことが重要である。

カバー率係数については、専門病院などに配慮して下限値を設定してきたが、他の係数と同じく当該評価を廃止された。カバー率係数は病床数と極めて強い相関があるため、中小規模病院と大病院での差が拡大することが予想される。ただし、年間12症例以上の診断群分類が評価対象なので、病床回転率を高め、より多くの新入院患者を獲得することが評価につながる。

2. 短手3の症例、D方式移行後も在院日数に含めず

2016年度診療報酬改定では、効率性、複雑性、後発医薬品の各指数について分散を均一にする処理が導入された。しかし、分散の均一化を機械的に行うことは必ずしも適切な評価にならない可能性があるとされ、処理は行わないことになった。この影響は軽微であると予想される。

DPC対象病院については、短期滞在手術等基本料3の対象の手術や検査をDPCの「点数設定方式D」へ切り替えるため、白内障やポリペクなどがDPC/PDPSに戻ってくる。傷病名と手術などに基づき診断群分類を決定し、報酬を支払うDPC/PDPSの大原則との整合性を問う変更となった。ただし、「重症度、医療・看護必要度」や平均在院日数へのカウントは行われないこと

になったが、DPC/PDPS に戻ってくれば、係数の評価対象にはなるため、その点は留意しなければならない。

　今回、再入院ルールについても変更があった。再入院の契機となった傷病名が、手術・処置等の合併症合に係る診断群分類（180040）である場合や、再入院の際の医療資源を最も投入した傷病名が、前回の入院と同一の場合については一連の入院とされた。今後は、化学療法患者についての取扱いが論点となるだろう。

3. "地域の砦"の中核病院に光

　最後に、医療機関群の体制は維持されたものの、名称が変わった。Ⅰ群が大学病院本院群、Ⅱ群が DPC 特定病院群、Ⅲ群が DPC 標準病院群となった。DPC 特定病院群の実績要件に大きな変更はなかったものの、診療密度については、後発品が存在するものは薬価が最も安いものへ置き換えて評価することになった。2012 年度診療報酬改定で医療機関群ができてからも、後発医薬品係数で評価されるまでは後発品の採用が進まなかったのを考えると、極めて妥当な変更といえよう。必ずしも後発品に積極的ではない大学病院本院が存在するが、従来最もハードルが高かった診療密度の基準値が下落することになった。

　一方で、Ⅱ群の実績要件の高度な医療技術の実施に関しては、（3a）と（3c）のハードルが上がった（**図表 1.2.1**）。手術実施症例 1 件当たりの外保連手術指数は 2012 年度改定で非常にハードルが高くなった印象があったが、今回もその傾向が見られた。また、手術実施件数の基準値も上がり、大学病院が手術症例の獲得に励んでいる様子がうかがえる。

　DPC 特定病院群になった病院で、手術実施症例 1 件当たりの外保連手術指数のみ満たさなかった病院は一定程度存在したが、大規模病院では手術実施件数はクリアしやすいため、今までよりも大規模病院が DPC 特定病院群になりやすいはずだ。特に、地域の最後の砦として、診療密度や手術実施症例 1 件

Chapter 1 2018年度診療報酬改定を展望する

図表 1.2.1

要件	12年度改定基準値	14年度改定基準値	16年度改定基準値	18年度改定基準値
【実績要件1】診療密度	2,438.6	2,482.9	2,513.24	2413.38
【実績要件2】医師研修の実施	0.0163	0.0233	0.0222	0.0180
【実績要件3】医療技術の実施(6項目のうち5項目以上)				
外保連関連 (3a):手術実施症例1件当たりの外保連手術指数	14.69	12.39	12.99	14.08
外保連関連 (3b):DPC算定病床当たりの同指数	134.59	102.68	118.18	119.18
外保連関連 (3c):手術実施症例件数	3,200	2,529	4,695	4837
特定内科診療 (3A):症例割合	–	–	0.0101	0.0095
特定内科診療 (3B):DPC算定病床当たりの症例件数	–	–	0.1940	0.2020
特定内科診療 (3C):対象症例件数	–	–	115	124
【実績要件4】補正複雑性指数	0.1248	0.1197	0.0855	0.0954

当たりの外保連手術指数が必ずしも高くない患者を受け入れる中核病院が評価されたといえるだろう。

　今回の改定では実績要件2「医師研修の実施」のハードルが下がった。これは大学病院本院で研修医がかなり少ないところがあるためだろう。基準値からも、例えば、1,000床で2学年で初期研修医が18人といった大学病院本院が存在することがわかる。許可病床数が多過ぎるという見方もあるが、研修医の地域偏在が如実に表れており、このことが地域医療に支障を来さないのか懸念される。

4. 実態に応じた適切なデータ提出が不可欠

　2018年度診療報酬改定を機に、DPC/PDPS は成熟段階を迎えると言ってよいだろう。暫定調整係数が廃止されたが、機能評価係数Ⅱのウエイトをより増すという重み付けは見送られた。また、2016年度診療報酬改定で導入されたCCP マトリックスも拡大されることはなかった。今後、病院情報公表のマイナーチェンジや BCP（事業継続計画）の策定、新型インフルエンザ関連の評価なども予定されている。エビデンスに基づく制度設計の代名詞である DPC は、今後さらに制度としての円熟味が増すことが期待される。

すべては、私たちがどのようなデータを提出するかにかかっている。実態に応じた適切なデータ提出が、制度の健全な発展のために不可欠である。

Chapter 1

1.3
入院時支援加算についての適切な対応とは

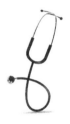

井上 貴裕

　2018年度診療報酬改定の重要項目の1つに入退院支援加算が挙げられる。16年度改定では、「退院調整加算」が「退院支援加算」に名称変更し、評価も引き上げられたが、今回改定では、入院時からの支援を評価する視点から「入退院支援加算」となった。

　持参薬の確認や栄養状態の評価などは従来、入院後に実施していたが、最近は外来で行う流れが確立されつつある。「入院時支援加算」は200点と決して高くはないが、これまで薬剤師が外来で予定手術患者などの持参薬を確認したとしても、病棟薬剤業務実施加算の対象にはならず、報酬は何も付かなかったが、今回評価されたことは、前向きにとらえたい。

　入院後はすぐに治療や検査を行い、診療密度が高い医療の提供が求められているが、そのようなことを支援する仕組みが評価された意義は大きい。

　今回は今後さらに重要性を増していく入退院支援加算について考えたい。

1. 高齢者の緊急入院では算定を増やす運用も

　図表1.3.1は退院支援加算などの算定状況で、全国で増加傾向にある。高齢化が進み、救急患者が増加する中、退院困難な症例が多くなっており、加算算定が増加したとみられる。入退院支援加算1なら、600点と高い報酬が付くので、病院としても前向きに取り組むべきだろう。入院時からスクリーニングを行い、退院支援まで一気通貫で行う仕組みの構築は、在院日数短縮のためにも有効である。

図表 1.3.1　退院支援加算等の算定状況

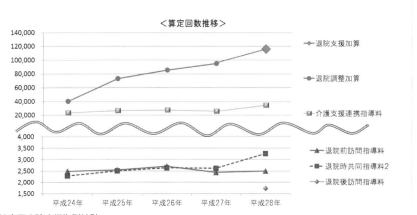

社会医療診療行為別統計

　患者の退院後の生活を支援するためにも、入退院支援加算 1 の施設基準にある介護支援連携指導料の取得も積極的に取り組む必要がある。

　図表 1.3.2 は、65 歳以上の緊急入院患者の退院支援加算の算定状況で、施設により大きなばらつきが見られる。退院支援部門の人員配置は病院によって異なるだろうが、グラフ左側の病院は、「一定の年齢で緊急入院ならば、退院困難なケースが多いはずだ」といった前提で、ほとんどすべての患者を対象にしている。一方で、右側の病院では退院困難というハードルの設定を高くしており、ものすごく手間のかかる患者に、懇切丁寧に対応しているのだろう。医療あるいは看護の視点から、超退院困難症例だけに対応すれば、算定率が悪化するのはやむを得ない。

　いずれのスタンスを取るかは、病院によって異なるが、入退院支援加算の算定要件（**図表 1.3.3**）を見ると、「退院困難な要因」として「緊急入院」も挙

Chapter 1 2018年度診療報酬改定を展望する

図表1.3.2 65歳以上の緊急入院患者に占める退院支援加算の算定率

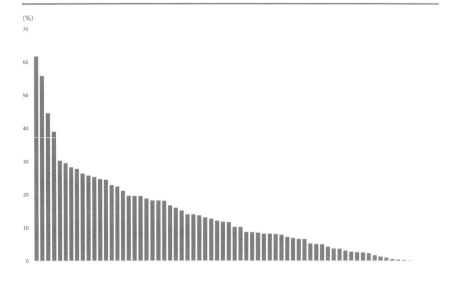

図表1.3.3 退院支援加算と入退院支援加算の算定要件（退院困難な要因）

改定前	改定後
【退院支援加算】 ［算定要件］ 退院困難な要因 ア 悪性腫瘍、認知症又は誤嚥性肺炎等の急性呼吸器感染症のいずれかであること。 イ 緊急入院であること ウ 要介護認定が未申請であること エ 入院前に比べADLが低下し、退院後の生活様式の再編が必要であること（必要と推測されること。） オ 排泄に介助を要すること カ 同居者の有無に関わらず、必要な介護を十分に提供できる状況にないこと キ 退院後に医療処置（胃瘻等の経管栄養法を含む。）が必要なこと ク 入退院を繰り返していること ケ その他患者の状況から判断してアからクまでに準ずると認められる場合	【入退院支援加算】 ［算定要件］ 退院困難な要因 ア 悪性腫瘍、認知症又は誤嚥性肺炎等の急性呼吸器感染症のいずれかであること。 イ 緊急入院であること ウ 要介護認定が未申請であること エ <u>虐待を受けている又はその疑いがあること</u> オ <u>医療保険未加入者又は生活困窮者であること</u> カ 入院前に比べADLが低下し、退院後の生活様式の再編が必要であること（必要と推測されること。） キ 排泄に介助を要すること ク 同居者の有無に関わらず、必要な介護<u>又は養育</u>を十分に提供できる状況にないこと ケ 退院後に医療処置（胃瘻等の経管栄養法を含む。）が必要なこと コ 入退院を繰り返していること サ その他患者の状況から判断してアからコまでに準ずると認められる場合

がっている。もちろん緊急入院でも短期の経過観察もあり、すべて退院困難とは限らない。ただ、高齢者で緊急入院であれば、退院困難になる確率は高くなる。入院時から早期に介入し、結果として加算を算定するという流れをつくることは、適切な対応といえるだろう。できれば、高齢者の緊急入院では算定を増やす運用を進めたいところだ。

ただし、新設された「入院時支援加算」は予定入院が対象で、緊急入院患者はこの範囲には含まれない。予定入院で退院困難な症例となると、ハードルが高い印象もある。とはいえ、「悪性腫瘍」が退院困難とされているので、まずは予定手術のがん患者を対象に、仕組を作ってはどうか。また、「カ　入院前に比べてADLが低下し」についても、高齢者であれば頻出する。入院時支援加算は200点と決して高くはないが、入退院支援加算1の600点と合わせれば、相応の報酬になる。

そして、この取組みは本来、報酬が付く付かないに関係なく行うべきだ。「入退院支援センター」などを設置し、予定入院の術前に外来で説明などをする動きは、全国の急性期病院で加速しており、必須の取組みと言える、外来での円滑な説明・介入の体制づくりは、入院中に診療密度を高めるためには必須で、高度急性期病院では必要不可欠の機能と考えている。

2. 日曜日の予定入院の受入れも視野に

急性期病院では、週末に病床稼働率が大幅に下落する傾向がある。予定入院患者は、週のはじめの月曜日の入院が多く、週末に向けて退院が増加していくためだ。週末に予定手術などを組まれなければ、治療ができない週末に病床が空くのは当然といえる。

ただ、限られた病床を有効に活用する視点は重要で、週末の稼働状況が全体に及ぼす影響は無視できない。かといって、金曜日に予定入院し、月曜日の朝に手術するのでは週末に治療できず、診療密度は下落する。病院によっては、週末に外泊させるケースもあるが、それでは金曜日に入院した意味がなくな

Chapter 1　2018年度診療報酬改定を展望する

図表 1.3.4　高度急性期病院における予定入院患者の入院曜日

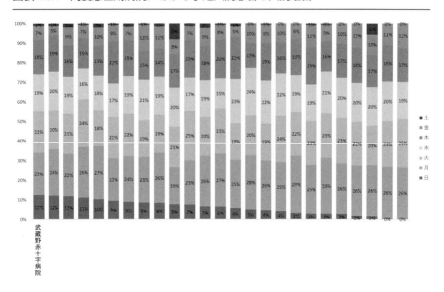

る。だからこそ、日曜日に予定入院を受け入れる仕組みが必要になる。また、最も忙しくなる月曜日の新入院を日曜日に前倒しできれば、業務の"繁閑の波"の平準化にもつながる。日曜日に予定入院を受け入れ、月曜日の朝から濃厚な治療を行い、早期に退院させ、週の半ばにはもう一度新入院を受け入れる。高度急性期病院ではそのような仕組みこそ求められている。

　図表 1.3.4 は、高度急性期病院での予定入院患者の入院曜日だ。日曜日の予定入院の割合は病院によって異なるが、日月を合計すると、あまり変わらない。ただ、日曜日はスタッフも少ないことから、「予定入院を受け入れるなんてとんでもない」と病棟スタッフから不満が出るかもしれず、それはある意味まっとうな主張でもある。だからこそ、入院前に外来で説明などをする仕組みが必要で、そのことを評価したのが入院時支援加算だ。

　図表 1.3.5 は武蔵野赤十字病院の予定入院患者の曜日別入退院の状況で、日曜日の予定入院割合が多い（私が関係する病院では、日曜日の新入院割合が最も多い）。これは"気合い"だけでは実現しないので、適切な仕組みの構築が

1.3 入院時支援加算についての適切な対応とは

図表1.3.5 武蔵野赤十字病院の予定入院患者についての曜日別入退院の状況

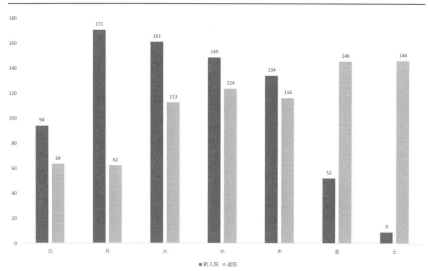

平成28年度をもとに作成。件数は曜日別の月間患者数

重要である。また、月曜日に手術枠がある診療科などに限定される話なので、局所的に実績を積み上げていくアプローチが有効だろう。

ただし、仕組みの構築と、入院時支援加算の届け出は必ずしもイコールではない。専従職員を配置しても採算が合わなければ、見送る選択肢もある。入退院支援加算の職員配置にプラスして人を配置する余裕がないような場合、予定入院で退院困難な症例がどのくらいあるのかを調べ、現実的に判断して届け出るべきだろう。

今回改定では、退院時共同指導料でも職種の要件緩和が行われ、特別な関係の場合でも算定可能となった。退院時共同指導料2では三者共同指導をすれば、2,000点がプラスされるが、医師に限らず、看護職員の指導でも算定できるため、訪問看護ステーションを併設する病院などで算定が大幅に増加するだろう。

これに加え、総合評価加算についても、入退院支援の一環と位置付けて算定

29

を強化してはどうだろうか。高齢者などへのスクリーニングを早期に実施し、介入する仕組みは有効だ。このように点数を積み上げていけば、かなりの報酬が期待できる。

ただし、本当に大切なのは、入院患者が早期に退院でき、在宅に安心して移行していくことである。実施して当たり前の取組みについて、国がボーナスポイントのような報酬を設けていることに対し、われわれは感謝しなければならないだろう。

1.4
平成30年度診療報酬改定における遠隔医療・オンライン診療の評価のポイントと今後の展望

千葉大学医学部附属病院 特任講師 吉村 健佑

1. 医師法との関係の明確化とオンライン診療ガイドラインの策定・公表

　遠隔医療は厚生労働省により地域医療の充実の観点から重要と位置付けられ、これまで厚生労働科学研究費補助金による研究に対する助成、遠隔病理診断・遠隔画像診断等に対する診療報酬上の評価、遠隔医療のための情報通信機器への補助事業、医師等医療従事者に対する遠隔医療に関する正しい知識や技術の取得を目的とした研修事業などの施策が進められてきた[1]。

　遠隔医療に対し過疎・少子高齢化が進む地域からの需要は多く、全国への普及・推進のために要件の明確化が求められ、2018年2月より厚生労働省医政局医事課が事務局となって「情報通信を用いた診療に関するガイドライン作成検討会」が立ち上がり、これまでの経緯が整理された（図表1.4.1）。その上で2018（平成30）年3月30日には「オンライン診療の適切な実施に関する指針」が公表された[2]。同指針には、用語の定義、患者との関係性、患者合意、診療計画、本人確認等の項目が盛り込まれ、提供体制として医師患者の所在、通信環境（利用端末、セキュリティ）、関連する事項として医師患者教育、エビデンスの蓄積等が幅広く盛り込まれた。

図表1.4.1 情報通信機器を用いた診療と「医師法第20条無診察診療の禁止」（1948年）に関するこれまでの経緯

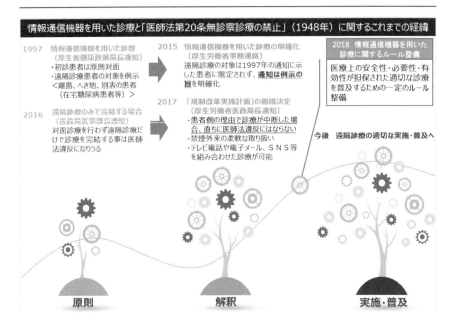

2. 2018（平成30）年度診療報酬改定による評価

　2012（平成24）年頃までの国内の状況を見ると、実際には当該専門医の不足や地域偏在を主な理由に遠隔病理診断や遠隔画像診断（D to D: Doctor to Doctor）を中心に進んでおり、需要に合わせて技術の実装が広がってきたと考えられる。一方でスマートフォンなど、個人の所有する通信機器の機能向上と普及を背景に、急速に注目されてきたのが医師と患者が直接繋がって実施する診療（D to P: Doctor to Patient）である。この形態の診療はこれまで保健活動や自由診療として提供されるか、保険診療としても「電話等再診料」など限られた枠組みで現場運用されてきた。これが規制改革実施計画を始め様々な追

1.4 平成30年度診療報酬改定における遠隔医療・オンライン診療の評価のポイントと今後の展望

図表 1.4.2　診療報酬に関する遠隔診療（情報通信機器を用いた診療）への対応

平成30年度診療報酬改定　Ⅱ－2－1）遠隔診療の評価①

診療報酬における遠隔診療（情報通信機器を用いた診療）への対応

	診療形態		診療報酬での対応
医師対医師 （D to D）	情報通信機器を用いて画像等の送受信を行い特定領域の専門的な知識を持っている医師と連携して診療を行うもの		**[遠隔画像診断]** ・ 画像を他医療機関の専門的な知識を持っている医師に送信し、その読影・診断結果を受信した場合 **[遠隔病理診断]** ・ 術中迅速病理検査において、標本画像等を他医療機関の専門的な知識を持っている医師に送信し、診断結果を受信した場合（その後、顕微鏡による観察を行う。） ・（新）生検検体等については、連携先の病理医が標本画像の観察のみによって病理診断を行った場合も病理診断料等を算定可能
医師対患者 （D to P）	情報通信機器を用いた診察	医師が情報通信機器を用いて患者と離れた場所から診療を行うもの	**[オンライン診療]** ・（新）オンライン診療料 ・（新）オンライン医学管理料 ・（新）オンライン在宅管理料・精神科オンライン在宅管理料 　対面診療の原則の上で、有効性や安全性への配慮を含む一定の要件を満たすことを前提に、情報通信機器を用いた診察や、外来・在宅での医学管理を行った場合 **※電話等による再診** 　（新）患者等から電話等によって治療上の意見を求められて指示をした場合に算定が可能であるとの取扱いがより明確になるよう要件の見直し （定期的な医学管理を前提とした遠隔での診察は、オンライン診療料に整理。）
	情報通信機器を用いた遠隔モニタリング	情報通信機能を備えた機器を用いて患者情報の遠隔モニタリングを行うもの	**[遠隔モニタリング]** ・**心臓ペースメーカー指導管理料（遠隔モニタリング加算）** 　体内植込式心臓ペースメーカー等を使用している患者に対して、医師が遠隔モニタリングを用いて療養上必要な指導を行った場合 ・（新）在宅患者酸素療法指導料（遠隔モニタリング加算） ・（新）在宅患者持続陽圧人工呼吸療法（遠隔モニタリング加算） 　在宅酸素療法、在宅CPAP療法を行っている患者に対して、情報通信機器を備えた機器を活用したモニタリングを行ない、療養上必要な指導管理を行った場合

い風のもと、診療報酬上の新たな評価を設けることが要請された。平成30年度診療報酬改定[3]において情報通信機器を用いて医師対患者が直接行う診療を指して「オンライン診療」という名称が採用され、新たに「オンライン診療料（70点）」及び「オンライン医学管理科（100点）」が設定されたのは画期的である。

　従来の「遠隔診療」を3つの類型、つまり「遠隔画像・病理診断」、「オンライン診療」、「遠隔モニタリング」に分けると理解しやすい（図表 1.4.2）。

　「遠隔病理診断」については、術中迅速病理検査のみに認めていた遠隔での病理診断料等の算定が拡大され、生検検体等について病理医が標本画像の観察のみによって病理診断を行った場合も病理診断料等を算定可能とされた。つまりは鏡検を要さず、画像のみでの診断に対し報酬が算定可能となった。これは遠隔病理診断が日常的に行えることを示している。エビデンスの蓄積を背景と

Chapter 1 2018年度診療報酬改定を展望する

図表 1.4.3 オンライン診療科の新設

平成30年度診療報酬改定 Ⅱ－2－1）遠隔診療の評価②

オンライン診療料の新設

情報通信機器を活用した診療について、対面診療の原則の上で、有効性や安全性等への
配慮を含む一定の要件を満たすことを前提に、オンライン診療料を新設する。

（新）　オンライン診療料　　　　　　　　　　　70点（1月につき）

［算定要件］
(1) オンライン診療料が算定可能な患者に対して、リアルタイムでのコミュニケーションが可能な情報通信機器を用いてオンラインによる診察を行った場合に算定。
(2) 初診から6月の間は毎月同一の医師により対面診療を行っている場合に限り、連続する3月は算定できない。
(3) 患者の同意を得た上で、対面による診療（対面診療の間隔は3月以内）とオンラインによる診察を組み合わせた療養計画を作成し、当該計画に基づき診療を行う。
(4) 当該保険医療機関に設置された情報通信機器を用いて診察を行う。

［施設基準］
(1) 厚生労働省の定める情報通信機器を用いた診療に係る指針等に沿って診療を行う体制を有すること。
(2) 緊急時に概ね30分以内に当該保険医療機関において診察可能な体制を有していること
(3) 一月あたりの再診料等（電話等による再診は除く）及びオンライン診療料の算定回数に占めるオンライン診療料の割合が1割以下であること。

［オンライン診療料が算定可能な患者］
以下に掲げる管理料等を算定している初診以外の患者で、かつ、当該管理に係る初診から6月以上を経過した患者。

特定疾患療養管理料	地域包括診療料
小児科療養指導料	認知症地域包括診療料
てんかん指導料	生活習慣病管理料
難病外来指導管理料	在宅時医学総合管理料
糖尿病透析予防指導管理料	精神科在宅患者支援管理料

して制度が前進している。

　注目される「オンライン診療料（70点）」、「オンライン医学管理料（100点）」等についてであるが、まずは算定可能な患者を確認したい（図表1.4.3、1.4.4）。特定疾患療養管理料（糖尿病などプライマリケアの対象となる32疾患の患者に対して算定可能）はじめ、指定された管理料を算定している初診以外の患者で、かつ当該管理に係る初診から6月以上を経過した患者とされている。

　このうち特定疾患療養管理料の算定回数は、NDBオープンデータ[4]によると2015（平成27）年度は3.1億回を超えて算定されており、非常に一般的な診療行為であることがわかる（図表1.4.5）。さらには、生活習慣病管理料、小児療養指導料、てんかん指導料の算定回数それぞれ注目しならが、診療行為の占める規模感も注目しながら各医療機関でのオンライン診療の取組み方策も考

34

1.4 平成30年度診療報酬改定における遠隔医療・オンライン診療の評価のポイントと今後の展望

図表 1.4.4　オンライン医学管理科の新設

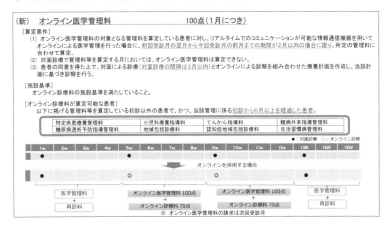

図表 1.4.5　NDBオープンデータにみる糖尿病関連の管理料算定回数（平成27年度1年間実績）

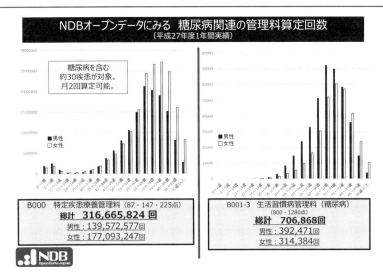

図表 1.4.6　NDB オープンデータにみる小児科関連の管理料算定回数（平成 27 年度 1 年間実績）

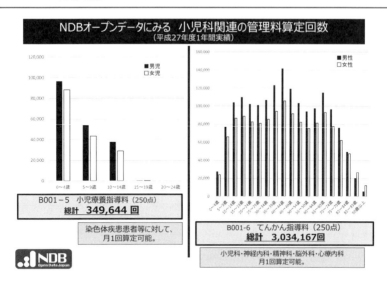

えてみたい（図表 1.4.5、1.4.6）。

　施設基準として前述のオンライン診療ガイドランに沿っていること、緊急時に概ね 30 分以内に当該保険医療機関において診察可能な体制を有していること（ただし、小児科療養指導料、てんかん指導料、難病外来指導管理料についてはこの施設基準が除かれている）等が規定されている。これらは、対面診療とオンライン診療を適切に組み合わせて提供、という趣旨を反映した要件・基準となっており、オンライン診療単独での保険診療の提供は認められていない。オンライン診療料 70 点は電話等再診料 72 点よりも低い点数が設定されているが、オンライン医学管理料 100 点を合わせて算定することで、一定の合理性はあるように考えられる。また、電話等再診は診療所と 200 床未満の病院のみで算定可能であったのが、例えば、難病外来指導管理料などは 200 床以上の病院であってもオンライン診療料の算定は可能であり、その点は適応範囲が広がっており、個々の算定要件を確認する必要がある。詳説は割愛する

1.4 平成30年度診療報酬改定における遠隔医療・オンライン診療の評価のポイントと今後の展望

図表1.4.7　オンライン在宅管理料の新設

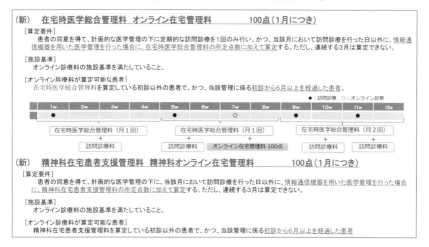

が「オンライン在宅管理料」、「精神科オンライン在宅管理料」の新設もされており（図表1.4.7）、今後の広がりを見定めたい。点数の設定や算定要件などに様々な意見があるが、従来入院診療、外来診療、在宅診療と並び「オンライン診療」という診療形態が保険診療として明確に位置付けられた事実は注目に値する（図表1.4.8）。俯瞰すると急性期中心・入院中心の医療から、慢性期中心・生活の場での診療という流れは加速されていき、様々な医療制度もこの傾向で再編、再構成が進むことが考えられる。

もう1点、「遠隔モニタリング」については「在宅患者酸素療法指導料　遠隔モニタリング加算（150点）」「在宅患者持続陽圧人工呼吸療法　遠隔モニタリング加算（150点）」が新設され、それぞれ在宅酸素療法（HOT）、在宅CPAP療法を行っている患者に対して、情報通信機器を備えた機器を活用したモニタリングを行い、療養上必要な指導管理を行った場合に算定できることと

37

図表 1.4.8　医療提供の「場」のシフト

図表 1.4.9　遠隔モニタリング加算の新設

平成30年度診療報酬改定　Ⅱ－2－1）遠隔診療の評価⑤

遠隔モニタリング加算の新設

在宅酸素療法指導管理料及び在宅持続陽圧呼吸療法指導管理料について、情報通信機器等を併用した指導管理を評価する観点から、遠隔モニタリング加算を新設する。

（新）　在宅酸素療法指導管理料　遠隔モニタリング加算　　150点（1月につき）
（新）　在宅持続陽圧呼吸療法指導管理料　遠隔モニタリング加算　　150点（1月につき）

［算定要件］
(1) 前回受診月の翌月から今回受診月の前月までの期間、遠隔モニタリングを用いて療養上必要な指導を行った場合、遠隔モニタリング加算として、2月を限度として所定点数に加算。
(2) 患者の同意を得た上で、対面による診療と情報通信機器による診察を組み合わせた療養計画を作成し、当該計画に基づき診察を行った上で、その内容を診療録に添付している。
(3) 対面診療の間に、適切な指導・管理を行い、状況に応じて適宜患者に来院等を促す等の対応を行うこと。
(4) 少なくとも月１回は、モニタリングにより得られた臨床所見等を診療録に記載しており、また、必要な指導を行った際には、当該指導内容を診療録に記載していること。

［施設基準］
(1) 厚生労働省の定める情報通信機器を用いた診療に係る指針等に沿って診療を行う体制を有する保険医療機関であること。
(2) 緊急時に概ね30分以内に当該保険医療機関において診察可能な体制を有していること。

※それぞれの管理料ごとに、別途施設基準が定められていることに留意。

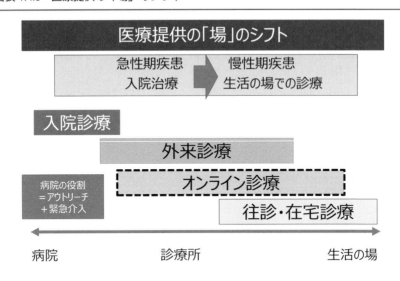

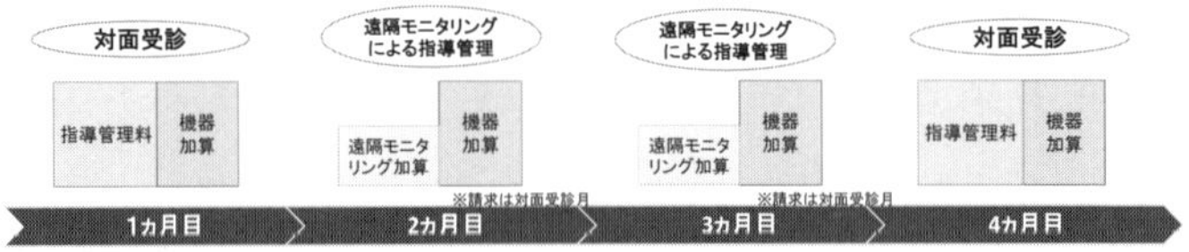

された（**図表 1.4.9**）。これは 2016（平成 28）年改定に盛り込まれた心臓ペースメーカー指導管理料遠隔モニタリング加算に続き、呼吸器科学分野での臨床研究の進展を受けて関心が高まり、新たに設定された。

NDB オープンデータ[4] によると、2015（平成 27）年度 1 年間で在宅酸素療法指導管理料は高齢の男性を中心に 150 万件余り算定されている。一方で、在宅持続陽圧呼吸療法は男性の幅広い世代に対して 437 万件余り算定されている。これらの変化と並んで新た遠隔モニタリングの算定回数を見ていくことで、新たな診療行為がどの層に対して浸透しているのかは一目瞭然となる。2018（平成 30）年度の診療行為の算定回数はその 2 年後には NDB オープンデータとして公開される見通しである。

3. 今後の展開

このように、医師法に関連した指針が策定され、同時に診療報酬上の評価が明確化されるなど本領域の進展は目覚ましい。さらに 2020（平成 32）年度改定での検討事項である「平成 30 年度診療報酬改定に係る答申書附帯意見」を見ると「オンラインシステム等の通信技術を用いた診療の評価の新設に係る影響を調査・検証するとともに、対面診療と適切に組み合わせた ICT を活用した効果的・効率的な外来・在宅医療の提供や、遠隔でのモニタリング等に係る評価の在り方について引き続き検討すること」と明記されている。今後も遠隔医療・オンライン診療が報酬改定のテーマの 1 つとなることがすでに決まっている。

合理的な診療報酬改定を支えるエビデンス構築・研究開発に目を向けると、諸外国で広く行われている遠隔での皮膚科・精神科診療については、国内においてはまだ十分にはエビデンスが蓄積していない状況と言える。そのうち遠隔精神科医療の分野を築くための研究として慶応義塾大学、国立保健医療科学院、千葉大学などの多施設共同研究として、J-INTERST（Japanese Initiative for Diagnosis and Treatment Evaluation Research in Telepsychiatry）が実施さ

れており[5]、今後も精神科分野を始めとする研究開発の進展を注視したい。

さらに IoT（Internet of Things）の技術進展に伴い、遠隔モニタリングの技術も様々開発され、医療機器として薬機法の承認を受ける流れも強調されてきている。遠隔医療・オンライン診療が日常診療の場で定着しつつある中、今後の医療提供がどのように変化するのか、現場の医師に求められるスキルは何なのかを検証し、地域の医療提携体制の受ける影響や卒前・卒後の医学教育の中での位置付けを定めるなど検討すべき課題は数多く考えられる。

ここまで遠隔医療・オンライン診療をキーワードに近年大きく動いている政策、取組みをみてきた。未だ課題は多く、遠隔モニタリングとの親和性も高いAI の保健医療分野での活用まで考えると、非常に大きな資本が動くことになる。多彩なステークホルダーがこの新たな市場に参入してくることは想像できる。今後の取組みの成果を期待し、社会実装の進展・推移を注視したい。

（参考文献）

[1] 厚生労働省　医療分野の情報化の推進について
http://www.mhlw.go.jp/stf/seisakunitsuite/bunya/kenkou_iryou/iryou/johoka/

[2] 厚生労働省　情報通信機器を用いた診療に関するガイドライン作成検討会
http://www.mhlw.go.jp/stf/shingi2/0000201790.html

[3] 厚生労働省　平成 30 年度診療報酬改定について
http://www.mhlw.go.jp/stf/seisakunitsuite/bunya/0000188411.html

[4] 厚生労働省　NDB オープンデータ
http://www.mhlw.go.jp/stf/seisakunitsuite/bunya/0000177182.html

[5] 日本医療研究開発機構（AMED）「遠隔精神科医療の臨床研究エビデンスの蓄積を通じたガイドライン策定とデータ利活用に向けたデータベース構築」研究代表者：岸本泰士郎（慶應義塾大学）
http://www.i2lab.jp/j-interest/

1.5
同時改定の方向性と
ケアミックス病院の経営戦略

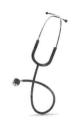

特定医療法人谷田会 谷田病院 事務部長 藤井 将志／経営企画部長 吉橋謙太郎

　筆者の所属する病院は熊本市から車で1時間ほどの場所に位置し、人口約1万人、高齢化率36％超の田舎町にあります。病床数は99床で、今回の診療報酬改定前の病床施設基準としては地域包括ケア病棟（39床）、医療療養病棟（32床）、介護療養病棟（14床）＋医療療養病棟（14床）の3病棟で運営している、ケアミックス病院です。救急告示はしておらず、二次・三次救急は基本的に熊本市内の急性期病院と連携し、急性期後のポストアキュートの症例が病床全体の4割を占め、残りが外来や在宅、施設からのサブアキュートの症例で、全体で月60〜70人程度の新規入院患者があります。

　介護系の施設サービスは、関連法人で特別養護老人ホーム（60床＋ショートステイ20床＋サテライト20床）、ケアハウス（30床）、グループホーム（9床）、小規模多機能型ホーム（定員25人）を持っており、同一法人でサービス付き高齢者向け住宅（29室）があります。通所・訪問系では、デイサービス、デイケア、訪問看護・介護・リハがあります。

　こうした機能をもつ医療機関が、今回の診療報酬・介護報酬の同時改定を受けて、どのような経営戦略で運営していくのか、改定の内容を説明しながらお伝えします。執筆時点では告示通知まで出ていますが、Q&Aは出ていないので細部において不明確な点があることはご了承ください。

1. 地域包括ケア病棟の改定内容と戦略の方向性

　まずは、地域包括ケア病棟です。これまで2区分であった点数が4区分に

図表 1.5.1 　地域包括ケア病棟の改定内容

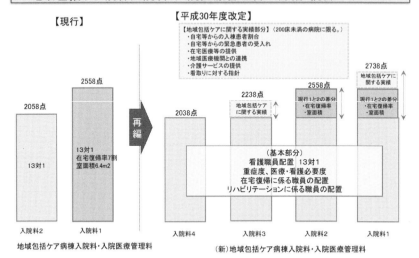

厚生労働省診療報酬改定資料より

分かれ、基本となる入院料 4 は 2,038 点と改定前の低い施設基準 2,058 点よりも若干低くなります（**図表 1.5.1**）。

急性期同様、入院料 4 をベースとし、実績要件で階段状に点数が上がる構造となっています。最上位の入院料 1 と 3 については、200 床未満の病院に限定されています。さらに、自宅からの受入れ、自宅からの緊急患者受入れ、訪問診察や訪問看護ステーションの実施、介護保険の訪問看護等の実施が求められており、まさに、地域包括ケアシステムを担う小規模病院はこうした機能を持つべき、という方針が明確に示されたといえます。

逆に、病床数が 200 床以上の中規模・大規模病院においては入院料 2 と 4 しか届け出できず、こちらは急性期も含めた病院内ケアミックス運用等が想定されます。この入院料 2・4 については 200 床未満の病院でも届け出すること

はできます。また、200床未満・以上でそれぞれ上位となる入院料1・2は、在宅復帰率7割以上、室面積6.4㎡以上が要件となっています。

　前述の通り当院は病床数99床で、訪問診察等も積極的に実施しているので、新設される実績要件は満たせます。そのため、最低でも入院料3は届け出可能なのですが、改定前が入院料1で2,558点なので、改定後に2,238点の入院料3になってしまっては、▲320点と大幅マイナスとなってしまいます。

　前年実績で試算すると、そのマイナス幅は4,600万円にもなり、病院部門の収益が年間12億円弱の法人にとっては死活問題となります。そのため、改定前の入院料1の点数に相当する新しい入院料2、もしくは上位の入院料1の施設基準をクリアすることは必至となります。その条件が「在宅復帰率7割以上」です。

　これは、改定前にもあった基準であり、改定前はクリアしているのですが、問題はこの計算式が変更されたことです（**図表1.5.2**）。改定前に分子に含まれていた、療養病棟と介護老人保健施設が計算式から無くなっています。つまり、これまで在宅復帰率の退院先に自院内の療養病棟や介護老人保健施設への転院が含まれていたのですが、それが除外されてしまいました。

　当院の場合、在宅復帰率はこれまで85％程度と基準を楽々クリアしていたのですが、前述のような患者さんが2～3割おり、何もしなければ新基準が満たせません（**図表1.5.3**）。

　そこで、地域包括ケア病棟以外も含めて病院全体の直近1年間の入退院患者のデータを分析してみると、退院先が老健の症例と入院日数が60日以上の症例を除くと76％と基準を越えることがわかりました。

　当院では療養病棟で在宅復帰機能強化加算を算定しており、その要件である退院後30日以上経過できそうな患者さんは、療養病棟を優先し入院させていました。そうした患者さんを地域包括ケア病棟で診ることで、在宅復帰率の新基準を越えることがわかりました。早速、3月からトライアルで運用を始めており、おそらく基準値はクリアできそうです。

　こうした見直しにより、入院料1を届で出できた場合は、年2,600万円の

Chapter 1　2018年度診療報酬改定を展望する

図表1.5.2　地域包括ケア病棟の在宅復帰率

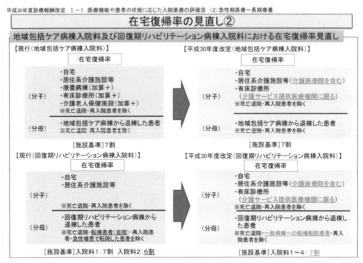

厚生労働省診療報酬改定資料より

図表1.5.3　在宅復帰率のシミュレーション

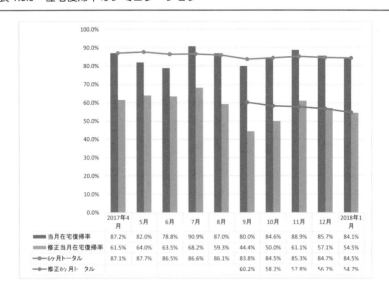

増収となります。当院の場合、まさに、在宅復帰率を越えられるかどうかで天国か地獄のどちらかになる改定内容となりました。

他にも、地域包括ケア病棟に関する改定項目では、看護職員夜間配置加算（55点）は大きく、増収額は年800万円にもなります。夜間帯も看護職員が3人以上で16対1の配置が必要なこと、看護必要度のB項目の「診療・療養上の指示が通じる」または「危険行動」に該当する患者さんが3割以上等の要件があります。当院の場合、若干の看護師配置の変更で人員基準が満たせる予定です。

看護必要度のB項目は、これまで地域包括ケア病棟では測定義務がなく記録してきませんでしたが、基準自体はそれほど高くなく、該当症例は3割以上いるでしょう。EFデータから計算される看護必要度IIを数ヶ月間様子をみて、基準上問題がなければ10月の評価方法切替えのタイミングで看護必要度Iから変更する予定です。そうすると手間が削減されるので、その代わりにB項目の対象項目を入力していけたらと思っています。

また、地域包括ケア病棟では出来高で算定できる項目は数少ないのですが、薬剤総合評価調整管理料（250点）が新たに加わりました。薬剤師が介入して、いわゆるポリファーマシー対策をしていれば算定できるものです。具体的には、6種類以上の内服薬の処方が2種類以上減少した場合が対象となります。より積極的に薬剤師が病棟に出向いてもらい、算定できるようにしたいものです。

2. 療養病棟の改定内容と戦略の方向性

続いて療養病棟における診療報酬改定についてみていきます。まずは、療養病棟入院料の基礎部分については「看護職員配置20対1以上」「医療区分2・3の割合50％以上」となりました（図表1.5.4）。これは以前から議論されていたことであり、驚いている医療機関は少ないのではないでしょうか。この基準が最低基準であり、それを満たせなかった場合は後述する介護医療院への転

Chapter 1　2018年度診療報酬改定を展望する

図表 1.5.4　3つに別れた療養病棟入院料

平成30年度診療報酬改定　Ⅰ－1. 医療機能や患者の状態に応じた入院医療の評価㉚　（3）長期療養

療養病棟入院料1～2の内容

> 看護職員配置20対1以上を要件とした療養病棟入院基本料に一本化することとし、医療区分2・3の該当患者割合に応じた2段階の評価に見直す。

	経過措置	療養病棟入院料2	療養病棟入院料1
看護職員※	20対1を満たさない かつ、25対1以上	20対1以上 （医療法上の4：1）	
看護補助者※	20対1以上 （医療法上の4：1）		
医療区分2・3 該当患者割合	5割未満（満たさない）	5割以上	8割以上
データ提出	200床以上の病院は必須		
点数	（療養病棟入院料2）の 90／100に相当する点数	医療区分1　　735点～　902点 医療区分2　1,151点～1,347点 医療区分3　1,389点～1,745点	医療区分1　　800点～　967点 医療区分2　1,215点～1,412点 医療区分3　1,454点～1,810点

※　療養病棟入院基本料については、医療療養病床に係る医療法上の人員配置標準の経過措置の見直し方針を踏まえ、看護職員配置20対1に満たない場合の経過措置を新たに設けるとともに、看護職員配置25対1に満たない場合の経過措置も別途設ける。

中央社会保険医療協議会資料より

換を模索する必要があります。基本部分の基準を設けた上で、実績評価部分として医療区分2・3の割合が80％以上であれば入院料1となります。療養病棟の場合は基本部分を満たせない場合の経過措置と、医療区分50％の入院料2、医療区分80％の入院料1の3区分となっています。

　また、医療区分の評価についても見直しがされており、医療区分3の評価項目に「医師及び看護職員により、常時、監視及び管理を実施している状態」があり、この項目のみで医療区分3に該当させることが不可となりました。いわゆるモニタ管理のことで、モニタをつけているだけで医療区分3を満たすということができなくなります。当該項目の他に医療区分3または2のどれかに該当した場合は医療区分3として認める、という変更がされました。この点についても「モニタだけでは駄目だよね」という話が以前から聞かれていたので、とうとうそうなったか、といった状況のところがほとんどでしょう。

1.5 同時改定の方向性とケアミックス病院の経営戦略

　この時点で、看護師配置が足りない、医療区分が足りない、とドタバタしている医療機関については、少し備えが足りなさすぎたといえます。その傾向がわかっており、数年努力してきたけど、やっぱり職員も患者さんも集めきれなかったというところは、身の丈にあった施設基準へと見直すことを前向きに考えていくべきでしょう。

　療養病棟入院料の加算部分については、高く評価されています。1つが「在宅復帰機能強化加算」で病棟回転率を意図する基準である、1日平均入院患者に対する在宅に退院した年間の患者数の割合が、10％以上が15％へと基準値が高くなりましたが、点数は1日につき10点から50点へと5倍も増えています。もう1つの要件である、在宅に退院する患者が5割以上という基準は変わっていません。また、転院、入院、転棟してから14日間算定ができる「救急・在宅等支援療養病床初期加算」についても、急性期の一般病棟からの転院、転棟してきた場合「急性期患者支援療養病床初期加算」と在宅等から入院してきた場合「在宅患者支援療養病床初期加算」に評価が分かれました。

　点数はこれまで150点（入院基本料1は300点）であったのが、急性期患者支援病床初期加算300点、在宅患者支援病床初期加算350点となり、入院料2の病院では大幅な増点、入院料1だと在宅患者の受入れの場合に50点増となりました。さらに、夜間看護加算（35点）が新設され、夜勤の看護要員が常時16対1以上かつ看護職員1人を含む3人以上、ADL区分3の患者さんを5割以上を満たしていれば算定することが可能となります。こうした加算をどれだけ算定できるかで病棟単価が大きく変わる可能性があります。

　当院では療養病棟を2つ持っており、1つの病棟は32床で現行の療養病棟入院基本料1、在宅復帰機能強化加算の届け出をしています。もう1つの病棟は14床で現行の療養病棟入院基本料1ですが、在宅復帰機能強化加算の届け出はできたりできなかったりといった病棟です。医療区分についてはモニタのみの患者さんは数名しかおらず、一部区分2に変更される程度でした。救急・在宅等支援療養病床初期加算については月平均76件ですが、入院料1のため在宅からの受入れはそのうち半数程度で、増収効果としては年間20万円程度

47

でした。夜間看護師加算は他病棟との看護配置を見直し、数ヶ月後には届け出ができるようにしようと思っています。ADL 区分 3 の患者 5 割以上の要件はありますが、過去のデータ上は約 60 ％でしたので、満たすことになります。過去の実績から計算すると、年間 522 万円の増収となります。

3. 介護医療院の新設とシミュレーション

　続いて、介護医療院についてみていきます。療養病床の一部で介護保険を請求できる介護療養病床が 2011 年度末に廃止にして、老人保健施設（老健）などに転換することを進めていました。しかし、2011 年時点で転換があまり進まず、2017 年度末まで延長されてきました。その間に、介護療養病床は減少してきているものの、2016 年 4 月時点で全国に 5 万床以上残っていました（図表 1.5.5）。そこで、老健ではなく新たな受け皿となる施設として検討を重ね、設けられたのが「介護医療院」です。議論の過程で、最後に"院"とつけば、施設長ではなく"院長"になる、といった人間味のある議論もされたほどです。

　施設基準については既存の介護療養病棟とほぼ同じ I 型と、老健とほぼ同じ II 型で差はありますが、それぞれの現行基準から大幅に変わることはありません。現時点では、介護療養病床、転換型老健、もしくは医療療養病床からの転換を想定しており、一般病棟や一般の老健からの転換は想定されていません。そうなると、主流になるのは I 型と想定され、介護療養もしくは医療療養と比べるとどうなのか、ということが検討すべき視点となります。

　まず、介護療養病床と比べると絶対にオススメといえるでしょう。今回の介護報酬改定についても、医療の本体部分と同様、改定率はプラス 0.54 ％となっており、多くの項目については点数維持もしくは増点となっています。

　そんな中、介護療養病床については基本報酬については「変更なし」と下がらなかっただけよかったのかもしれませんが、冷遇されています。各種加算についても、他の施設系ではいろいろと新設されていますが、介護療養病床の場

図表 1.5.5　介護療養病床の推移

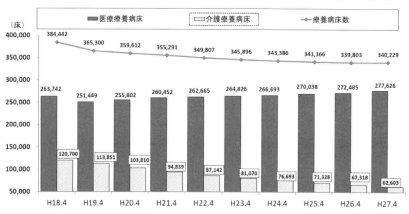

社会保障審議会介護保険部会資料より

合は一部に限られています。その時点で、施設基準的には"負け組"に居続ける意味もなく、早々に転換を検討すべきでしょう。

　厚労省がターゲットにしている本丸は、既存の介護療養病床ではなく、医療療養病床の経過措置対象群でしょう。前述の通り、看護配置が25対1を満たせない、もしくは医療区分2・3の割合が5割を超えない医療療養病床は介護医療院へ転換してもらいたい、ということです。点数的にも療養病棟入院料2の医療区分1については735点〜902点と、介護医療院のⅠ型（療養機能強化型A相当）の要介護2の911点よりも低くなります。経過措置の医療療養病床については、そこからさらに10％減点となるのであるから、病棟単価は介護医療院よりも低くなることが想定されます。

　へたに「うちの病院は絶対に医療であり続け、介護にはしない！」と意地を張り続けるよりも、インセンティブが設けられているうちに、さっさと介護にシフトしたほうが得策でしょう。いま転換すると移行定着支援加算（1日につ

き 93 単位）が 1 年間算定できるという、大きな "ニンジン" もぶら下げられています。病院でありたい、という見栄えよりも、中身を得ていった方が従業員の給与にも還元できて喜ばれるはずです。

　加算部分では前述の 1 年限りの移行定着支援加算の他にも、経口移行計画を作成することによる経口移行加算（28 単位／日）や認知症患者が 2 分の 1 以上で認知症介護に係る研修修了者がいる場合に認知症専門ケア加算（3 単位／日）などが設定されています。こうした加算もしっかりと算定していくと、介護療養病床の単価は超えてくるのは確実で、療養病棟入院料 2 で医療区分 3 がほとんどいないところに匹敵するくらいの診療単価になるでしょう。

　当院におけるシミュレーションでは、療養病床 28 床のうち、14 床が現行の医療療養病棟入院基本料 1 で、残り 14 床が介護療養病床となっています。介護療養病床では主に、医療区分 1 で介護度が 3 や 4 で、経鼻経管栄養が外せる見込がない患者さんが対象となっています。こうした患者さんは看護師配置が少ない特養などの施設で診るのは限界があり、やはり病院のほうが多くの患者さんを診ることができます。この 14 床の介護療養病床を介護医療院に転換した場合のシミュレーションが**図表 1.5.6** です。結果として年間 744 万円と現状に比べると 11.4 ％増という大幅増収が期待できます。

　しかし、そのうち移行支援加算から得られる収益が 461 万円と大きく、1 年経過したらその "果実" はなくなり、現状比では年間 ＋ 283 万円程度となります。それに伴う、人員増は特に不要なので、既に院内にいる人員の運用見直しですべての加算については基準を満たすことができそうです。

　こうしたことから、当院では基本的な方向性としてはすぐに介護医療院への転換を進めようと考えていますが、新たな施設の新設という扱いになるため、行政機関等との調整も必要なようです。また、転換のための補助金も準備されており、それを取得する場合は、それなりの時間がかかるでしょう。こうしたことから、改定後 4 月早々に届け出は難しく、やや準備期間が必要になると考えています。

1.5 同時改定の方向性とケアミックス病院の経営戦略

図表 1.5.6　介護療養病床から介護医療員への転換シミュレーション（14床）

【介護療養型医療施設（現行）】

サービス名称	単位	件数（17年4～12月実績）	単位数	1月換算
療養型介護療養施設サービス費Ⅰ（ⅴ）要介護3・夜勤Ⅲ	1,133	115	130,295	14,477
療養型介護療養施設サービス費Ⅰ（ⅴ）要介護4・夜勤Ⅲ	1,232	1,563	1,925,616	213,957
療養型介護療養施設サービス費Ⅰ（ⅴ）要介護5・夜勤Ⅲ	1,321	2,046	2,702,766	300,307
施設他科受診時費用	362	1	362	40
初期加算	30	6	180	20
退院前訪問指導加算	460	0	0	0
退院後訪問指導加算	460	4	1,840	204
退院時指導加算	400	0	0	0
退院時情報提供加算	500	0	0	0
退院前連携加算	500	0	0	0
老人訪問看護指示加算	300	1	300	33
栄養マネジメント加算	14	3,725	52,150	5,794
経口維持加算Ⅰ	400	17	6,800	756
経口維持加算Ⅱ	100	16	1,600	178
療養食加算	18	367	6,606	734
ー				
ー				
ー				
ー				
サービス提供体制加算Ⅰ1	18	3,725	67,050	7,450
合計	－	－	4,895,565	543,952

【介護医療院（新）】

サービス名称	単位	件数（9月分）	単位数	1月換算
Ⅰ型介護医療院サービス費（ⅱ）要介護3・夜勤Ⅲ	1,158	115	133,170	14,797
Ⅰ型介護医療院サービス費（ⅱ）要介護4・夜勤Ⅲ	1,257	1,563	1,964,691	218,299
Ⅰ型介護医療院サービス費（ⅱ）要介護5・夜勤Ⅲ	1,346	2,046	2,753,916	305,991
施設他科受診時費用	362	1	362	40
初期加算	30	6	180	20
退院前訪問指導加算	460	0	0	0
退院後訪問指導加算	460	4	1,840	204
退院時指導加算	400	0	0	0
退院時情報提供加算	500	0	0	0
退院前連携加算	500	0	0	0
老人訪問看護指示加算	300	1	300	33
栄養マネジメント加算	14	3,725	52,150	5,794
経口移行加算	28	3,725	104,300	11,589
経口維持加算Ⅰ	400	17	6,800	756
経口維持加算Ⅱ	100	16	1,600	178
療養食加算	18	367	6,606	734
在宅復帰支援加算	10	－	－	－
認知症専門ケア加算（Ⅱ）	4	3,725	14,900	1,656
移行定着支援加算	93	3,725	346,425	38,492
排せつ支援加算	100	－	－	－
サービス提供体制加算Ⅰイ	18	3,725	67,050	7,450
合計	－	－	5,454,290	606,032

増減：	62,081	11.4%
増減（年換算）：	744,967	単位

※移行定着支援加算を除く

増減：	23,589	4.3%
増減（年換算）：	283,067	単位

51

4. どのような医療機関をめざすのか決める時期

　もう１つ、介護医療院について考慮したい点が、急性期病院等からみた位置付けです。介護医療院は基本的に「在宅等」に該当することになっており、急性期一般入院料、地域包括ケア病棟入院料、回復期リハビリテーション病棟入院料の在宅復帰の対象になっています。つまり、病院の中の１つの病棟であるのですが、在宅と同じ扱いとなるわけです。

　これまで在宅復帰の対象にならなかったため、紹介してもらえなかった医療機関から受けることができるようになります。個人宅に帰るよりは、病院施設内の病室の方が医療や介護のレベルは高いわけで、場合によっては重宝されることもあるでしょう。このように、自院のことだけではなく連携する医療機関や地域の医療機関の動向も考えておかないと、患者の流れの変化に気が付けなくなります。

　今後は、どのような患者さんを集めることができるのかということが、最も重要な経営課題になります。現状の患者層に甘んじるということではなく、経営ビジョンに沿った患者さん集めをする努力は必要でしょう。しかし、人口減少が進んでいる地域や、他に同じような機能で抜きん出ているライバル病院がある場合、いつまでその戦略を掲げ続けるべきかどうかは重要な意思決定になります。どこかで線引きをして、現在いる患者層に合わせた施設基準へ見直しをするということをしていかないと、理想ばかり追い求め、組織そのものを維持できない経営状態になってしまっては元も子もありません。今回のダブル改定はプラス改定ということもあり、少し余裕があるところが多いようです。この状況が少なくとも２年間は維持されるので、その間に自院の今後のあり方について、ある程度の"決着"をつけていかないとならないでしょう。

5. 介護報酬改定による地域包括ケアシステムの推進

　続いて、介護報酬の改定についてもみていきます。今回の改定では、どこに住んでいても適切な医療・介護サービスを切れ目なく受けることができる体制を整備するため、医師を含む医療職の関与を強化し、今後も増えていく医療ニーズに対して介護サービス側に更なる質の向上を求めています。そのため改定率はプラスですが、基本報酬の部分は抑え、医療機関との連携やターミナルケアの実績、自立支援へのインセンティブなど、全体的に加算項目が多い改定となっています。

　特に医療ニーズがある訪問看護と居宅介護支援では、医師と連携してターミナルケアを実施している事業所を評価しています。今後ターミナル患者の主治医は訪問看護師から指示を求められるだけなく、ケアマネジャーから助言を求められる機会も増えると思われます。ただし、これはターミナルケアの領域に限ったことではありません。入院においてはケアマネジャー側に利用者に対して入院先医療機関別に担当ケアマネジャーの氏名等を伝えるよう依頼することを義務付け、また、入院先への情報提供の評価を入院後7日以内から3日以内に短縮しました。さらに退院・退所においてはケアマネジャーが医療機関等のカンファレンスに参加することを報酬で後押ししています。もちろん前記においては医師とケアマネジャーが対面で情報共有することが最良ですが、ケアマネジャーが多忙な医師と頻回に面談することは現実的に難しいため、医療機関は地域連携室や外来受付などを使ってケアマネジャーの相談対応を拡充していくことが求められます。

　当院では自宅または施設に住んでいる方に関しては外来窓口が、当院に入院している方に関しては地域連携室がそれぞれケアマネジャーの相談窓口となっており、地域のケアマネジャーと密な情報共有を行っています。

　通所リハビリテーションでは、医療保険の維持期・生活期のリハビリテーションを介護保険に移行させる観点から、疾患別リハビリテーションのリハ専

図表 1.5.7　回復期から維持期にかけたリハビリテーションのイメージ

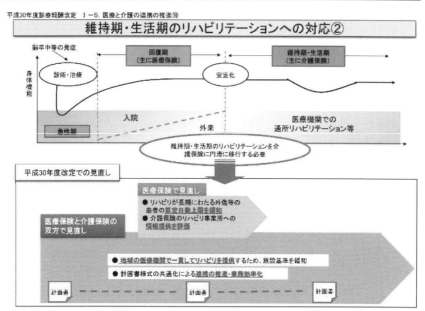

厚生労働省療報酬改定資料より

従者が通所リハビリテーションに従事できるよう基準を緩和しています。これにより平成 31 年 4 月以降は要介護・要支援者の維持期・生活期の疾患別リハビリテーションはすべて通所リハビリテーションで実施することになります。それに伴い、現在は多くの医療機関が疾患別リハビリテーションと通所リハビリテーションを別々のスペースで実施していますが、疾患別リハビリテーションを実施しているスペース内に通所リハビリテーションの専用区画を追加し、1 時間程度の通所リハビリテーションを提供できる体制づくりをするところも出てくるでしょう（図表 1.5.7）。

　当院でも通所リハビリテーション室とは別にリハビリ室内にも専用区画を設け、1 時間の通所リハビリテーションを開設する予定です。利用対象者としては先ほど述べた疾患別リハビリテーションからの移行者だけでなく、退院直後

1.5 同時改定の方向性とケアミックス病院の経営戦略

や急な生活機能低下者に対する短期集中的なリハビリや、要支援者に対する予防的なリハビリの場としていきます。

また、通所リハビリテーションでは医師の関与を強めるため、今までは要介護のみだったリハビリテーションマネジメントの対象を要支援まで広げています。ただし、対象者が増えると医師の会議参加回数も増えてしまうので、その対策としてテレビ電話での会議参加や、リハビリ専門職が医師の代理でリハビリテーション計画書を説明することを報酬上で可能としています。さらに、現在は入浴や食事、レスパイトケアも提供している6時間前後の通所リハビリテーションが多いですが、今回の改定では通所リハビリテーションと通所介護との機能分化を明確にするため、通所リハビリテーションは短時間型を推奨する報酬形態となっています。将来的には5時間以上の通所リハビリテーションは通所介護と同等の基本報酬まで減額され、短時間でリハビリのみを提供する方向に誘導されていくと思われます。

逆に、通所介護では短時間の報酬が大きく減額され、長時間の減額は比較的抑えられています。今後の通所介護には長時間でレスパイトケアを提供しつつ、医療機関のリハビリ専門職と連携して利用者の自立支援と重度化防止を進めていくことが求められていきます。こうした将来的な方向性を踏まえ、法人内に通所リハビリと通所介護を持つ当院としては、通所リハビリは1〜3時間のサービス提供に切り替えていき、通所介護は認知症への対応を含む6時間前後のサービス提供に切り替えていく予定です。また、通所リハビリ所属のリハビリ専門職が通所介護を定期的に訪問し、連携加算の要件である機能訓練計画の作成や機能訓練の実施に対する支援も行っていきます。

訪問看護に関しては、要介護と要支援で報酬に差を付けたり、同一建物居住者に対する減算も見直されています。ただ、訪問看護にとって今回の改定で一番影響が大きい部分は、訪問看護ステーションが提供する訪問リハビリの見直しではないでしょうか。近年、訪問看護ステーションから訪問リハビリのみが提供されているケースが増えており、その中で看護職とリハビリ専門職との連携が十分でないことが指摘されています。そのため今回の改定では訪問看護ス

テーションから訪問リハビリのみを提供している利用者に対して、概ね3ヶ月ごとに看護職員も訪問することを要件としています。これは訪問看護ステーションとしては望ましい形ですが、看護職員の確保に苦慮している事業所としては看護職員の訪問リハビリに対する訪問件数が増えることはマンパワーとしては負担です。医療機関併設の訪問看護ステーションから訪問看護と訪問リハビリの両方を提供している場合は、医療機関がみなし指定を受けている単独の訪問リハビリテーションを活用し、訪問看護のみまたは訪問看護と訪問リハビリの併用は訪問看護ステーションから、訪問リハビリのみは単独の訪問リハビリテーションから提供する形にした方がマンパワーの効率は良いと思われます。

　当院でも訪問看護ステーションから訪問看護と訪問リハビリを提供しているので、改定にあわせてサービスの提供方法を切り替えていきます。また、訪問看護ステーションに関しては診療報酬側で機能強化型訪問看護管理療養費3が新設され、訪問看護の提供体制の確保と、他の訪問看護ステーションを対象とした研修や地域住民に対する情報提供などが更に進められていきます（図表1.5.8）。

　その他、施設サービス、居宅サービスともに栄養改善に関しては報酬が拡充されており、介護保険においても管理栄養士の活躍が期待されています。次期改定では更なる報酬上積みが予想されるので、その体制づくりは必要でしょう。当院では低栄養者に対する栄養改善だけでなく、新たに設けられた栄養スクリーニングも導入し、ケアマネジャーと利用者の栄養状態に関する情報共有を実施していく予定です。また、通所及び訪問リハビリテーションのリハビリテーションマネジメントにデータ収集事業（通称：VISIT）が報酬として導入されたことも注目点です。次期の改定ではより一層実績とデータ分析に基づいた報酬形態になっていくことが予想されます。更に、今回介護老人保健施設に導入された指標（ポイント制）によって基本報酬が決まる仕組みは、次期改定では他のサービスにも導入されると思われます。

　各サービスとも「自立支援」「在宅復帰」「ターミナルケア」など、よく議論

図表 1.5.8 訪問看護ステーションの上位基準の新設

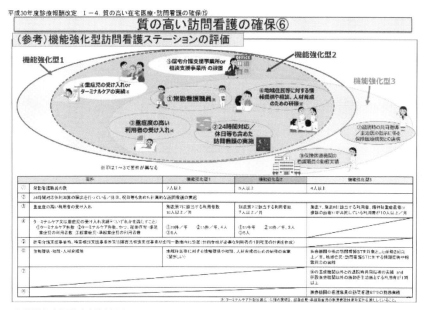

厚生労働省療報酬改定資料より

に上がるキーワードに関しては平成 30-31 年度の 2 年間で仕組みを導入または拡充し、最低でも 1 年間の実績をもって次期改定を向かえることができれば、次期改定を有利に進めることができると思います。

6. 報酬改定は厚労省が示す道しるべ

　一般企業では、どんな商品やサービスがどのくらい売れるのか、ということに関してマーケティング調査や研究開発をして必死に検討しています。それで、満を持して導入したサービスですら、結果として予定通り市場が広がらないこともたくさんあります。

　しかし、医療機関の場合は厚労省が方針を示してくれており、それが明確に

提示されるのが 2 年おきにある診療報酬改定と 3 年おきにある介護報酬改定です。単なる点数の上がった、下がったばかりを気にするのではなく、その裏にある厚労省が示す意図を組んで経営戦略に落とし込むことが重要になります。当院の事例が少しでも参考になれば幸です。

Chapter 1

1.6
画像診断管理加算の届け出から見る読影体制の在り方

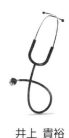

井上 貴裕

1. 画像診断管理加算は、経済性の観点からも重要

　2018年度診療報酬改定では、画像診断管理加算3（300点）が新設された。画像診断管理加算2（180点）からすると、非常に高い評価だ（図表1.6.1）。画像診断に係る医師数は6人以上で、夜間及び休日における読影体制が求められるなど、かなり手厚い人員配置が求められている。そして、特定機能病院だけに認められたこともあり、届け出が可能な施設は相当限られてくるだろう。

　画像診断管理加算2でさえもハードルは高く、容易に届け出が可能な施設基準ではない。とはいえ、画像診断管理加算は、医療の質だけでなく、経済性という観点からも非常に重要な意義がある。機能分化を進めるために、急性期、あるいは高度急性期病院の絞込みを進めるという方向性からも、画像診断のあり方は非常に重要なテーマである。

　今回は、画像診断管理加算やCT・MRI撮影の届け出状況を確認した上で、届け出に求められることや今後の制度設計のあり方などを考えてみたい。

2. 画像診断管理加算の届け出状況

　画像診断管理加算の届け出状況の推移を見た（図表1.6.2）。画像診断管理加算2の届け出施設は増加しているものの、画像診断管理加算1の届け出施設

図表 1.6.1

画像診断管理加算3に関する施設基準

(1) 放射線科を標榜している特定機能病院であること。
(2) 画像診断を専ら担当する常勤の医師(専ら画像診断を担当した経験を 10 年以上有するもの又は当該療養について関係学会から示されている2年以上の所定の研修(専ら放射線診断に関するものとし、画像診断、Interventional Radiology(IVR)及び核医学に関する事項を全て含むものであること。)を修了し、その旨が登録されている医師に限る。)が6名以上配置されていること。
なお、画像診断を専ら担当する医師とは、勤務時間の大部分において画像情報の撮影又は読影に携わっている者をいう。
(3) 当該保険医療機関において実施される全ての核医学診断、CT撮影及びMRI撮影について、(2)の医師の下に画像情報の管理が行われていること。
(4) 当該保険医療機関における核医学診断及びコンピューター断層診断のうち、少なくとも8割以上の読影結果が、(2)の医師により遅くとも撮影日の翌診療日までに当該患者の診療を担当する医師に報告されていること。
(5) 当該保険医療機関において、夜間及び休日に読影を行う体制が整備されていること。
(6) 画像診断管理を行うにつき十分な体制が整備されており、当該保険医療機関において実施される全ての核医学診断、CT撮影及びMRI撮影について、夜間及び休日を除いて、検査前の画像診断管理を行っていること。
(7) 当該保険医療機関以外の施設に読影又は診断を委託していないこと。
(8) 電子的方法によって、個々の患者の診療に関する情報等を送受信する場合は、端末の管理や情報機器の設定等を含め、厚生労働省「医療情報システムの安全管理に関するガイドライン」を遵守し、安全な通信環境を確保していること。
(9) 関係学会の定める指針に基づいて、適切な被ばく線量管理を行っていること。その際、施設内の全てのCT検査の線量情報を電子的に記録し、患者単位及び検査プロトコル単位で集計・管理の上、被ばく線量の最適化を行っていること。

は減少しており、トータルでは、11 年(平成 23 年)のピークから減少している。

　画像診断管理加算 1（70 点）と加算 2（180 点）では、経済性に大きな差異がある。各病院が加算 2 の届け出に向けて体制を整備するなど努力しているのだろう。画像診断管理加算 2 の届け出には、手厚い読影体制が求められるので、このような推移は放射線科医の施設集約が進んでいることを意味するのかもしれない。ただ、トータルの届け出施設数が増加していないことは課題だ。CT・MRI 撮影の届け出施設数は大幅に増加していることは、図表 1.6.3、1.6.4 からわかるが、読影体制が大きく変わらない状況なので、CT・MRI 届け出施設数に対する画像診断管理加算の届け出施設割合は下落している（図表 1.6.5、1.6.6）。画像診断を行う施設は増加しているものの、適切な読影体制を構築している施設は減少していることを意味する。

1.6 画像診断管理加算の届け出から見る読影体制の在り方

図表 1.6.2 画像診断管理加算の届け出状況の推移

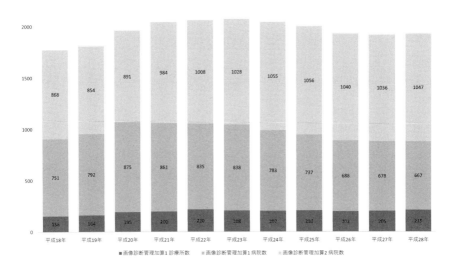

図表 1.6.3 CT 撮影　届け出状況

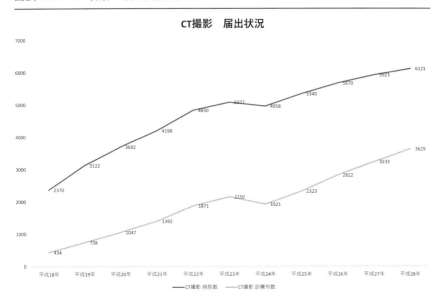

Chapter 1　2018年度診療報酬改定を展望する

図表 1.6.4　MRI 撮影　届け出状況

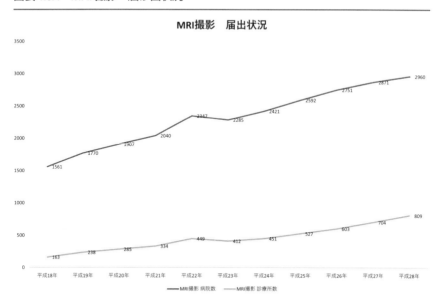

図表 1.6.5　画像診断管理加算 1・2 届け出施設数／CT 撮影届け出施設数

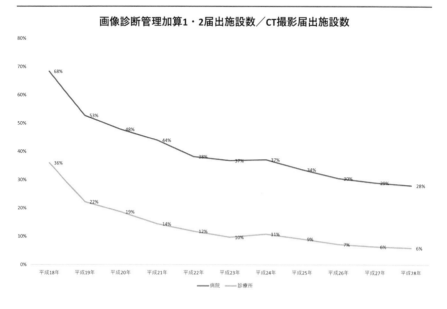

1.6 画像診断管理加算の届け出から見る読影体制の在り方

図表 1.6.6 画像診断管理加算1・2届け出施設数／MRI撮影届け出施設数

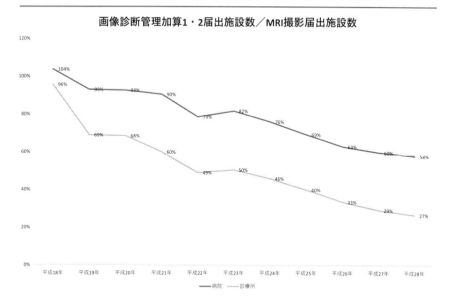

3. Ⅰ群・Ⅱ群の画像診断管理加算の届け出状況

　撮影施設の増加は撮影回数を増大させ、医療費の増大につながるばかりか、様々な証拠画像を残すことにもつながる。それにもかかわらず、適切に読影がなされてないのだとすれば医療安全上の大きな問題になりかねないし、このあり方が適切なのか、今一度考えなければならない。

　図表 1.6.7 表2は、医師が充実していると予想される東京都のⅠ群（大学病院本院群）とⅡ群（DPC特定病院群）（注）の画像診断管理加算の届け出状況だ。救急患者が多いかなど病院機能も届け出には影響するが、さすがにⅠ・Ⅱ群では、画像診断管理加算2の届け出病院が多くを占めている。一方で、画像診断管理加算の届け出がない施設も存在する。これは読影体制が整わないため、外部委託していることを意味するのだろう。撮影した画像を適切に読影しないよりも、外部委託の方が医療の質という観点からは望ましい。ただ、画像

Chapter 1　2018年度診療報酬改定を展望する

図表 1.6.7　東京都　DPC I・II 群病院　画像診断管理加算の届け出状況（2017年
11月1日時点）

DPC I 群病院

医療機関名	届出状況
慶應義塾大学病院	画像2
日本医科大学付属病院	画像2
順天堂大学医学部附属順天堂医院	画像2
昭和大学病院	画像2
日本大学医学部附属板橋病院	画像2
帝京大学医学部附属病院	画像2
杏林大学医学部付属病院	画像2
東京医科歯科大学医学部附属病院	画像2
東京大学医学部附属病院	画像2
東京慈恵会医科大学附属病院	画像1
東京医科大学病院	画像1
東京女子医科大学病院	画像1
東邦大学医療センター大森病院	画像1

DPC II 群病院

医療機関名	届出状況
社会福祉法人三井記念病院	画像2
聖路加国際病院	画像2
虎の門病院	画像2
東京都立駒込病院	画像2
公益財団法人がん研究会有明病院	画像2
ＮＴＴ東日本関東病院	画像2
東邦大学医療センター大橋病院	画像2
日本赤十字社医療センター	画像2
医療法人社団明芳会板橋中央総合病院	画像2
学校法人順天堂順天堂大学医学部附属練馬病院	画像2
日本赤十字社東京都支部武蔵野赤十字病院	画像2
公立昭和病院	画像2
国立研究開発法人国立国際医療研究センター病院	画像2
独立行政法人国立病院機構災害医療センター	画像2
国立研究開発法人国立がん研究センター中央病院	画像2
日本大学病院	画像1
東京都立墨東病院	画像1
東京女子医科大学東医療センター	画像1
東京都立多摩総合医療センター	画像1
東京医科大学八王子医療センター	なし

診断管理加算は報酬が大きいため、病院経営者の立場からすると、それだけで
済まされることではないだろう。

　　（注）18年度診療報酬改定では、I群が大学病院本院群、II群がDPC特定病院群、III
　　　　群がDPC標準病院群となった。17年11月時点のデータのためI群、II群として
　　　　いる。

4.　常勤放射線医の存在を評価すべき時期

　ではどうしたら画像診断管理加算2の届け出が可能になるのか。一番の課
題は翌診療日までに8割以上の読影結果を報告することだから、方策として
は撮影件数を減らすという選択肢もある。DPC/PDPSでの支払いを受ける病
院では、特に入院中の不要な画像診断は避けたいところだ。ただ、適切な急性

1.6 画像診断管理加算の届け出から見る読影体制の在り方

図表 1.6.8　画像診断管理加算 2　人口 10 万人当たり都道府県別届け出施設数

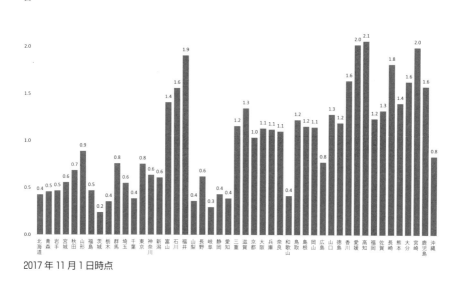

2017 年 11 月 1 日時点

期医療の提供のために画像診断は不可欠であり、安易に件数を減らすということは高額な投資が回収できないことにもつながりかねない。だとしたら、読影体制を強化することが何よりも重要であり、おおむね 100 床 1 に以上の読影医が届け出のためには必要になる（機器の保有状況や撮影件数によるので、一般的な目安と考えてほしい）。とはいっても読影医がいくらでもいるわけではないため、医療政策の視点からは施設集約を図らなければ、適切な体制を構築することは難しい。

　図表 1.6.8 は、人口 10 万人当たりの都道府県別の画像診断管理加算 2 の届け出施設数で、西高東低の状況が見てとれる。画像診断体制に限らず、医療ではこのような傾向が強くみられる。なお、画像診断に限っていえば、北陸での届け出病院数が多いという特徴がある。

　最も届け出病院数が多い高知県の状況が図表 1.6.9 で、急性期病院に集中しているかというとそうではない。もちろん病床数も療養病棟も多い高知県の特

Chapter 1 2018年度診療報酬改定を展望する

図表 1.6.9 画像診断管理加算の届け出病院件数の多い高知県の状況

医療機関名	病床数					
社会医療法人　近森会　近森病院	一般	452／精神	60			
高知赤十字病院	一般	456／結核	12			
医療法人　産研会　上町病院	療養	179				
医療法人　久会　図南病院	一般	128／療養	55			
医療法人　新松田会　愛宕病院	一般	275／療養	217／精神	70		
社会医療法人　仁生会　細木病院	一般	164／療養	153			
医療法人　治久会　もみのき病院	一般	60				
いずみの病院	一般	190／療養	48			
高知県立あき総合病院	一般	175／結核	5／精神	90		
土佐市立土佐市民病院	一般	150				
医療法人五月会　須崎くろしお病院	一般	118／療養	42			
いの町立国民健康保険仁淀病院	一般	60／療養	40			
医療法人　山秀会　山﨑外科・整形外科病院	一般	22／療養	40			
独立行政法人国立病院機構高知病院	一般	402／結核	22			
高知大学医学部附属病院	一般	一般 583／精神	一般 30			

2017 年 11 月 1 日時点

　殊性も関係するが、今後、分散する読影医をどのように集約していくかが、医療政策における課題となるだろう。集約なくして放射線科医の勤務環境改善は容易ではない。

　伝統的に各科読影の体制をとってきた病院では、専門分野の読影は問題ないが、多岐にわたる大量の証拠画像が残っている現実をどう考えるべきか。やはり横串を刺す機能を重視し、読影の専門医を充実させるべきである。画像診断管理加算 2・3 の報酬がいくら大きいといっても、それだけでは人件費はペイしないかもしれない。しかし、医療の質が大きくかかわる分野であることを忘れてはならない。ただ、不足する放射線科医を集めるには、負担軽減に努めるほか、IVR（画像下治療）などのキャリア形成が可能な、魅力的な職場環境を構築しなければならない。課題は多いが、乗り越えなければ高度急性期病院としての生き残りは難しい。麻酔管理料Ⅱや画像診断管理加算 3 のように、一

定数の常勤放射線科医の存在を評価することが、施設の集約につながる可能性
があり、そのような方向性を模索する時期に来ているのだろう。

Chapter 2

診療報酬の実践対応

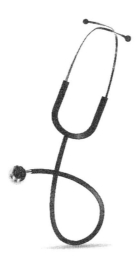

2.1
都会と田舎の 病院経営、環境が及ぼす影響

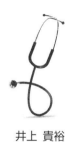

井上 貴裕

1. 外部環境と病院経営

　病院経営において外部環境の影響は極めて大きい。人口の高齢化や増減、所得水準、交通の利便性など、医療機関ではコントロールできない要素が、財務状況に大きな影響を及ぼす。医療機関は地域に根差した存在であるため、当然ともいえるが、都会への一極集中が加速する中で、田舎との差が開きつつあるように感じている。

　企業ならば、より有利な条件を求めて新たな地域に出店することも可能だろうが、病院の場合には、立地等を変えることは容易ではなく、戦略的な選択肢も限られる。地方の医療機関が東京駅周辺などに診療所を開設するのは、新規患者開拓の一環だろう。ただ、それができるのは一部の医療機関であり、ほとんどの病院は地域に根差して活動していくことが求められている。

　都会と田舎では、スタッフの集めやすさや離職率、患者の意識、競合医療機関数などが異なり、そのことが病院の財務状況に大きく影響する。スタッフの意識向上や前向きな取組みが大切なのは言うまでもないが、どんなに頑張っても越えられない壁がある。それは外部環境に既定される部分は多い。

　ここでは、都会と田舎で病院経営をする上でのメリット、デメリットについて言及し、経営戦略を考える際の素材を提供したい。なお、都会と田舎という2軸で単純に地域を分けているが、田舎であっても中核病院が乱立する地域もある。「うちは都会の病院と違うから」などと感覚的に決めるより、ハーフィ

Chapter 2　診療報酬の実践対応

ンダール指数などで地域の実情を把握した上で、自院が置かれた立ち位置を考えることが望ましい。

2. 都会に立地することのメリット、デメリット

　まずは都会に立地しているメリットを考えていく。

　一番大きいのがスタッフの集めやすさである。特に医師は都会志向が強く、どんなに給料が高くても、田舎の病院を嫌う傾向がある。医師になったときには、地域に根差した田舎の病院で働きたいと願っていても、家族ができると状況は変わる。実際に都会の病院よりも田舎の方が給料は高い。それでも都会に医師が偏在しているという現実がある。医師が多く集まっているから1人当たりの負担も軽くなり、さらに医師が増加するという循環も生まれ得るわけだ。

　2つ目は、都会で裕福な地域にある病院は、室料差額が期待できる。患者の経済力が病院経営に与える影響は大きい。**図表 2.1.1** は、市区町村所得ランキングだが、このような地域にある病院は、老朽化が進んでいようと田舎と比べて室料差額が多くなる傾向がある。

　もちろん差額室の割合や金額設定、減免率にもよるのだが、室料差額は真水の増収であるため、魅力度は大きい。高い室料差額を徴収すると、患者も経済的負担が大きくなるため、早く退院したいという希望も生じる。これは、在院日数の短縮にもつながり、病床を高回転で運用することができる。ただし、都会のすべての病院がこのような恩恵を享受できるかというとそうではなく、選ばれた魅力ある病院に限った話ではある。

　経済力が高くない地域であれば、患者が受診を抑制しているかもしれないし、高額療養費（同1月内で計算する）を気にして、月またぎの治療は「費用が増えるから」と敬遠するケースも出てくるだろう。

　3つ目が地域に医療機関が多いことだ。都会には診療所が多数あり、田舎よりも逆紹介しやすい。また、病院も多く（ある意味、競合が多くなることも意

72

2.1 都会と田舎の病院経営、環境が及ぼす影響

図表 2.1.1

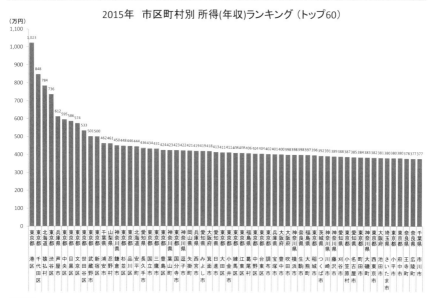

総務省

味するわけだが)、実力の差が明らかであれば、高度急性期を担う病院と転院を受け入れる病院といったように、機能が分かれ、連携が強化され得るわけだ。

　一方でデメリットもある。1つ目は、医師は都会ほど集まりやすい傾向にあるが、看護師はそうとは限らないということだ。特に都会の病院では看護師の離職率が高く、毎年大量に新卒採用を行う病院も少なくない。大量採用で一見すると看護師は潤沢のような感じもするが、実際には経験年数が少ないスタッフばかりで、中堅クラスが充実していないケースもある。

　2つ目はメリットの裏返しだが、競合医療機関が多いことだ。周囲にたくさん病院がある中では、○○総合病院という看板だけでは患者獲得が難しい。特色がなければ、地域の中で勝ち組になることはできない。

　さらに都会では患者意識が高い。患者が医療に関する豊富な知識を有してお

Chapter 2　診療報酬の実践対応

り、ドクターショッピングも起こりやすい。また都会では、田舎よりも訴訟に
つながるケースは多く、病院が支払う賠償責任の保険料も高額になっていく。

3.　田舎に立地することのメリット、デメリット

　都会ばかりが優れているとは限らない。田舎であっても全国屈指のアクティ
ビティを誇る病院も多数存在する。田舎にあることの最大のメリットは競争が
少なく、独占が可能であることだ。適切な医療提供体制を構築できれば、都会
に比べて患者獲得がしやすい。ただし、都会と比べて医師1人当たりの稼働
額は明らかに多くなり、医師の負担も大きくなる。疲弊を防がなければ、提供
体制を長く続けられないというリスクをはらんでいる。

　また、都会でドクターショッピングが多くなるのと対照的に、田舎の場合
は、コミュニティ内での口コミの評判で患者が動くことが多い。良い評判を築
くことができれば、体制は盤石になるはずだ。

　2つ目は看護師の定着率が都会よりも高いことだ。実力のある中堅以上の看
護師がいることで、患者の受入れがしやすくなることもあるだろう。ただし、
中長期的にみると給与の高止まりにもつながったり、人材の流動性が低く、活
力がそがれてしまうという見方もできる。

　さらに、都会のような室料差額は期待できないものの、行政等からの補助金
が得られる可能性はある。とはいえ、財政的に厳しい自治体も多く、全体とし
て補助金は減少傾向にある。

　一方でデメリットは、前述のように医師集めが困難なことだ。常勤医師が採
用できない分、非常勤での対応となり、効率性が阻害されることもあるだろ
う。さらに、人口減少が既に著しく、潜在的な患者が減少していることも少な
くない。また、連携できる医療機関が少なく、大病院であっても、軽症な外来
患者を抱え込んだり、入院治療が終了した後も転院先が見つからず、退院させ
られない患者が多くなる傾向がある。このことは国の医療政策とは乖離するわ
けだが、地域の実情を考えると仕力がない面もある。

4. 現実を見据えた意思決定を

このようなメリット、デメリットがあるが、総じていえば、都会に有利であることは間違いない。とはいっても外部環境は変えられない。そして、外部環境のせいにしたところで状況は改善しない。地域医療を支えるために、そして自院を存続・成長させるために、現実を見据えた意思決定を行うことが求められている。

最後に、視点は異なるが、街に魅力がなければ、良い病院には育たない。魅力ある街だからこそ、人が増えるわけであり、人が住みたくないところには、医療従事者も住みたくないのが現実だろう。

2.2
救急医療入院の現実的な判断基準とは

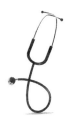

井上 貴裕

　入院期間の短縮が進み、各病院が新入院患者の獲得に動く中で、救急に注力する病院が増加している。2016年度診療報酬改定で「重症度、医療・看護必要度」の評価項目に救急搬送後の入院が加わったのも後押ししているのだろう。そうなると、"たらい回し"のような現象は起こらなくなるだろう。救急に注力する方針は、新入院患者の獲得に短期的に効果を及ぼすだけでなく、地域医療を支えるという意味でも間違っていない。

　しかし、救急患者は予定入院患者よりも25-30％程度入院診療単価が低くなり、入院後半には診療密度も下落する傾向が見られる。これには、高齢者の緊急入院は入院期間が長く、手術実施率が低いことも影響している。救急に取り組むからには、地域連携を強固にし、後方病院を確保することが極めて重要である。

　皆が救急に取り組んでいるためか、2016年度診療報酬改定では救急医療管理加算1は評価された一方で、救急医療管理加算2の評価が引き下げられ、各地域で査定が増加している。これには、"はしご外し"のような意味合いがあるのかもしれない。救急医療入院の割合は病院によって大きく異なっており、中には軽症患者に対し、救急医療管理加算を算定し過ぎているケースもあるだろう。ただ、いつ来るかわからない救急に医療資源を投入するのには多大なコストがかかる。救急医療入院の評価を厳しくし過ぎれば、地域医療の崩壊を招きかねない。

　ここでは、救急車搬送入院件数で全国トップ30の病院の救急医療入院の状況を見つつ、これからの救急医療入院のあり方に言及する。

図表 2.2.1　2015 年度　救急車搬送入院件数トップ 30 病院

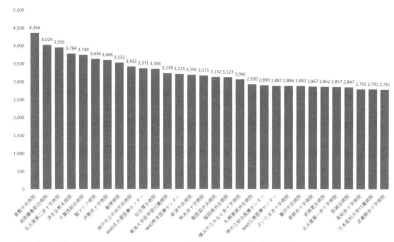

2016 年度第 4 回診療報酬調査専門組織・DPC 評価分科会資料を基に作成

1. 全国トップ 30 の病院の救急医療入院の状況

　図表 2.2.1 は救急車搬送入院件数のトップ 30 で、大病院が多くを占めている。これらの病院をケーススタディの対象としたのは、件数が多ければ、重症とはいえない患者も一定程度いると想定したからだ。図表 2.2.2 は、これらの病院の退院患者に占める予定入院・緊急入院の割合で、ばらつきが見られる。ここで、「予定入院が多い病院は、病床の多くが入院予約で埋まっているため、重症な救急患者しか入院させる余裕がないはずだ」という仮説を立てた。

　図表 2.2.3 は、緊急入院患者に占める救急医療入院の割合であり、35 ％から 94 ％まで差がある。救急医療入院とは、救急医療管理加算を算定するような重篤な緊急入院のことであり、左に位置する病院は重症患者が多いことを意味している可能性がある。なお、予定入院患者が多い方が救急医療入院の割合が高いのかといえば、このサンプルからはそうとは言えず、さらに全国データに

Chapter 2 診療報酬の実践対応

図表 2.2.2　2015 年度救急車搬送入院件数トップ 30 病院　予定入院・緊急入院の割合

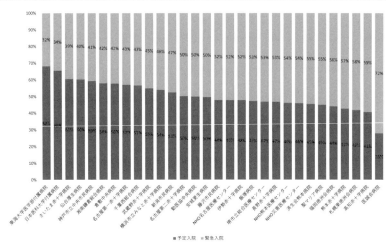

2016 年度第 4 回診療報酬調査専門組織・DPC 評価分科会資料を基に作成

図表 2.2.3　2015 年度　救急車搬送入院件数トップ 30 病院　緊急入院患者に占める救急医療入院の割合

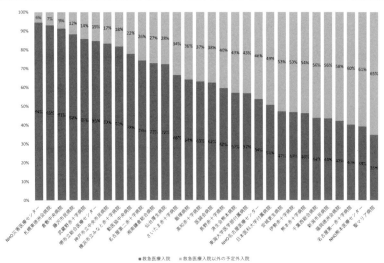

2016 年度第 4 回診療報酬調査専門組織・DPC 評価分科会資料を基に作成

図表 2.2.4　2015 年度　予定入院の割合と救急医療入院の割合

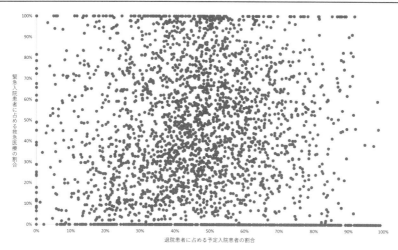

2016 年度第 4 回診療報酬調査専門組織・DPC 評価分科会資料を基に作成

展開しても、両者には有意な相関は見られない（**図表 2.2.4**）。つまり、「予定入院が多い病院は、重症な救急患者しか入院させない」という仮説は否定された。予定入院が多くても、病床稼働率に余裕があれば、救急患者を受け入れやすいなどの事情も関係しているだろう。

図表 2.2.5 は全国の MDC 別の救急医療入院の割合であり、循環器系疾患で比率が最も高いことがわかる。そこで、サンプル病院で循環器系疾患に絞った救急医療入院の割合を見たのが**図表 2.2.6** だ。病院全体で見た**図表 2.2.3** よりも、全体として救急医療入院の割合は上昇しているものの、病院により差がある。同じ循環器系疾患であっても、疾患や患者の状態によって救急医療入院の割合は異なるが（**図表 2.2.7**）、重篤であり救急医療入院に該当すると医師が判断することに影響を及ぼす因子が別にあるのだろう。

救急医療入院の件数には、地域差がある（**図表 2.2.8**）。ここから千葉県が救急医療入院の割合が最も高く、救急医療管理加算について査定が厳しくないことを意味しているのだろう。ただし、千葉県にあっても千葉西総合病院は救急

Chapter 2 診療報酬の実践対応

図表 2.2.5　全国の MDC 別救急医療入院割合と救急医療入院以外の予定外入院割合

MDC		救急医療入院	救急医療入院以外の予定外入院
MDC05	循環器系疾患	74%	26%
MDC01	脳神経系疾患	65%	35%
MDC16	外傷	59%	41%
MDC18	その他系疾患	57%	43%
MDC17	精神系疾患	57%	43%
MDC10	内分泌代謝系疾患	54%	46%
MDC04	呼吸器系疾患	53%	47%
MDC06	消化器系疾患	53%	47%
MDC02	眼科系疾患	52%	48%
MDC13	血液系疾患	50%	50%
MDC14	新生児系疾患	48%	52%
MDC11	泌尿器系疾患	47%	53%
MDC15	小児系疾患	39%	61%
MDC12	産婦人科系疾患	35%	65%
MDC07	筋骨格系疾患	32%	68%
MDC08	皮膚科系疾患	28%	72%
MDC03	耳鼻科系疾患	28%	72%
MDC09	乳腺系疾患	28%	72%

2016 年度第 4 回診療報酬調査専門組織・DPC 評価分科会資料を基に作成

医療入院の割合が高いわけではない。同院は循環器のアクティビティが高いこととして全国に名をはせている。それにもかかわらず、救急医療入院の割合が高くないのは、重症ではない患者が多いのだろうか。私はそうではないと考えている。あまりにも重症症例ばかりを扱っているため、重症という感覚がまひしており、判断基準が他院とは異なるのかもしれない。

2.2 救急医療入院の現実的な判断基準とは

図表 2.2.6 2015 年度 救急車搬送入院件数トップ 30 病院 緊急入院患者に占める救急入院の割合（循環器系疾患）

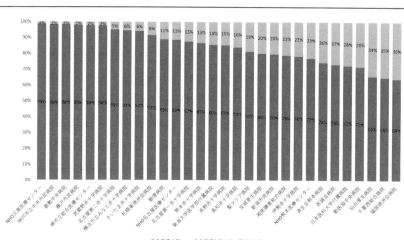

2016 年度第 4 回診療報酬調査専門組織・DPC 評価分科会資料を基に作成

2. 救急医療入院の地域差解消に向けて

　地域や病院によって差がある現実を踏まえ、全国で画一的なルールなどを設け、救急医療入院の地域差を解消しようとする方法もあり、2020 年度改定でこの議論は行われる予定だ。例えば、脱水ならば「1.5 リットル以上」の補液とし、意識障害ならば、「入院時 JCS（ジャパン・コーマ・スケール）が 10 以上」、緊急手術ならば、「入院当日」あるいは「翌日」に設定するようなものだ。ただ、財政事情や医療提供状況が異なる中では、画一化するよりも地域の実情に任せる方が現実的であろう。仮に画一化すれば、病院が過剰適応したり、アップコーディングを行ったりする可能性も出てくる。

　精緻化をした上で今後、救急医療管理加算 2 が廃止される可能性も十分にあるだろう。病院としては、理由の内訳を「その他」でなく、他に適切に振り

Chapter 2 診療報酬の実践対応

図表 2.2.7 全国の循環器系疾患 傷病名別 救急医療入院割合と救急医療入院以外の予定外入院割合

DPC6桁	傷病名	救急医療入院	救急医療入院以外の予定外入院	件数
050030	急性心筋梗塞	93%	7%	58291
050162	破裂性大動脈瘤	92%	8%	2179
050161	解離性大動脈瘤	86%	14%	13155
050190	肺塞栓症	76%	24%	6400
050130	心不全	75%	25%	141261
050100	心筋炎	75%	25%	813
050210	徐脈性不整脈	74%	26%	22512
050010	心臓の悪性腫瘍	71%	29%	36
050060	心筋症	69%	31%	3718
050080	弁膜症	69%	31%	6764
050163	非破裂性大動脈瘤	63%	37%	3206
050340	その他の循環器の障害	63%	37%	4268
050050	狭心症	62%	38%	44467
050090	心内膜炎	61%	39%	2191
050020	心臓の良性腫瘍	59%	41%	97
050110	急性心膜炎	57%	43%	738
050120	収縮性心膜炎	56%	44%	117
050070	頻脈性不整脈	55%	45%	19010
050170	閉塞性動脈失陥	54%	46%	7369
050200	循環器疾患（その他）	49%	51%	3357
050140	高血圧症	48%	52%	6586
050180	静脈・リンパ管疾患	45%	55%	3464

平成 28 年度 第 4 回 診療報酬調査専門組織・DPC 評価分科会資料を基に作成

2.2 救急医療入院の現実的な判断基準とは

図表 2.2.8　緊急入院患者に占める救急医療入院割合と救急医療係数

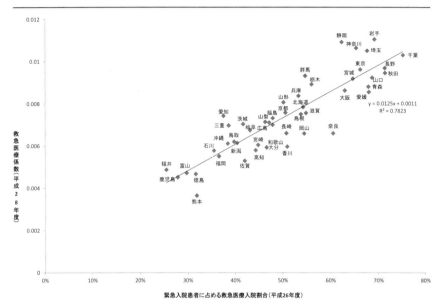

2015 年度第 7 回及び 2016 年度第 1 回　診療報酬調査専門組織・DPC 評価分科会資料を基に作成

分けるよう精度の高いデータ提出を心掛けるべきだが、一方でやり過ぎにも注意したいところだ。

最後に医療費の抑制が進む環境下では、今後の改定での基準の厳格化はやむを得ない面もあるが、救急医療管理加算が救急医療を支えている労に報いる報酬であるという側面を失ってほしくない。救急を支えることは大変であり、現場に影響が出ないように配慮を求めたい。

Chapter 2

2.3
研修医が多いと診療密度が高くなる理由

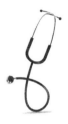

井上 貴裕

　医療機関群ごとに評価される基礎係数では、診療密度が高いことが前提となっており、DPC/PDPS の包括範囲内で医療資源投入量が多い病院でなければ DPC 特定病院群になることはない。

　基礎係数に損失補てん的な要素があるのは事実で、診断群分類では評価しきれない患者の重症度などが、ここに反映されていると考えることもできる。

　DPC 特定病院群の実績要件では、診療密度と併せ、医師研修の実施も評価対象となっている。これには病床当たりの研修医数が多ければ、それだけ医療資源投入量も多くなるという意味も含まれるのであろう。初期研修医が多数在籍すれば、検査や画像診断などのオーダー量が増加する可能性もある。初期研修医がある程度の医療資源を投入することには重要な意味がある。臨床医としての経験値を積むため、さらにエビデンスに基づいた診療のトレーニングのためにも、不可欠とも言えるだろう。最初から資源投入量の省力化は無理だ。

　ここでは研修医が多いと診療密度は高くなるのか、診療密度に影響を与える要素にはほかに何があるのかについて言及し、急性期病院に求められている不変の法則を明らかにする。

1. 医師研修の実施と診療密度

　図表 2.3.1 は、医療機関群の実績要件である医師研修の実施と診療密度を病院ごとに見たものだ。相関係数は 0.50 ($p<0.01$) で、一定のばらつきはあるが、初期研修医が多いほど、診療密度は高くなる傾向が見られる。ただ、初期

2.3 研修医が多いと診療密度が高くなる理由

図表 2.3.1 医師研修の実施と診療密度

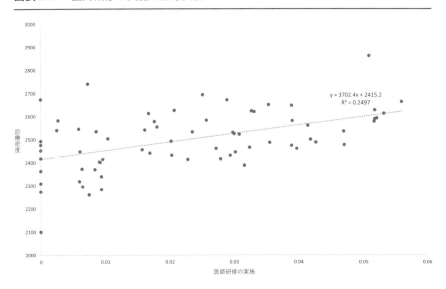

図表 2.3.2 100床当たり常勤換算医師数と診療密度

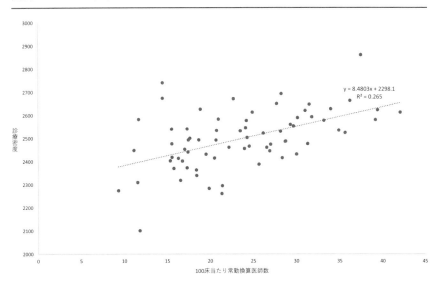

Chapter 2 診療報酬の実践対応

図表 2.3.3　100 床当たり常勤換算看護師数と診療密度

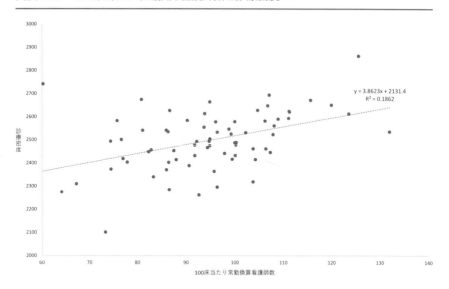

　研修医は病院全体から見れば少数派なので、横軸を 100 床当たり医師数に切り替えたのが図表 2.3.2 だ。こちらの相関係数は 0.52 （p<0.01）であり、診療密度との相関は高まっていく。
　病床当たりで医師数が多くなると、診療密度が高くなるわけだ。このことは、医師密度が高いほど時間的余裕ができ、本来実施すべき検査や画像診断などが実施されるが、一方で医師が少なければ、過少診療であることを意味する可能性がある。また、医師密度が高い病院には、重症患者が集まってくるため、結果として診療密度が高くなるかもしれないし、あるいは医師が多いので、結果として外来患者も多くなり、外来の CT や MRI などの画像診断の枠が埋まるため、入院後に実施しているといったことも影響しているのかもしれない。
　さらに図表 2.3.3 では、横軸を 100 床当たり看護師数とし、診療密度との相関を見たところ、相関係数は 0.43 （p<0.01）だった。この場合、研修医数よりも相関係数が低くなり、看護師が多いことが診療密度を高めるとは言えない

図表 2.3.4 効率性係数と診療密度

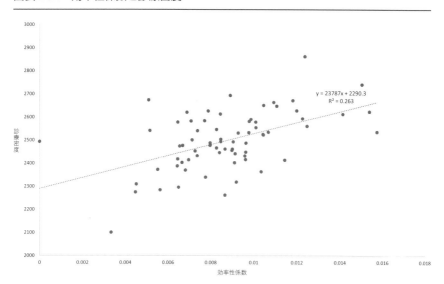

ことになる。検査や画像診断などのオーダーは医師がするのだから、当然の結果でもある。看護師の数が患者の重症度を表すわけではないが、高機能病院では濃厚な看護師配置が一般的といえる。

では、医師数を増やさなければ診療密度は高まらないのかといえば、そうとは限らない。診療密度は、"1日当たり包括範囲出来高平均点数"で評価されるので、「1日当たり」の持つ意味は大きい。治療が終了したら、速やかに退院あるいは転院などを進めることが、高度急性期病院らしいと言えるし、そのための仕組みを構築する必要がある。

図表 2.3.4 の効率性係数と診療密度の関係を見ても、相関係数は 0.51（$p<0.01$）であり、図表 2.3.2 の 100 床当たり医師数と同水準だ。在院日数を短縮することは、効率性係数の向上につながるだけでなく、診療密度にもプラスの影響を与えることになる。

診療密度は、在院日数短縮のように"適正に"高めるべきだ。外来でできる

検査をあえて入院中に実施するのはナンセンスだし、病院経営層が「DPC 特定病院群になるためだから」と、スタッフに対し、意味のない入院中の検査などを強要し、医療資源投入を増やすべきではない。その一方でガイドラインや他院などと比べて過少診療が明らかであれば、さらに医療資源を投入することも検討の余地はあるだろう。

結局、急性期病院に求められていることはシンプルである。医師が増えても、再診の外来患者を増やすようでは、医師の負担は増える一方だ。その上、外来の検査や画像診断の枠がいっぱいになり、入院前検査などの余地がなくなる。その結果として、検査などを外来で行わず、まずは入院してから実施するようなスタイルが確立されてしまう。もちろん、入院中の検査が望ましいケースはいいが、外来の枠に空きがないので、検査や画像診断は基本的に入院後の空いた時間を使うといった運用はできるだけ避けたい。

そのためにも、積極的な逆紹介によって外来の再診患者を減らしていくことが必要だ。そもそも、入院中の検査や画像診断を過剰に行っていては、外来の検査枠も空きはできないだろう。一方で逆紹介を適切に行えば、次の紹介につながり、そのことが新入院患者の獲得に結び付くはずだ。

紹介患者による入院待ちが増えれば、効率的な病床及び外来オペレーションの仕組みは不可欠であり、当然、在院日数の短縮が必要になる。これにより、もちろん診療密度は高くなるだろう。

2. 新入院患者を効率よく受け入れることが重要

急性期病院にとって最も大切なことは、多数の新入院患者を効率よく受け入れることだ。そのためには、外来機能をどう考えるかも重要になる。DPC 特定病院群になりたいがゆえに、診療密度の対策に躍起になっている病院も散見されるが、小手先のテクニックではなく、本質的な改革を行うことが中長期的な成長につながることを忘れてはならない。また、本質的な改革ができる病院こそ、研修医が集まってくるのではないか。

2.4
NSTと呼吸ケアチームは加算に執着しない

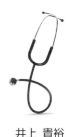

井上 貴裕

　院内に横串を刺すチーム医療の活動は重要で、加算を届け出てチームのモチベーションアップを図るという視点も大切だ。その上で、届け出を行うからには、一定の件数に期待したいのも事実だ。
　ここではチーム医療の経済性について検証し、医療政策及び病院経営の視点を踏まえ、そのあり方を提案をしたい。

1. 栄養食事指導とNSTのどちらを優先させるか

　図表2.4.1はA病院における栄養サポートチーム加算の経済性を試算したものである（1日当たり、加算で求められる最低人数ではないことに留意）。各職種の人件費は非常勤職員を雇用する水準を想定しており、かなり低めの設定となっている。栄養サポートチーム加算は1件200点で、半日程度のラウンドならば、20件算定できればいい方だろう。1日当たりの採算性を栄養サポートチーム加算単独で見れば、赤字になる。さらに、一般的には管理栄養士が専従配置され、その分の人件費もプラスされる（2018年度改定で1日当たりの診察が15件以内の場合には専任での届け出が可能となった）。それに加え、スタッフの機会費用（他の業務をしていれば得られたはずの収入が得られないこと）を考慮すれば、経済性には優れない。
　チーム医療関連の診療報酬はそれほど高い点数が設定されてはいない。報酬に関係なく実施するのが当然という視点からすれば、経済性に優れないのはやむを得ない。この加算単独での報酬からは見えない付加価値があると期待され

Chapter 2　診療報酬の実践対応

図表 2.4.1　栄養サポートチームのラウンドの状況

(1) 開催日	週 1 回	
(2) 参加者	6 人	医師 2 人、看護師 1 人、薬剤師 1 人、管理栄養士 1 人、臨床検査技師 1 人
(3) 所要時間	約 3 時間 30 分	
		13:30－15:30　カンファレンス
		15:30－17:00　病棟ラウンド
(4) 1 ラウンド当たり 稼働額	40,000 円（2,000 円× 20 件）	
(5) 1 ラウンド当たり 人件費	63,775 円	
	参考（医師以外はパート時給換算）	
	医師　　　　　5,000 円× 3.5 時間× 2 人　→　35,000 円	
	薬剤師　　　　1,700 円× 3.5 時間× 1 人　→　　5,950 円	
	看護師　　　　1,700 円× 3.5 時間× 1 人　→　　5,950 円	
	臨床検査技師　1,500 円× 3.5 時間× 1 人　→　　5,250 円	
	管理栄養士　　1,500 円× 7.75 時間× 1 人　→　11,625 円	

るからだ。

　ただ、栄養サポートチーム加算について、考えなければならないことがある。2016 年度診療報酬改定で外来・入院栄養食事指導料の評価が引き上げられ、栄養サポートチーム（NST）活動よりも、栄養食事指導に力を入れる方が増収になる可能性がある。栄養食事指導を行った場合は、栄養サポートチーム加算は算定できないので、スタッフ同士で患者の奪い合いが生じることもあり得る。このような場合にどうするのか、病院は見極めを求められている。

2.　呼吸ケアチームの定例化にこだわらない

　図表 2.4.2 は A 病院の呼吸ケアチーム加算の経済性を試算したものである。この加算ではスタッフの専従配置が求められず、専任のチームである点からすれば、届け出のハードルは低い。しかし、月に数件程度の算定にとどまってい

2.4 NSTと呼吸ケアチームは加算に執着しない

図表 2.4.2　呼吸ケアチームのラウンドの状況

(1) 開催日	週1回	
(2) 参加者	6人	医師2人、看護師2人、理学療法士1人、臨床工学技士1人
(3) 所要時間	約2時間30分	
		13:00－14:00　カンファレンス
		14:00－15:30　病棟ラウンド
(4) 年間当たり稼働額	13,500円（1,500円×9件）	
(5) 1ラウンド当たり人件費	41,000円	
	参考（医師以外はパート時給換算）	
	医師　　　　5,000円×2.5時間×2人　→　25,000円	
	看護師　　　1,700円×2.5時間×2人　→　　8,500円	
	理学療法士　1,500円×2.5時間×1人　→　　3,750円	
	臨床工学技士　1,500円×2.5時間×1人　→　　3,750円	

る。それにもかかわらず、週1回のラウンドを定例化した場合、各症例に介入したくなるのが医療人と言える。多分に研究的な意味合いが含まれるのかもしれない。大切な視点だが、投じる人件費に比べて収益性は期待できないし、人工呼吸器の早期離脱に向けた強いこだわりが良いアウトカムにつながるとは限らない。

　そもそも、一般病棟で48時間以上継続して人工呼吸器を装着する患者は限られている。仮にそのような患者がいた場合、集中治療医あるいは救急科専門医や集中ケアなどの認定看護師、さらにはその分野に通じた臨床工学技士にコンサルテーションを依頼する方がよほど効率的かもしれない。報酬は発生しないものの、必要性が高い症例に専門家が集中して介入することは大切である。

3.「実施して当然の活動」への報酬が不幸を招くことも

　私はチーム医療を高く評価しているし、診療報酬で評価されたことは有意義

図表 2.4.3　栄養サポートチーム加算の届出状況

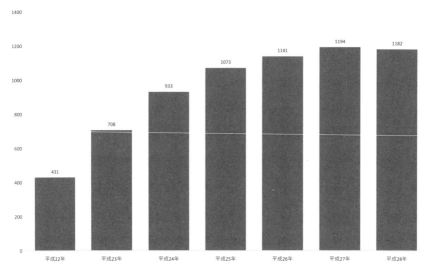

中医協　主な施設基準の届出状況を基に作成。各年7月1日現在

だと思っている。報酬を得られる方が医療提供側として納得感があるし、収入面で病院に貢献しているという意味でも、チームのモチベーションがアップするだろう。診療報酬での評価が届け出病院を増加させたことは間違いない。だからこそ、届け出病院数が増加したのだろう（図表2.4.3）。

　ただ、前述のように1件当たりの経済性は優れないのも事実だ。これは医療費抑制が進む環境下では致し方ないだろう。そうは言っても、チームで活動すれば、病院はその分の人件費を支払うので、経営層が算定件数にこだわることは当然と言える。しかし、件数を追うことでチームに無理な働き方を強いる危険性もある。2016年に届け出病院数がはじめて減少したのは現実的な意思決定をする病院がでてきたのかもしれない。一方で呼吸ケアチーム加算の届け出病院が増加しているのはすべてが専任のチームだからなのだろう（図表2.4.4）。

　チーム医療を普及させるため、診療報酬で評価するのは望ましい。しかし、

図表 2.4.4　呼吸ケアチーム加算の届出状況

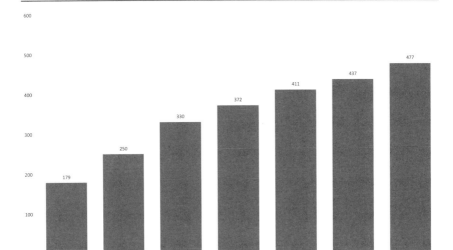

中医協　主な施設基準の届出状況を基に作成。各年7月1日現在

　ある程度まで普及したら、入院料などに包括する方が良い結果をもたらすだろう。あるいは届け出要件を緩和していくことが望ましい。成長が必要な段階と成熟した段階とでは、診療報酬の評価を変えるべきだ。NSTなどのチーム医療が成熟した今日では、必要に応じて、適切なメンバーで介入することが大切になる。

　なお、千葉大学医学部附属病院では2018年3月時点で栄養サポートチーム加算も呼吸ケアチーム加算も届け出ていない。私としてはチームのモチベーション向上のためにも届け出をしたいと当初、考えていたが、収益性などの観点から「届け出の必要はない」という回答を現場から受けた。ただし、NSTなどのチーム活動には非常に積極的で、報酬があるかどうかは本質的な問題ではないと感じている。

　診療報酬が付くのであれば、病院は無理にでも加算を取ろうとする。でも、チーム医療に関係する加算は、単独では経済的なアドバンテージは見出しく

図表 2.4.5　緩和ケア診療加算の届出状況

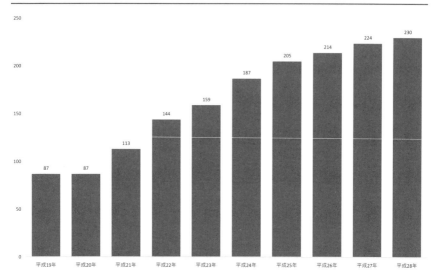

中医協　主な施設基準の届出状況を基に作成。各年7月1日現在

　い。医療は質がすべてなのだから、行うのが当然の活動に報酬を付けることが、かえって不幸な結末につながることもあり得るのだ。
　私は、まずは加算の届け出を優先させたらいいと考えている。しかし、届け出後に活動が定着したら、届け出や加算の算定にこだわらず、チームの質を磨くことに力を注いでほしい。報酬がなくても、チーム活動は付加価値を生み出せるし、同僚、そして患者・家族から信頼されるチームを築いてほしい。
　医療政策的な視点では、栄養サポートチーム加算と呼吸ケアチーム加算を個別の診療報酬で評価する時期は過ぎ、次なるステージを迎えたと考えている。2018年度改定では栄養サポートチーム加算、緩和ケア診療加算について要件緩和が行われた。時代にマッチした適切な変更だと考えられる。これにより栄養サポートチーム加算の届出病院はさらに増加するだろうし、進まなかった緩和ケア診療加算の届け出病院は増加することだろう（図表2.4.5、2.4.6）。

2.4 NSTと呼吸ケアチームは加算に執着しない

図表 2.4.6　緩和ケア診療科加算・外来緩和ケア管理料

改定前	改定後
【緩和ケア診療加算】 （1 日につき）　　　　　　400 点 [施設基準] 　当該保険医療機関内に、以下の 4 名から構成される緩和ケアに係る専従のチーム（以下「緩和ケアチーム」という。）が設置されていること。 ア 身体症状の緩和を担当する常勤医師 イ 精神症状の緩和を担当する常勤医師 ウ 緩和ケアの経験を有する常勤看護師 エ 緩和ケアの経験を有する薬剤師 　なお、ア又はイのうちいずれかの医師及びエの薬剤師については、緩和ケアチームに係る業務に関し専任であって差し支えないものとする。	【緩和ケア診療加算】 （1 日につき）　　　　　　<u>390 点</u> [施設基準] 　当該保険医療機関内に、以下の 4 名から構成される<u>緩和ケアに係るチーム</u>（以下「緩和ケアチーム」という。）が設置されていること。 ア 身体症状の緩和を担当する常勤医師 イ 精神症状の緩和を担当する常勤医師 ウ 緩和ケアの経験を有する常勤看護師 エ 緩和ケアの経験を有する薬剤師 　<u>なお、ア～エのうちいずれか 1 人は専従であること。ただし、当該緩和ケアチームが診察する患者数が 1 日に 15 人以内である場合は、いずれも専任で差し支えない。</u>
【外来緩和ケア管理料】　　　　300 点 [施設基準] 　当該保険医療機関内に、以下の 4 名から構成される緩和ケアに係る専従のチーム（以下「緩和ケアチーム」という。）が設置されていること。 ア 身体症状の緩和を担当する常勤医師 イ 精神症状の緩和を担当する常勤医師 ウ 緩和ケアの経験を有する常勤看護師 エ 緩和ケアの経験を有する薬剤師 　なお、ア又はイのうちいずれかの医師及びエの薬剤師については、緩和ケアチームに係る業務に関し専任であって差し支えないものとする。	【外来緩和ケア管理料】　　　　290 点 [施設基準] 　当該保険医療機関内に、以下の 4 名から構成される<u>緩和ケアに係るチーム</u>（以下「緩和ケアチーム」という。）が設置されていること。 ア 身体症状の緩和を担当する常勤医師 イ 精神症状の緩和を担当する常勤医師 ウ 緩和ケアの経験を有する常勤看護師 エ 緩和ケアの経験を有する薬剤師 　<u>なお、ア～エのうちいずれか 1 人は専従であること。ただし、当該緩和ケアチームが診療する患者数が 1 日に 15 人以内である場合は、いずれも専任で差し支えない。</u>

Chapter 2

2.5
リハビリは
量から質の評価に軸足移すべき

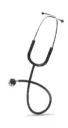

井上 貴裕

　中央社会保険医療協議会の診療報酬基本問題小委員会では、回復期リハビリテーション病棟の単価が高いという指摘があった。それに対して、「回復期リハ病棟の点数は高くない」という意見もある。

　私はリハビリの報酬は下げざるを得ない状況にあり、さらなる本格的なアウトカム評価の導入が急務と考えている。昨今、リハビリのやり過ぎからか、各地でレセプトの査定が多くなっているのも事実である。もちろんリハビリは有効であり、その効果を否定するものではない。しかし、大量にセラピストを抱え込み、なりふりかまわず単位数を稼ぎまくる病院がある現状からすれば、見直しをすべき局面にあるといえる。ここでは、回復期リハ病棟の今後のあり方について検討していく。

1. 出来高換算点数と実施単位数

　図表 2.5.1 は回復期リハ病棟における入院経過日ごとの出来高換算点数であり、渡辺氏の集計結果とは大きく異なっている（23 病院 8,171 症例を対象に集計）（株式会社メディチュア渡辺優　CB news マネジメント　データで読み解く病院経営 (25)「回復期リハ病棟の点数は高くない」）。1 日当たり包括範囲出来高点数が入院から 10 日目まではそれ以降と比べて 2 倍以上であり、入院初期には医療資源投入量が多いことを指摘するという分析結果もある（上掲渡辺）。確かに急性期を脱しないような状態で回復期リハビリテーション病棟に入室した場合には、そのような傾向がみられると予想されるが、私のサンプ

2.5 リハビリは量から質の評価に軸足移すべき

図表2.5.1　回復期リハビリテーション病棟　1日当たり出来高換算点数

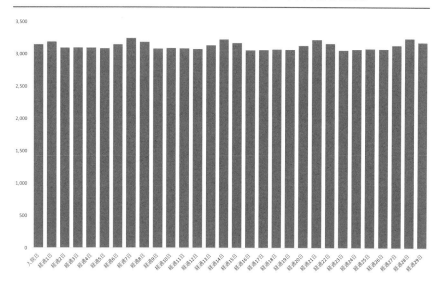

ルデータでは傾向は異なっていた。

　ただし、**図表2.5.2、2.5.3**に示すように、リハビリテーションの1日当たり単位数は初日に少な目であるものの、経過日にかかわらずほぼ同等の資源投入が行われる傾向にある。そして、施設により医療資源投入量のばらつきがあるのは事実で、それはスタッフ数によるところが大きい。

　図表2.5.4は、脳血管疾患リハビリテーションの病院ごとの1日当たり単位数であり、4単位弱から、8単位までばらつきがある。さらに**図表2.5.5**は運動器リハビリテーションの1日当たり単位数であり、2単位程度から7.5単位まで施設によって違いが生じている。このような単位数の違いは、患者のリハビリの必要度というより、スタッフ数によるところが大きい。スタッフを多数抱えれば、単位数を稼ごうとするのは当然だからだ。

Chapter 2 診療報酬の実践対応

図表 2.5.2 回復期リハビリテーション病棟　脳血管疾患リハビリテーション　1日当たり実施単位数

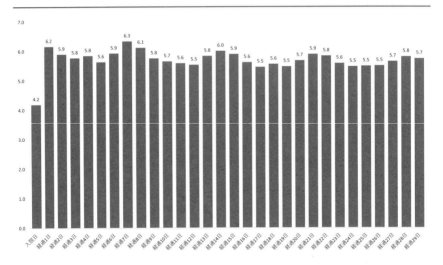

図表 2.5.3 回復期リハビリテーション病棟　運動器リハビリテーション　1日当たり実施単位数

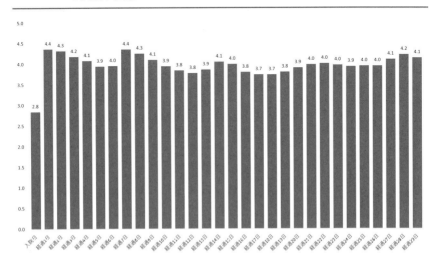

2.5 リハビリは量から質の評価に軸足移すべき

図表 2.5.4 回復期リハビリテーション病棟 脳血管疾患リハビリテーション 1日当たり実施単位数

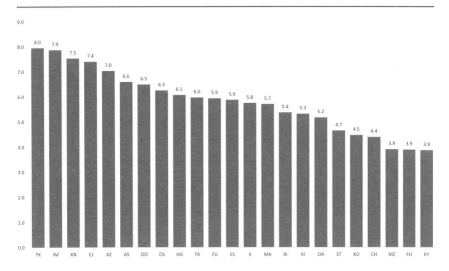

図表 2.5.5 回復期リハビリテーション病棟 運動器リハビリテーション 1日当たり実施単位数

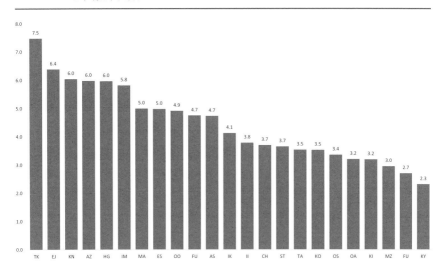

図表 2.5.6 スタッフ1人当たりリハビリテーション料

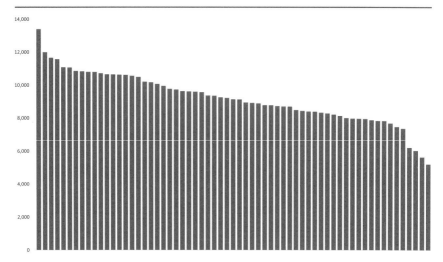

2. リハビリは稼働率が高い

　スタッフが増えれば、稼働額が求められるのはリハビリテーションに限らない。医療において必要度等の基準を画一的に設けることは容易ではない。だからこそ地域差や病院間格差があらゆる領域で生じてしまう。例えば、私はPCIの実施率に地域差があることを明らかにしたが、それはマンパワーが関係する要素が強い。医療資源が充実しているとPCI件数が増加する傾向があるが、実施率が高い地域でPCIが過剰なのか、あるいは実施率が低い地域でPCIが過少なのか、両面が考えられるのだろう（Regional Variation in the Use of Percutaneous Coronary Intervention in Japan. 2017 Jan 25; 81 (2):195-198. (我が国におけるPCI実施率の地域差)、井上貴裕他）。

　リハビリテーションの場合には、スタッフ1人当たりの稼働額が高い傾向があり、年間800万円〜1,000万円程度にはなる。図表2.5.6は、リハビリスタッフ1人当たりの稼働額だ。これには摂食機能療法等も入っており、必ず

2.5 リハビリは量から質の評価に軸足移すべき

図表 2.5.7 2014年病床機能報告による病院別リハビリテーションスタッフ数（トップ 50 病院）

病院名	医療機関群	一般病棟病床数	回復期リハ1	回復期リハ2	回復期リハ3	理学療法士数	作業療法士数	言語聴覚士数	リハスタッフ数
医療法人保田窪会 保田窪整形外科病院	DPC以外	39	0	0	0	10	0	546	556
新上三川病院	DPC以外	38	246	0	0	165	78.4	32	275.4
鹿教湯三才山リハビリテーションセンター鹿教湯病院	DPC以外	93	235	0	0	99.9	87	23.3	210.2
特定医療法人社団三光会誠愛リハビリテーション病院	DPC以外	54	0	131	55	95	73	38	206
社会医療法人大道会 森之宮病院	DPC以外	351	135	45	0	103	68	34	205
医療法人社団三喜会鶴巻温泉病院	DPC以外	145	174	55	0	102	65	35	202
社会医療法人雪の聖母会聖マリア病院	III群	1144				119	58	19.3	196.3
札幌西円山病院	DPC以外	216	95	0	0	70.04	68.2	50.36	188.6
医療法人社団輝生会 初台リハビリテーション病院	DPC以外	0	215	0	0	83	67.6	35	185.6
船橋市立リハビリテーション病院	DPC以外	0	119	130	0	86	65.5	29.6	181.1
東福岡和仁会病院	DPC以外	0				84	67	24	175
赤羽リハビリテーション病院	DPC以外	0	313	0	0	99	56	16	171
小金井リハビリテーション病院	DPC以外	0	302	0	0	101	49	21	171
沖縄リハビリテーションセンター病院	DPC以外	40	235	0	0	81	59	30	170
近森リハビリテーション病院	DPC以外	0	201	0	0	82	55	24	161
筑波記念病院	III群	337	72	0	0	100	38	22	160
熊本リハビリテーション病院	III群	225	114	0	0	84	54.6	21	159.6
医療法人慈圭会 八反丸病院	DPC以外	0	0	113	0	84	61	14	159
伊予病院	DPC以外	72	214	38	0	76	47	29.65	152.65
医療法人社団愛友会 上尾中央総合病院	III群	646	75	0	0	96	35.8	16	147.8
一般社団法人是真会 長崎リハビリテーション病院	DPC以外	0	172	0	0	66.6	51.8	27.8	146.2
出雲市民リハビリテーション病院	DPC以外	58	0	119	0	70	58	18	146
社団法人巨樹の会 下関リハビリテーション病院	DPC以外	0	236	0	0	71	57	13.4	141.4
いずみの病院	III群	190	86	0	0	60	52	28	140
社会医療法人愛仁会 愛仁会リハビリテーション病院	DPC以外	225	239	0	0	62	61.9	15.8	139.7
医療法人社団行陵会 京都大原記念病院	DPC以外	31				77	49	12	138
熊本機能病院	III群	410			0	70	48	17	135
松山リハビリテーション病院	DPC以外	116	121	54	0	64	54	15.5	133.5
社会医療法人財団慈泉会 相澤病院	III群	502	0	0	56	73.65	38	19	130.65
（公社）群馬県医師会群馬リハビリテーション病院	III群	39	208	0	0	66.3	49	15	130.3
潤和会記念病院	III群	291	193	0	0	73	45	12	130
医療法人社団和風会 所沢リハビリテーション病院	DPC以外	0	0	68	0	64.4	44	20	128.4
弘前脳卒中・リハビリテーションセンター	DPC以外	79	227	0	0	56.3	59	12	127.3
医療法人社団明芳会 イムス板橋リハビリテーション病院	DPC以外	0	186	0	0	58.1	54.2	15	127.3
蒲田リハビリテーション病院	DPC以外	0	241	0	0	81	29	17	127
小倉リハビリテーション病院	DPC以外	40	50	144	0	68	43.9	14	125.9
リハビリテーション天草病院	DPC以外	0	197	0	0	52	48.8	22	122.8
社会医療法人春回会 長崎北病院	DPC以外	80	115	0	0	59.5	48	15	122.5
社会医療法人北斗十勝リハビリテーションセンター	DPC以外	79	0	0	160	64	45.1	11	120.1
竹田綜合病院	III群	679				59	47	14	120
医療法人財団健貝会 総合東京病院	III群	250	0	132	0	79	30	10	119
医療法人真正会 霞ヶ関南病院	DPC以外	37	0	137	0	49	39	29.6	117.6
医療法人社団協友会 横浜なみきリハビリテーション病院	DPC以外	80	121	0	0	60	36.6	20	116.6
医療法人社団永生会永生病院	DPC以外	164	97	0	0	51	34.2	28.7	113.9
愛知県共生会リハビリテーション病院	DPC以外	0	0	229	0	75	22	15	112
飯塚病院	III群	884	0	0	0	73	29	9	111
NTT東日本伊豆病院	DPC以外	50	130	0	0	57.8	41.8	10.8	110.4
社会医療法人財団天心会へつぎ病院	III群	173	0	37	0	70	24	16	110
埼玉みさと総合リハビリテーション病院	DPC以外	60	212	0	0	52	46	12	110
神戸リハビリテーション病院	DPC以外	0	0	186	0	56	34	18.4	108.4
鎌倉リハビリテーション聖テレジア病院	DPC以外	0	102	49	0	75.2	25	8.2	108.4

しもリハビリスタッフだけで完結するものばかりではない。ただ、リハビリスタッフの平均年収は 400 万円とされており、増員することによって差益が出るのが現実だ。

　栄養サポートチーム加算や呼吸ケアチーム加算の経済性については優れていないのが現実であり、現行の診療報酬点数では単純に考えればペイしない。しかし、リハビリテーションは状況が明らかに異なる。だからこそ、大量スタッフを抱える病院が出てくる（図表 2.5.7）。

3. 入院期間に応じた点数設定とさらなるアウトカム評価を

　以上を踏まえて、これからの回復期リハ病棟の点数設定について3つの提言を行う。

　まず1つ目は、入院期間に応じた点数設定だ。このことは渡辺氏も同様の意見を述べている。渡辺氏が提示したデータでは入院初期の医療資源投入量が多く、私のデータではそのような傾向はみられなかった。ただ、回復期リハビリテーションというからには、より重篤な状態の患者を受け入れるべきであり、それを実現可能にするための点数設定とすることが望ましい。一方で60日を超えた場合などについては、点数を大幅に下げるのがよいだろう。入院料だけでなく、リハビリテーション料などもより濃淡を付けるべきだろう。

　2つ目は、回復期リハ病棟入院料のアウトカム評価をさらに行うことだ（平成30年度改定でとり入れられた）。そもそも回復が見込める患者に対して集中的にリハビリを実施すべきであり、だからこそこの病棟に価値がある。地域包括ケア病棟が普及した今日、特長をより際立たせることで、回復期リハ病棟の存在価値が明らかになるだろう。そうでなければ、リハビリは包括化の道を歩まざるを得ない。

　3つ目はリハビリテーション料の本体部分の報酬を下げ、その分の財源を体制評価やアウトカム評価に割り当てるなどの再検討を行うことだ。リハビリスタッフは他の医療職と違って原則的に夜勤がない。また、早期リハビリが有効だというならば365日体制は維持すべきだろう。365日体制で重篤な患者に集中的に対応する病院をより高く評価すべきで、そこから外れる場合に評価が低いことはやむを得ない。また、実施した単位数だけ報酬が支払われるという仕組みではなく、アウトカム評価を疾患別リハビリテーションにも組み込むことが必要ではないだろうか。

　リハビリは多額の設備投資は不要であり、マンパワーで患者のアウトカムを改善できるという点は素晴らしい。今こそ、量から質への評価に軸足を移すべ

きときである。そうではなければ、やがて不幸な未来がやってくる気がしてならない。

Chapter 2

2.6
総合入院体制加算の
ハードルを上げるべき理由

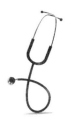

井上 貴裕

　2016年度の診療報酬改定では、総合入院体制加算の要件が変更された。各病院では総合的な体制に磨きを掛けようと取り組んでいることだろう。総合入院体制加算は下位の「加算3」でも、500床程度の病院なら1億円以上の報酬になり、前向きに届け出を検討することが望ましいといえる。

　この加算の届け出は、2014年7月1日時点で「加算1」は5病院、「加算2」では278病院。1病院当たりの収入が最低1億-1.5億円で、その後も届け出病院も増えたとすれば、少なくとも300億円以上が投じられている計算になる。診療科を総合的にラインナップし、一定の機能を有する病院を評価する発想自体はあながち間違いではないが、財源不足の今日、あえてそれをする必要はあるのだろうか。

　「総合的な医療の提供」は、その病院が選んだ戦略だ。「総合的」であるために、新入院患者を獲得しやすいというメリットを既に享受しているはずで、追加的に評価が必要なのだろうか。この加算をすぐ廃止するのは現実的でないだろうから、まずは要件を厳格化し、ハードルを高くしてはどうだろうか。

　ここでは、「総合的」な体制を診療報酬で評価しても、機能分化の促進につながらない可能性について言及する。

1.「精神科病床を少しだけ持ちたい」の真意

　「精神病床を持ちたい。数は少なくていいから」と話す病院長が最近、多い。「少ない」とは5-10床程度を意味するようで、「総合入院体制加算1を取

れば、大きな真水の増収を得られる。そのためには精神病床が必要だ」という
ニュアンスを含んでいる。

　精神病床は、三次医療圏単位で整備されるので、申請するならば通常は都道
府県に掛け合うことになる。多くの地域では基準病床数を満たしているだろう
から、精神病床の新規整備は特例として認めてもらうしかない。病院長も「精
神科救急をするなら10床もあれば十分で、たくさんの病床数を持つことは不
採算につながりかねない」というが本当のところだろう。実際に精神病床の新
設が認められた事例は多数あるし、本当に地域で不足しているから充足するの
であれば望ましい。しかし多くは、総合入院体制加算で精神科救急が評価され
ていることが新設を求める理由だし、安易な増床は地域医療の"生態系"に影
響を及ぼすことすらあり得る。また、精神病床の許可を得ても、その少ない病
床で1看護単位になるであろうから、効率性が悪いことは言うまでもない。

　「総合的」であるためには、小児科の確保が必須だ。小児医療が充足し、過
剰となっている地域も多く、小児人口の減少に加え、罹患率の低下が見られ、
小児科病棟の稼働率が著しく低い病院も多いだろう。そならば、機能分化を進
め、小児科から撤退するという選択肢も一般的にはあり得るが、そこでまた総
合入院体制加算が邪魔をする。小児科を標榜しない限り、加算は届け出られな
いからだ。地域医療構想で機能分化を進めようとしても、「総合的」であるこ
とを評価され続ければ、病院も診療科の看板を下げられなくなる。精神科や稼
働率の低い小児科では採算確保が厳しいかもしれないが、総合入院体制加算に
伴う1億円以上の収入が減ることを考えれば、経営的には継続する方が理に
かなう。

2.「加算3」の地域包括ケア病棟は地域に貢献する

　総合入院体制加算を取得している医療機関では、原則として地域包括ケア病
棟を設置できない（2014年4月より前に届け出ていた場合を除く）。これが、
「総合入院体制加算を届け出る高度急性期病院は、地域完結型医療を提供せよ」

Chapter 2 診療報酬の実践対応

というメッセージだというなら納得がいく。ただ、総合入院体制加算3を届け出るような病院では、むしろ地域包括ケア病棟を持つ方が、患者の病態に合った病棟構成を実現できて、地域に不足する回復期機能の確保にもつながるはずだ。だが、総合入院体制加算の報酬が魅力的なため、そうした決断はここでも見送られてしまう。

総合入院体制加算をすぐ廃止することは政策的に現実的ではないだろう。しかし、ハードルを引き上げ、届け出できる病院数を大幅に減らしてはどうだろうか。そして、その分の財源を手術・処置の「休日・時間外・深夜加算」の充実や、医療従事者の働き方改革、高難度手術などへ振り向ける方が、地域の医療提供体制を補強する効果が大きいはずだ。

総合入院体制加算を取り下げるという選択は病院では取りにくく、病院経営者が加算を維持しようとするのは当然だと思うが、逆紹介患者が不足するからと「治癒」を乱発し（注）、調整するような病院も少なくないようだ。それを防ぐには体制を確保していることへの評価は極力なくすべきだろう。

> （注）総合入院体制加算の要件に「B009注7の包括診療報酬項目」と「転帰が治癒の退院患者」の合計が、直近1ヶ月の総退院患者数の4割以上を占めることが含まれる。安易に「治癒」を増やし算定している病院も少なくないとみられる。

病院の機能が「総合的」であることは、DPC/PDPSの機能評価係数Ⅱのうち、カバー率係数で評価されている。DPC評価分科会では、大学病院本院群・DPC特定病院群での効率性係数、複雑性係数、カバー率係数などの重み付けが検討され、2018年度改定では見送られることになった。仮に重み付けをするのであれば、カバー率係数は評価を軽くし、効率性係数を重くすべきだと私は考えている。「総合的」で多様な患者を診ることへの評価を高めれば、これまで述べてきたように機能分化は進まなくなる。むしろ、大学病院本院群・DPC特定病院群は総合性を有することが大前提なのだから、そこへの評価を軽くし、効率性係数の評価を高めた方が健全だろう。病床が多い大学病院本院群が本気で在院日数の短縮に励めば、日本の医療は大きく変わる。

Chapter 2

2.7
「高単価だから重症系ユニットに」は危険

井上 貴裕

　医療政策によって、急性期病院の在院日数は短縮され、結果として、重篤な入院患者の割合が高まっている。診療密度の高い患者の治癒を急性期病院が目指すのであれば当然の結果といえる。また、2014 年度改定で新設された地域包括ケア病棟が増加しているが、比較的状態が落ち着いた患者の転棟が増えれば、急性期病棟における重症患者の割合は結果的に高まっているはずだ。麻酔科医や外科医の不足のため、今後は手術施設の集約が進む可能性が高く、ハイリスク症例への手術適応の拡大も進むだろう。そうなれば、特に高度急性期病院には、さらに重症症例が集まってくるはずだ。

　このような状況で、重症患者は ICU などの集中治療室に集約するのか、あるいは各診療科に優先的に割り当てられた一般病床に分散させて診るのかは、病棟再編をする上で欠かせない視点だ。診療報酬の動向によって変わってくるが、集約型と分散型にはそれぞれメリット、デメリットがある。ここでは ICU などの重症系ユニットの機能を整理し、設置の適否について考えてみたい。さらに重症系ユニットを複数持つ病院による運用方法を考察し、最後には医療政策における論点に触れたい。

1. ICU などの重症系ユニットを設置すべきか

　特定集中治療室管理料やハイケアユニット入院医療管理料などは高単価で、多くの急性期病院が届け出ている。地域医療支援病院には、集中治療室の整備が求められているし、「スタッフのモチベーションアップ」を理由にこれらを

107

届け出る病院もある。

　ただ、小さなユニットは効率が悪く、運用方法を見直すべきケースも多い。そもそも稼働率が低いことも多く、ICU に入室してもその日のうちに一般病棟に移れば、特定入院料は算定できないルールだ。高単価であっても、必ずしも経済性に優れているとは言い切れない。また、ICU では医師の常時配置と看護師の常時 2 対 1 配置が求められるため、稼働率の低下防止は重要な課題だ。そのような中、あり得ない軽症症例を多数入室させている病院もいまだに見られる。

　一方で、その診療科が対応に慣れている病棟であれば、運用はスムーズだし、担当医を呼べばすぐに来てくれる。それが一般病棟であれば、「重要度、医療・看護必要度」（以下、看護必要度）が高まる。ただ、人工呼吸器などを装着した患者を院内に分散させるのは医療安全上のリスクがあるため、現場からも「やはり集約すべきだ」という声が出てくる。

　重症の患者を空間的に集約することと、ICU などの特定入院料を届け出ることでは当然意味が異なる。一般病棟でも、看護師を傾斜配置すれば、ICU などと同様の効果を得ることは可能だし、医師や看護師の配置要件が緩和されれば柔軟な対応が可能だし、特定入院料を取れないとしても、メリットはあるだろう。

　ただ、集約にも課題がある。1 つ目が物理的・構造的な問題で、ICU などの設置に適する場所が院内にあるかが問題になる。2 つ目は、特定入院料を届け出るならば、一般病棟の看護必要度は下落する。この点は ICU などでの在室日数の適正化が重要になる。そして、3 つ目が担当医の配置だ。これが最も重要で、集中治療医の確保に悩む病院も多いだろう。さらに、集中治療医と各診療科の役割分担や協力関係をうまく築けるかという微妙な問題もある。

　結局、自院に照らし合わせて集約型か分散型を選ぶしかないが、単価だけで特定入院料にこだわり過ぎるのは禁物だ。また、ICU を一般病棟に戻すような場合、抵抗勢力が相当数出てくるはずだ。そのような場合には、部分最適ではなく、全体最適の視点を優先し、客観的なデータに基づいて議論しながら、

2.7 「高単価だから重症系ユニットに」は危険

最後はトップダウンでの意思決定が必要になる。

2. 重症系ユニットの構成をどう考えるか

　重症系ユニットを複数有している高度急性期病院もよく目にする。例えば、救命救急入院料を届け出ており、さらに特定集中治療室管理料や脳卒中ケアユニット入院医療管理料を届け出ている場合、患者の振分けには多様な選択肢がある。それは医療の質や経済性にも影響を及ぼす。

　このような病院の場合、救命救急入院料を届け出るいわゆる「ER-ICU」などは緊急入院患者が対象となる。重篤な緊急入院患者はこの治療室が優先して受け入れる。ただし、SCU もあることから、脳卒中くも膜下出血など重篤な患者のみを ER-ICU で受け入れ、その他は SCU に入室させる。特定集中治療室管理料を届け出る ICU では、定時手術の術後や院内急変の患者を受け入れる。このようなパターンが多いのではないか。これは診療報酬も考慮した運用でもあり、点数の多寡によって入室場所を振り分ける現実的な選択といえる。

　ただし、2014 年度診療報酬改定で「ICU 上位加算」（特定集中治療室管理料 1・2）が評価され、従来よりも 1 日当たり約 4,000 点以上引き上げられた。救命救急入院料 2・4 よりも「ICU 上位加算」の点数が高く設定されたため、一気に ICU の利用が増えた。

　また、ER-ICU と ICU が"地続き"で、これらを 1 ユニットとして届け出ている病院もある。例えば、ER-ICU6 床、ICU6 床で、壁を取り払えば 12 床を 1 つのユニットとして運用できれば、看護単位も一単位で勤務表を組みやすくなり、医師も 1 人で済むという「ウルトラ C」が可能だ。

　診療報酬を重視したこのようなアプローチが有効に機能すれば、収入は最大化されるが、医療の質が高いとは限らない。同じような症状の患者に対し、それぞれのユニットで異なる治療が行われていれば、アウトカムに差が生じるかもしれない。さらに、特定集中治療室管理料を届出る ICU では、ER-ICU のように緊急入院患者の受入れのために病床を空けておく所が少なかったり、次

109

Chapter 2　診療報酬の実践対応

の定時術後患者の入室まで、意図的に在室日数を延長したりするケースもある。

　このような弊害を防ぐため、患者の病態によるユニットの使い分けも考えられる。多発外傷などの緊急入院には ER-ICU を使い、特定集中治療室管理料を届け出ているユニットを CCU として利用し、SCU をすべての重篤な脳卒中専用病棟に利用するといった振分けも可能である。ユニットの機能を分ければ、担当医としては "自分の城" を築けるので、使い心地はいいだろう。また、他領域に遠慮せず、堂々と患者を入室させられるという意味でも稼働率が上がりやすい面もある。

　一方で、くも膜下出血の患者が来たときに SCU が満床で、CCU や ER-ICU に空床があっても、そこを借りるのに大きな壁があったりする。このような場合、脳神経外科などが、自分たちが確保している一般病棟のベッドを選ぶのだろうが、その場合、診療の質が落ちる可能性があり、診療報酬も下がる。

　重症系ユニットの使い方は病院によって異なるし、様々な活用方法が考えられる。医療政策の動向を踏まえるのは当然としても、先を読むにも限界がある。また、「単価が高いから」と過剰な設備投資をすれば、大きな負債を残すかもしれない。「将来もニーズがあるから」と、集中治療室を広げ、重装備の投資をしても、それに見合うリターンを期待できるような病院は多くないだろう。

　全体最適の視点を常に持ち、自院のあるべき姿を考えることが望ましい。そして、重症系ユニットをうまくコントロールできるバランス感覚に優れた司令塔の養成が欠かせない。

　最後に医療政策の面では、特定集中治療室管理料、救命救急入院料、ハイケアユニット入院医療管理料、脳卒中ケアユニット入院医療管理料など、ばらばらになっている報酬体系を再整理し、使い勝手がよくなる制度設計を期待したい。特定集中治療室管理料、救命救急入院料、ハイケアユニット入院医療管理料などを一本化するなど、各ユニットが 1 つになれるように後押ししてほしい。

110

2.8
EFファイルと看護必要度の整合性を図る条件

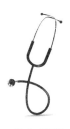

井上 貴裕

　中央社会保険医療協議会（中医協）の「入院医療等の調査・評価分科会」などでは「重症度、医療・看護必要度」（看護必要度）の測定を簡便化するためにEFファイルを活用することが検討され導入された。看護師はベッドサイドでやるべき仕事が多く、負担軽減のためにEFファイルを用いることは間違った発想ではないし、推進すべきである。しかし、EFファイルが単なる診療報酬行為明細情報であるならば、難しい問題をはらんでいる。なおかつ、DPC/PDPSの対象病院にはさらに困難な問題がある。

　ここではEFファイルをどう考えるかを取り上げていきたい

1. 医療提供の実態を明らかにする趣旨で入力する病院も

　EFファイルには出来高換算明細情報が記載されており、DPC対象病院であろうと出来高算定病院であろうと、同じ基準で作成されることが前提とされている。さらに、現場の実態がここに反映されているという幻想もある。わが国の入院医療の診療報酬は、出来高から包括へと移行してきたが、EFファイルは出来高の時代の発想で作成することが前提となっているように思える。

　実際、2017年度の「DPC導入の影響評価に係る調査」実施説明資料には、「DPC対象病院におけるEファイル、Fファイルは医科点数表に準じて計算した点数（出来高換算した点数）にて作成すること」との記載がある。

　ただ、各医療機関の解釈は様々であり、単純ではない。出来高算定ルールに則ってDPCデータを作成している医療機関もあれば、医療提供の実態を明ら

かにする趣旨でデータを作成している所もある。多くは前者だと考えられるが、既に出来高時代を知らない医事課職員も少なくないし、包括範囲でそもそも出来高算定できないものを適切に算定しているのかといった疑問もある。包括範囲であれば査定されることはなく、出来高算定ルールとは異なるオーダーが行われ、そのデータが電子カルテ上で消去されていないことも少なくない。

　一方で、後者の医療提供の実態を明らかにする趣旨の場合、出来高算定ルールとは逸脱しても、医療提供の実態を残したいという発想に基づいて行われている。出来高算定ルールでは「14日以内は算定可能」などの制約もあるが、それすら無視し、包括範囲でデータ入力を行う医療機関がある。DPCデータが出来高換算ルールに則るという原則を前提とすれば、後者はルール違反とも考えられる。しかし、DPCという貴重なデータベースでは、出来高算定ルールではなく、実態に応じて医療行為を入力しなければ、正確な状況はわからないし、臨床研究などでも支障を来す恐れがある。だからこそ、すべてを入力しようとする病院があることも理解できる。

2. DPC特定病院群病院によるSPO2実施率から見えてくるもの

　図表2.8.1はDPC特定病院群病院による入院延べ患者に対する経皮的動脈血酸素飽和度（SPO2）測定の実施率を表したもので、8％から62％まで幅がある。在院日数の長短や、疾患構成による影響も無視できない。しかし、DPC特定病院群は全体として在院日数が短いため、在院日数だけでは説明がつかない。そもそも、入院延べ患者に対する算定率が60％以上だということは、診療科を問わずほとんど算定していることを意味する。これらの中には特殊な専門病院は含まれておらず、いわゆる総合病院の集まりであることからすると、これだけの差があることに違和感がある。

　このような差異が生じる理由は、出来高換算ルールに則るか、医療提供の実

図表 2.8.1　入院延べ患者に占める経皮的動脈血酸素飽和度測定の実施率　Ⅱ群病院間の比較

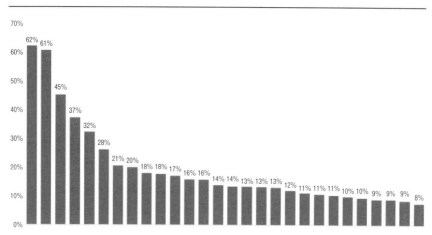

態に応じたデータを提出しているかに求められる。出来高換算ルールでは、図表 2.8.2 のように、SPO2 の測定に加え、酸素吸入があることが前提である。サチュレーションの評価を行う患者は多いが、酸素吸入を行う症例はせいぜい 10 〜 20 ％だろう。算定率が高い病院は、酸素吸入を行わない症例にも加算を算定していることが予想される。また、入院期間が長くなった症例についてもすべて算定しているだろう。

　このような差異が生じる理由は DPC 特定病院群の実績要件、診療密度とも関係している。診療密度は DPC 特定病院群になる上でハードルが高い要件なのは周知の事実である。診療密度は、1 日当たり包括範囲出来高平均点数で評価され、医療資源投入量が多く、在院日数が短いことが評価対象である。DPC 特定病院群の診療密度が高いのは在院日数が短いことは当然としても、医療資源投入量の多寡が問われている。医療資源投入量が多いことが重症患者を診ているとは限らない。血液内科などの患者割合が多ければ、診療密度はおのずと高くなり、診療科の構成も影響する。患者構成を補正しているとはいえ、その影響は無視できないだろう。もちろん、DPC 特定病院群で入院中の

Chapter 2 診療報酬の実践対応

図表 2.8.2

（1）経皮的動脈血酸素飽和度測定は、次のいずれかに該当する患者に対して行った場合に算定する。

ア．呼吸不全もしくは循環不全または術後の患者であって、酸素吸入もしくは突発性難聴に対する酸素療法を現に行っているものまたは酸素吸入もしくは突発性難聴に対する酸素療法を行う必要があるもの

イ．静脈麻酔、硬膜外麻酔または脊椎麻酔を実施中の患者に行った場合
　なお、閉鎖式全身麻酔を実施した際に L008 マスクまたは気管内挿管による閉鎖循環式全身麻酔を算定した日と同一日には算定できない。

（2）C103 在宅酸素療法指導管理料を算定している患者（これに係る在宅療養指導管理材料加算のみを算定している者を含み、医療型短期入所サービス費または医療型特定短期入所サービス費を算定している短期入所中のものを除く）については、経皮的動脈血酸素飽和度測定の費用は算定できない。

注　人工呼吸と同時に行った経皮的動脈血酸素飽和度の費用は、人工呼吸の所定点数に含まれるものとする。

無駄な検査などの医療資源投入が行われていることは否定できず、その点は是正すべきである。

　DPC 特定病院群、あるいはそれを目指す病院が在院日数の短縮に励んでいるのは事実で、この方向性は間違っていない。ただし、医療資源投入は患者構成によって変わる。だとしたら、出来高算定ルールとは異なる解釈で、データを作成する病院が出てきても不思議ではない。そもそも包括範囲であれば査定されないし、「間違っている」とのレッテルも張られない。

　このように、包括範囲の出来高算定ルールは病院によって解釈が様々である。このような EF ファイルを用いて、患者の重症度や医療必要度を測定することが妥当かは今一度議論が必要だと感じる。

　出来高で算定できる診療報酬ルールと DPC/PDPS における実態、そして看護必要度の関係についていま一度、詳細な議論を進めるべきだと感じる。看護

2.8 EF ファイルと看護必要度の整合性を図る条件

必要度は看護師たちが日々真剣にデータを収集しており、実態を最も反映する可能性が高いものの、一定の漏れなどはあるだろう。より精査した上で、仕組みを変えていってはどうだろうか。少なくともそうでなければ、EF ファイルと看護必要度の整合性を図ることは難しい。

Chapter 2

2.9
疾患別の ICU 入室率に病院間格差、看過できるか

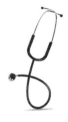

井上 貴裕

1. 2016 年度診療報酬改定における変更点

　医療費抑制という環境下で、高単価の治療室である ICU は目立ちやすいためか、厳格化が進んでいる。2014 年度診療報酬改定では、ICU 上位加算が評価されたことに加え（現・特定集中治療室管理料 1・2）、重症度、医療・看護必要度（以下、看護必要度）に関しても、従来は「A 項目 3 点以上または B 項目 3 点以上」だった基準が、「A 項目 3 点以上かつ B 項目 3 点以上」と、「or」から「and」に変わった。さらに、2016 年度診療報酬改定では A 項目の重み付けをした上で、基準値が「3 点以上」から「4 点以上」とし、受入れ割合の基準値は「90 ％以上」から「80 ％以上」に引き下げられた。
　集中治療は高度急性期病院にとって重要な機能であり、高単価で医療費がかさむからといって、すべてが否定されるものではない。むしろ初期に医療資源を大量に投入することによって、在院日数短縮につながるかもしれないし、そうであってほしい。
　しかし、ICU の利用状況には病院間の格差があり、すべての病院が適正使用をしているとは言い難い。ここではあまり知られていない疾患別 ICU 入室率と在室日数などの実態に迫り、これからの ICU の在り方を提言する。

2.9 疾患別の ICU 入室率に病院間格差、看過できるか

図表 2.9.1　特定集中治療室管理料　重症度、医療・看護必要度の評価票の見直し

特定集中治療室管理料
重症度、医療・看護必要度の評価票の見直し

A モニタリングおよび処置等	0点	1点	2点
1 心電図モニター	なし	あり	
2 輸液ポンプの管理	なし	あり	
3 シリンジポンプの管理	なし	あり	
4 動脈圧測定（動脈ライン）	なし		あり
5 中心静脈圧測定（中心静脈ライン）	なし		あり
6 人工呼吸器の装着	なし		あり
7 輸血や血液製剤の管理	なし		あり
8 肺動脈圧測定（スワンガンツカテーテル）	なし		あり
9 特別な治療法等	なし		あり

【重症者の定義】

A得点が3点 以上かつ B得点が3点 以上の患者	→	A得点が4点 以上かつ B得点が3点 以上の患者

・心電図モニター、輸液ポンプ、シリンジポンプは
　1点のまま据え置き、他は2点
・A項目3点以上→4点以上

B 患者の状況等	0点	1点	2点
10 寝返り	できる	何かにつかまればできる	できない
11 移乗	できる	見守り・一部介助が必要	できない
12 口腔清潔	できる	できない	
13 食事摂取	介助なし	一部介助	全介助
14 衣服の着脱	介助なし	一部介助	全介助
15 危険行動	ない		ある
16 診療・療養上の指示が通じる	はい	いいえ	

改定前	改定後
【特定集中治療室管理料1及び2】 特定集中治療室用の「重症度、医療・看護必要度」の基準 を満たす患者を9割以上入院させていること。	【特定集中治療室管理料1及び2】 特定集中治療室用の「重症度、医療・看護必要度」の基準 を満たす患者を8割以上入院させていること。
【特定集中治療室管理料3及び4】 特定集中治療室用の「重症度、医療・看護必要度」の基準 を満たす患者を8割以上入院させていること。	【特定集中治療室管理料3及び4】 特定集中治療室用の「重症度、医療・看護必要度」の基準 を満たす患者を7割以上入院させていること。

2. 疾患別 ICU 入室率と在室日数

　図表 2.9.2 は疾患別の ICU 入室率と在室日数、件数を示したものであり、14 年 10 月 − 16 年 9 月を対象に集計している。「予定入院、手術あり症例」のみ を抽出し、いわゆる定時手術後の ICU 入室状況を見ている。

　ここから心臓外科の術後は ICU 入室が多いことがわかる。また、消化器外 科系疾患に比べ ICU 入室日数も長い傾向が見られる。それだけ侵襲性が高く、 重症症例で要観察状態にあるということだろう。病院によっては、「ICU ＝循 環器専門病棟」のような運用も多く、名称を CCU（Coronary Care Unit）と するケースも存在する。図表 2.9.3 は狭心症や心室瘤切除術等の ICU 入室率を 病院ごとに見たもので、なんと 0 ％の病院が存在する。狭心症の心臓外科手

117

Chapter 2 診療報酬の実践対応

図表 2.9.2 疾患別の ICU 入室率、在院日数、件数

傷病名＋手術名	ICU 入室率	在室日数	件数
狭心症　心室瘤切除術等	76 %	2.9	2,290
弁膜症　ロス手術等	66 %	3.6	3,840
食道の悪性腫瘍　食道悪性腫瘍手術　頸部、胸部、腹部の操作によるもの等	65 %	3.7	1,097
非破裂性大動脈瘤　手術あり	44 %	2.1	4,683
肝、肝内胆管の悪性腫瘍　肝切除術　部分切除等	36 %	1.6	3,071
肺の悪性腫瘍　手術あり	30 %	1.2	14,163
膵臓、脾臓の腫瘍　膵頭部腫瘍切除術　血行再建を伴う腫瘍切除術の場合等	19 %	1.8	2,035
胃の悪性腫瘍　胃切除術　悪性腫瘍手術等	8 %	1.5	5,027
結腸の悪性腫瘍　結腸切除術　全切除、亜全切除又は悪性腫瘍手術等	5 %	1.8	9,108

術であれば、全症例が入室してもおかしくなさそうだが、ICU が満床だったのかもしれない。

　それ以外にもこのデータには限界も存在する。今回の分析では、ICU で特定集中治療室管理料を算定した患者を対象としているため、救命救急入院料 2 あるいは 4 を届け出ており、特定集中治療室管理料を有しない病院が右の 0 ％になっている。また、一部ではあるが、ハイケアユニット入院医療管理料に入室している症例も散見された。データの限界はあるものの、全体的にいえば心臓外科手術と ICU に親和性があることは間違いないだろう。

　一方で、通常は一般病棟で管理すると考えられる胃や結腸の悪性腫瘍の定時手術後の患者でも ICU への入室が一定程度存在する。もちろん、患者の状態によっては集中治療が必要なこともあるだろうが、**図表 2.9.4**、**図表 2.9.5** の病院ごとの ICU 入室率を見ると、100 ％の病院が存在している。ただし、結腸の悪性腫瘍は 16 年 10 月以降、ICU の基準の厳格化に伴い入室症例が減少し

2.9 疾患別のICU入室率に病院間格差、看過できるか

図表2.9.3 狭心症 ICU入室率

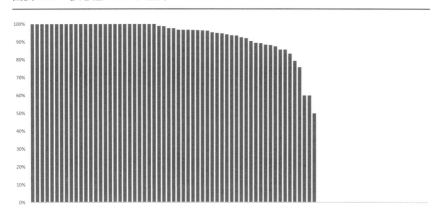

図表2.9.4 胃の悪性腫瘍 胃切除術 悪性腫瘍手術等 ICU入室率

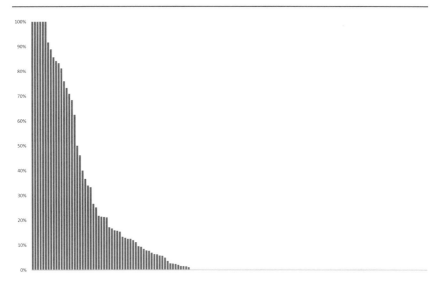

119

図表 2.9.5 　結腸の悪性腫瘍　結腸切除術　全切除、亜全切除又は悪性腫瘍手術等
（ICU 入室率）

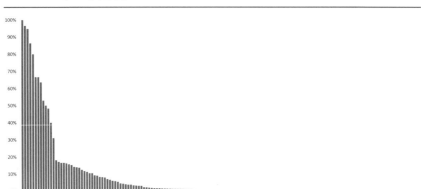

ているのは事実だ。ルールの変更に伴って各病院が使い方を変えたことを意味し、適正使用に近づいているのだろう。

3. 医療機関群による違い、看護必要度の実態

　上記の胃と結腸の悪性腫瘍について、医療機関群別に診療実態が異なるかどうかを見たのが図表 2.9.6 だ。ここから、Ⅰ・Ⅱ群は入室率が低いが、在室日数は長くなっているのがわかる。Ⅰ・Ⅱ群の方が重症患者は多いように考えられるが、入室率が低いのは、心臓外科などの重症例で ICU を埋めているためだろう。一方で、Ⅰ・Ⅱ群で ICU の在室日数が長いのは、軽症患者を一般病棟で管理していることが関係している。つまり、入室率が低いことの裏返しである。

　さらに、胃の悪性腫瘍の患者を、16 年 10 月以降（改定の経過措置期間後）も高率で入室させる病院の看護必要度の状況を調べた（図表 2.9.7）。A 項目は平均 4.7 点、B 項目は平均 5.9 点で、「A 項目 4 点以上、かつ B 項目 3 点以上」の基準はすべての症例で満たしていた。

2.9 疾患別のICU入室率に病院間格差、看過できるか

図表2.9.6　胃と結腸の悪性腫瘍における医療機関群別の診療実態

胃の悪性腫瘍　胃切除　悪性腫瘍手術等の
ICU入室率、在院日数、件数

医療機関群	ICU入室率	在室日数	件数
Ⅰ・Ⅱ群	5%	1.9	2,428
Ⅲ群等	11%	1.4	2,599

結腸の悪性腫瘍　結腸切除術　全切除　亜切除または
悪性腫瘍手術等のICU入室率、在院日数、件数

医療機関群	ICU入室率	在室日数	件数
Ⅰ・Ⅱ群	3%	2.1	3,883
Ⅲ群等	7%	1.7	5,225

図表2.9.7　胃の悪性腫瘍　胃切除　悪性腫瘍手術等のICU入室率が高い病院における「重症度、医療・看護必要度」の状況

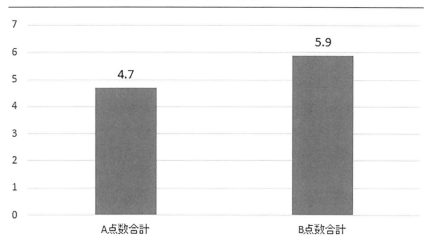

Chapter 2 診療報酬の実践対応

図表 2.9.8 胃の悪性腫瘍 胃切除術 悪性腫瘍手術等 ICU入室患者の平均得点

A項目	平均得点
ICU A1 心電図	1.0
ICU A2 輸液ポンプ	1.0
ICU A3 動脈	2.0
ICU A4 シリンジ	0.4
ICU A5 中心静脈	0.1
ICU A6 人工呼吸	0.0
ICU A7 輸血	0.1
ICU A8 肺動脈	0.0
ICU A9 特殊治療	0.0

B項目	平均得点
B1 寝返り	1.9
B2 移乗	0.9
B3 口腔清潔	0.9
B4 食事摂取	0.1
B5 衣服の着脱	1.8
B6 指示通じる	0.1
B7 危険行動	0.1

　さらに内訳を見ると、A項目は心電図モニター、輸液ポンプ、動脈圧の測定が全症例利用され、シリンジポンプは平均0.4点で、4割の症例で利用されているという結果だった（**図表2.9.8**）。B項目では、寝返りと衣服の着脱でポイントが高い傾向があったが、ICUなのでそれほど問題になる要素はないだろう。

　ICUについては、動脈圧の測定がポイントだろう。16年度診療報酬改定で動脈圧の測定は2点とされたこともあり、手術室でAラインを抜かずにICUまで装着してくる症例が増加している可能性はある。患者ごとの重症度などの要因や医師による判断基準が異なるため、ICUレベルの治療の必要性を画一的に評価するのは容易ではないが、今後、ICUでの看護必要度の評価が再び議論の焦点となるだろう。2018年度改定で生理学的指標であるSOFAスコアが求められたのはその第一歩だと考えられる。

4. 定時手術後のICU入室についてのこれから

　ICUは原則として入室14日目まで算定が可能で、定時手術後の患者でも、次の入室がない限り、空床にするよりは埋めておいた方が経済的にはプラスになる。1日約10万円の治療室だから、経営陣は「稼働率を高めよ」と指示したくなることもあるだろう。だからといって、Aラインを留置したままの対応が医療の質の観点でよいとは言えない。理想とする医療を提供できない集中治療医たちが失望してICUから去ってしまうかもしれない。

　提案だが、術後患者については、まず1入室の定額払いとし、早期退出のインセンティブを設けてはどうだろうか。ICUを有効活用することは、医療の質だけでなく経済性の観点からも重要であるからこそ、集中治療医があるべき姿を追求できるよう制度としての後押しを期待したい。

Chapter 2

2.10
10年目の医師事務作業補助体制加算のこれから

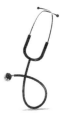

井上 貴裕

　医師の働き方改革の必要性が叫ばれる今日、医師事務作業補助体制加算は今後も病院勤務医の負担軽減に向けて期待を集めることだろう。医師がプロフェッショナリズムを快く発揮するためにも、院内の役割分担を進め、医師にしかできない仕事に医師が集中することは望ましい。図表2.10.1 に示すように、この加算の届け出病院数は増加を続けてきた。近年は頭打ちになってきたものの、2016年度診療報酬改定では、特定機能病院にも加算1の届け出を容認したことから、さらなる増加があった。出来高算定のケースでは入院初日に、DPC/PDPSでは機能評価係数Ⅰとして人件費部分の一定割合が支払われることから、雇用促進に貢献したことも事実だろう。

　加算の効果は検証済みで、マクロ的に見れば果たした役割は大きい。しかし、個別の医療機関では「報酬が付いているから配置しているだけ」といったケースも少なくない。もちろん担当者のマインドやスキルによるところもあり、だからこそ一定の研修が求められている。ただ、新設から10年目で、成熟した加算であるからこそ、これからの継続や発展のためにいま一度考えなければならない事項も存在すると感じている。

　ここでは、医師事務作業補助体制加算のこれからのあり方について私見を交えて取り上げる。

図表 2.10.1　医師事務作業補助体制加算の届け出病院数

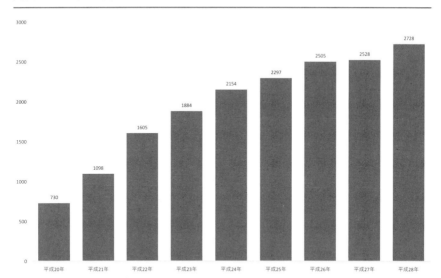

中医協　主な施設基準の届出状況を基に作成。各年7月1日現在

1. 現場の実態に合うように、制度自体の弾力化を検討してはどうか

　加算の対象業務は医師の指示の下に行い診断書などの文書作成の補助、診療録への代行入力、医療の質向上に資する事務作業、行政上の業務に限定されている。医師以外の職種の指示の下に行う業務をはじめ、診療報酬の請求事務、窓口・受付業務、医療機関の経営・運営のためのデータ収集業務、看護業務の補助、物品搬送業務などは対象とされていない。勤務医の負担軽減を目的とした規定であれば妥当な基準だといえる。ただ、このような基準の存在によって、病院運営に支障が生じることもあり得る。
　「医師の指示の下」という縛りによって、医師事務作業補助者と他の職種との間にコミュニケーションギャップが生じるケースがある。ギャップが生じる

のには個人の資質も関係するが、事務員でありながら、一般の事務職員と隔たりがあることも少なくなく、他の事務職員に比べて時間外業務が少ないことなどもギャップを助長しているのかもしれない（病院や担当診療科によるが）。

　医師事務作業補助者はいったん配属されるとその道のプロフェッショナルとしてのキャリアパスを歩む傾向が強い。医師も慣れ親しんだ担当者であれば、あうんの呼吸で業務を進められるので好都合だ。外来業務など、もはや医師事務作業補助者がいなければ進まないというケースもあるだろう。ただ、それが本当に良いことなのかは考えさせられる点も多い。診断書などの作成能力に乏しい若手医師の話も聞く。

　「医師の指示」が拡大解釈されることもある。医師の個人的な振込みなどを頻繁に依頼していたり（個人として一定の関わりは否定できないかもしれないが）、院長秘書も医師事務作業補助者であったりと、違和感があるケースも少なくない。院長は医師だからその指示のもとに動いていると言えばそれまでではあるのだが。

　医師事務作業補助者を外来に配置する病院が多いが、加算1では、勤務時間のうち8割以上を「病棟または外来で」業務することと定められている。ただ、病棟に配置するとなると、看護師や他のスタッフもステーションにいるため、「他の職種の指示は聞きません」というわけにはいかないだろう。だからこそ病棟配置は難しい。

　さらに、診療報酬の請求事務は禁止されているが、医師が行った診療行為を、医師事務作業補助者が実態に応じて適切に算定するため、代行入力をすることもあるだろう。請求事務と代行入力の境界線を明確にできない部分もあり、線引きは容易ではない。

　また、医療の質を向上するための業務と病院経営・運営に関する業務には重複する点もある。ただ、経営企画の職員などが、「医療の質向上のための業務だから」と拡大解釈し、医師事務作業補助者に自分たちの仕事を手伝わせているケースも散見される。このような"不適正事例"が続けば、この加算は不幸な未来を辿るかもしれない。ただ、より現場の実態に合うように、制度自体の

弾力化を検討してはどうか。「これだけやってよい」「あれはやってはいけない」の状況では円滑に業務をできず、医師事務作業補助者が持っているスキルを引き出せないのではないだろうか。

2. 定期的なローテーションと事務職員としてのキャリアパス

医師事務作業補助者の全般的な評価は、外科系医師からは高評価な一方で、内科系医師からは不満が多く、存在意義に疑問符がつくこともあるようだ。病院としては配置を考えることが望ましいし、医療政策的には点数に濃淡を付けるような誘導もあり得るかもしれない。

では、医師事務作業補助者をどのように活用することがよいのだろうか。私は定期的なローテーションを行いながら、事務職員としてのキャリアパスを考えるべきだと考えている。医師事務作業補助者として採用され、何十年もその業務だけ、といった職員もいずれ出てくるだろう。ある意味達人になるが、その職員が医事課や別の部署を経験すれば、現場の第一線を熟知しているがゆえに部署異動によって得られる効果も多いはずだ。それを可能とするためにも診療情報管理士の取得を推奨するなど、専門性に磨きをかけてはどうだろうか。診療報酬で義務化するのは容易ではないが、何らかのインセンティブがあってもよいと感じる。

医師事務作業補助体制加算は2008年度診療報酬改定で評価され、10年目を迎えた。病院にとって大切な職種であるからこそ、その在り方についていま一度議論すべき時が来ている。

Chapter 2

2.11
「再診の外来患者に依存しない」決意が必要

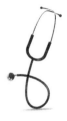

井上 貴裕

1. なぜ逆紹介が必要なのか

　医療政策では、急性期病院は入院医療に特化し、専門外来に徹することが求められている。高額医療機器を有する病院ならば、一般外来は地域の医療機関に任せ、外来でも診療密度が高い医療提供を中心に行うことはあるべき姿といえるだろう。

　「外来があるから午前中の手術枠が埋められない」などはもっての外で、そのためにも積極的な逆紹介が求められている。また、外来がパンクするほど混雑すれば、院内のオペレーションにも支障を来し、効率性にも優れないだろう。曜日にもよるだろうが、午前中の外来患者比率が高過ぎると、採血などの待ち時間が増え、患者の負担や不満につながるだけでなく、検査部門などのコメディカルスタッフもピークタイムに合わせて採用せざるを得ない。月曜の午前中などは本当に忙しいけれど、週末や夕方にはかなり余裕がある病院もあるだろう。他の業務などとの絡みや診療科の特性もあるが、外来患者の「午後比率」を高める視点も大切だ。患者数が多い部長外来などを午後枠に据えれば、待ち時間を短縮できるかもしれない。

　高度急性期病院の多くでは専門医が外来を担当するが、専門分化した今日の医療では、専門以外の領域を見落とすリスクもある。顔の見える関係を築ける診療所などに一般外来をお任せする方が、患者にとってもメリットがあるのではないか。働き方改革が叫ばれる今日、当直の次に負担が大きいといわれる外

2.11 「再診の外来患者に依存しない」決意が必要

来のスリム化は急務である。ここでは急性期病院に求められる外来診療機能について取り上げる。

2. 千葉大学医学部附属病院の事例から見える課題

千葉大学医学部附属病院では、外来診療単価が順調に増加し、外来診療収入の伸びは入院以上だ**図表 2.11.1**。ただ、これは高額な薬剤の増加によるもので、薬価差益もそれほど期待できない現状では、収支ベースでは採算が良いとは必ずしもいえない。もちろん採算が悪くても実施すべき医療はあるが、病状が安定しているにもかかわらず、大学病院を「かかりつけ」と称する患者も多数いる。

図表 2.11.2 は、初・再診別の外来診療単価の分布であり、再診患者では5,000 円未満が 40 ％程度を占めている。術後等のフォローアップなどもあるため、単価が低い患者が一定程度を占めるのはやむを得ないが、積極的に逆紹介をすべきなのはこの部分だろう。一方で、初診については手間がかかり、検査や画像診断などの実施率も高いため、単価が低い患者は少ない。仮に初診で紹介状を持参した患者が、結果として濃厚な治療をせず単価が低かったとしても、やむを得ないと考えるべきである。

当院の経営戦略では、逆紹介率 100 ％を目標に掲げている。しかし、実態は**図表 2.11.3** の通りで目標とは大きく乖離している。逆紹介率の目標を100 ％に設定しているのは、初診患者が 100 人来たら地域に 100 人を戻し、強固な連携関係を築きたいという思いからだ。もちろん、逆紹介できない重篤な患者がいることは承知しているが、それを言い訳にしてばかりでは前に進まない。逆紹介率は分母が初診に当たるため、初診患者が増加しているかといえば必ずしもそうではなく、逆紹介が足りない状況だ（**図表 2.11.4**）。

そもそも当院は「平均通院日数」が他の DPC 特定病院群などの高度急性期病院と比較して著しく多く、再診患者がとても多い（**図表 2.11.5**）。これには2016 年度診療報酬改定で設けられた長期処方に関する規定を考慮し、病態が

129

Chapter 2　診療報酬の実践対応

図表 2.11.1　千葉大学医学部附属病院　外来診療単価の推移

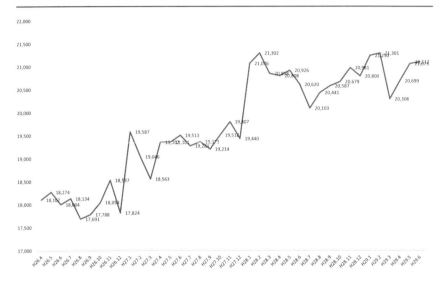

図表 2.11.2　千葉大学医学部附属病院　外来診療単価の分布

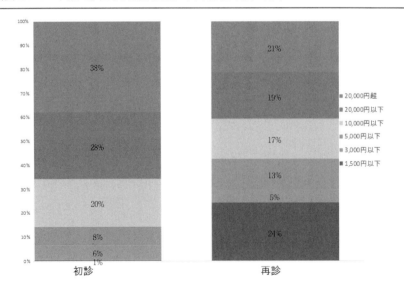

2.11 「再診の外来患者に依存しない」決意が必要

図表 2.11.3　千葉大学医学部附属病院　紹介率・逆紹介率の推移

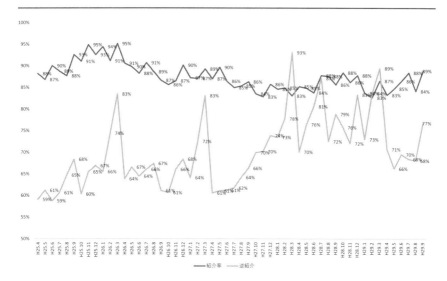

図表 2.11.4　千葉大学医学部附属病院　初診料算定数及び逆紹介件数の状況

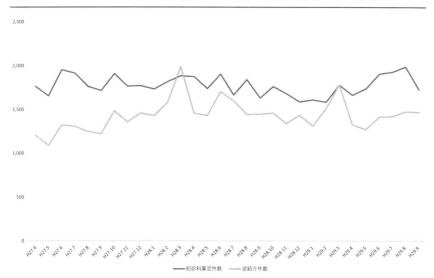

図表 2.11.5 平均通院日数

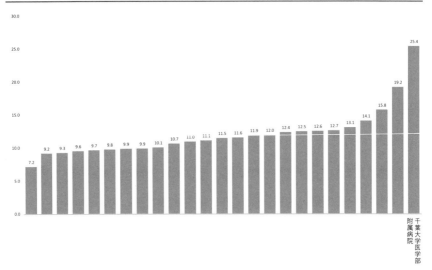

平均通院日数とは、初診患者が何回外来通院するかを見たものであり、外来延べ患者数÷初診患者数で計算する。

安定している長期処方の患者を積極的に逆紹介していく必要がある（図表2.11.6）。現状は「大きなかかりつけ病院」のような特性もあり、診療密度が低い再診の外来患者が一定程度を占めている。ただ、長期処方も、循環器内科のように逆紹介を積極的に推進する診療科では、他院と比較するとそれほどの割合ではないことも判明しており、院内へのさらなる周知が必要と考えている（図表2.11.7）。

なお、初診患者については、外来来院日から1月以内に入院する割合が比較的高いのに対し（図表2.11.8）、平均通院日数が長く、再来患者が多過ぎるためか、再診外来患者の入院率は低く、さらなる逆紹介が必要と考える（図表2.11.9）。

2.11 「再診の外来患者に依存しない」決意が必要

図表 2.11.6　長期処方患者の割合

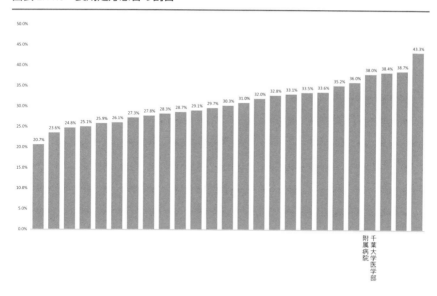

図表 2.11.7　長期処方患者の割合　循環器内科

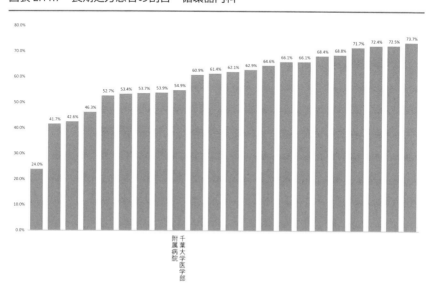

Chapter 2 診療報酬の実践対応

図表 2.11.8　初診　外来患者通院後 30 日以内の入院率

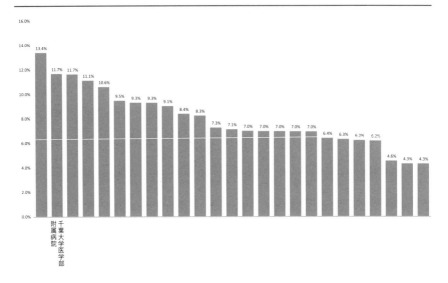

図表 2.11.9　再診　外来患者通院後 30 日以内の入院率

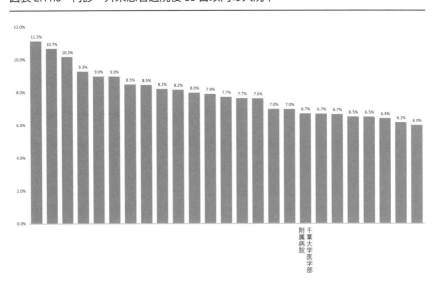

3. 「紹介状なし定額負担」よりも大切なこと

　紹介状なしの患者から選定療養費として定額負担の徴収を義務付ける仕組みの対象を、特定機能病院及び400床以上の地域医療支援病院から拡大することになったが、本当に大切なのは、初診ではなく再診患者をどう考えるかである。

　初診ならば選定療養費は徴収できるだろうが、再診患者は難しい。再診の選定療養費制度（2,500円以上）もあるが、実際に金額を徴収するケースは極めてまれだ。再診患者については、「患者の病状が安定している場合その他当該保険医療機関以外の病院または診療所に紹介することが適当と認めたときは、他の病院または診療所に対し文書による紹介を行う旨の申し出を行うものとし、当該申し出を行ったにもかかわらず患者が受診した場合には、選定療養費が徴収できる」とされている。ただ、逆紹介をするためには患者の同意が必要で、「この病院にかかっていたい」という気持ちをむげに断ることは、医療政策で求められているものの容易ではないことも多い。

　さらに、病院では病態が安定している患者であれば長期処方を行うのが一般的だが、診療所では来院頻度が多いケースもあり、結果として患者の肉体的・経済的負担が大きくなる可能性もある。

　外来機能の分化を推進することは容易ではないが、急性期病院がパフォーマンスを最大化するためには避けられないテーマである。マクロの視点では、国にはさらなる患者教育をお願いしたい。そして、個々の医療機関には「再診の外来患者に依存することはない」という決意を固め、診療密度が高い外来患者に注力し、地域の中で適切な役割を果たせるよう、苦悩しつつも、前進していくことが求められている。

2.12
救命救急入院料1・3とSCU、看護必要度基準の整合性とは

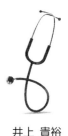

井上 貴裕

1. ICU等の主な施設基準に関する議論

「2017年度第11回入院医療等の調査・評価分科会」では、救命救急入院料などの施設基準に関する議論が行われた。現行制度では、一般病棟だけでなく、ICUなどの重症系ユニットでも、「重症度、医療・看護必要度」(看護必要度)の基準値が設定されている。特に重症系ユニットでは重症者を入室させることが大前提だが、「何の基準もないのに高い報酬が設定されていて不平等だ」という声があるのも事実だ。具体的には、救命救急入院料1・3と脳卒中ケアユニット入院医療管理料のことだが、看護必要度の制約がなく、比較的軽症な患者を入室させ、高い報酬を得ている医療機関も散見されるようだ。

救命救急入院料1・3の届け出には、救命救急センターの指定を受ける必要があるが、その承認状況は都道府県で格差があるのも事実だ。また、脳卒中ケアユニット入院医療管理料は、神経内科あるいは脳神経外科を5年以上経験した専任の医師が原則として24時間院内にいることが前提で、この領域で体制を整えた病院でなければ厳しい(図表2.12.1)。いずれも体制が整った中核病院には、高い報酬が設定されているが、入室要件は比較的緩やかという現実もある。

ここでは、救命救急入院料1・3及び脳卒中ケアユニット入院医療管理料の意義を踏まえつつ、今後の医療政策で考えられる方向性について整理したい。

2.12　救命救急入院料1・3とSCU、看護必要度基準の整合性とは

図表 2.12.1　救命救急入院料等の主な施設基準

救命救急入院料等の主な施設基準

		点数	主な施設基準	看護配置	必要度	その他
救急救命入院料	入院料1	～3日 9,869点 ～7日 8,929点 ～14日 7,623点	・専任の医師が常時勤務 ・手術に必要な麻酔科医等との連絡体制	4対1	－	救命救急センターを有していること
	入院料2	～3日 11,393点 ～7日 10,318点 ～14日 9,046点	・救急救命料1の基準を満たす ・特定集中治療室管理料1又は3の基準を満たす	2対1	ICU用7割	
	入院料3	～3日 9,869点 ～7日 8,929点 ～14日 8,030点	・救急救命料1の基準を満たす ・広範囲熱傷治療を行うにふさわしい設備・医師	4対1	－	
	入院料4	～3日 11,393点 ～7日 10,318点 ～14日 9,046点	・救急救命料2の基準を満たす ・広範囲熱傷治療を行うにふさわしい設備・医師	2対1	ICU用7割	
特定集中治療室管理料	管理料1	～7日 13,650点 ～14日 12,126点	・専任の医師が常時勤務(うち2人がICU経験5年以上) ・専任の臨床工学技士が常時院内に勤務 ・クリーンバイオルームであること	2対1	ICU用8割	
	管理料2	～7日 13,650点 ～14日 12,126点	・特定集中治療室管理料1の基準を満たす ・広範囲熱傷治療を行うにふさわしい設備・医師		ICU用8割	
	管理料3	～7日 9,361点 ～14日 7,837点	・専任の医師が常時勤務 ・クリーンバイオルームであること		ICU用7割	
	管理料4	～7日 9,361点 ～14日 7,837点	・特定集中治療室管理料1の基準を満たす ・広範囲熱傷治療を行うにふさわしい設備・医師		ICU用7割	
ハイケアユニット入院医療管理料	管理料1	6,584点	・専任の医師が常時勤務	4対1	HCU用8割	
	管理料2	4,084点		5対1	HCU用6割	
脳卒中ケアユニット入院医療管理料		5,084点	・神経内科・脳外科5年以上の専任の医師が常時勤務 ・常勤の理学療法士又は作業療法士が配置	3対1	－	脳梗塞、脳出血、くも膜下出血が8割以上

平成29年度第11回入院医療等の調査・評価分科会資料より

2. 救命救急入院料1・3で基準値を設定すべきか

　救命救急入院料1・3に関しては以前、実質7対1程度の看護配置の医療機関があったが、2012年度診療報酬改定では常時4対1に設定された。ハイケアユニット入院医療管理料との整合性を図ったことになる。ただ厳格化されたとはいえ、救命救急センターの承認を受ける最大のメリットは救命救急入院料の届け出にある。入院期間にもよるが、1日約10万円の報酬も可能であり、なおかつ看護必要度の制約がない。

　救命救急入院料1・3の院内での呼称は病院によって様々で、「救急病棟」や「ER-HCU」などが多いだろう。「救急病棟」と呼ぶ病院の場合、夜間の緊

137

Chapter 2　診療報酬の実践対応

図表 2.12.2　特定集中治療室等の重症度、医療・看護必要度

特定集中治療室等の重症度、医療・看護必要度

○ 各治療室を、特定集中治療室用、ハイケアユニット用、一般病棟用の重症度、医療・看護必要度の評価票にて評価したところ、重症度、医療・看護必要度の該当患者割合要件のない救命救急入院料1・3は、救命救急入院料2・4及びハイケアユニットと入院医療管理比べて該当患者割合が低いが、7対1一般病棟に比べ、該当患者割合が高い。

＜各基準の該当患者割合＞

特定集中治療室用、ハイケアユニット用、一般病棟用の重症度、医療・看護必要度の全項目について該当するかどうかを調査し、各基準に基づき該当患者割合を集計

	特定集中治療室管理料	救命救急入院料2・4	救命救急入院料1・3	ハイケアユニット入院医療管理料	脳卒中ケアユニット入院医療管理料	(参考)7対1一般病棟入院基本料
特定集中治療室管理料の基準	89.1%	84.7%	23.7%	33.7%	8.0%	1.2%
ハイケアユニット入院医療管理料の基準	92.6%	93.1%	48.8%	88.0%	31.5%	4.3%
7対1一般病棟入院基本料の基準	95.6%	94.3%	65.4%	84.0%	55.6%	28.5%

※ 背景色の箇所は、重症度、医療・看護必要度の基準がある治療室

(対象とした患者数)

	特定集中治療室管理料	救命救急入院料2・4	救命救急入院料1・3	ハイケアユニット入院医療管理料	脳卒中ケアユニット入院医療管理料	(参考)7対1一般病棟入院基本料
特定集中治療室管理料の基準	117,173	1,517	3,303	6,152	1,441	5,178
ハイケアユニット入院医療管理料の基準	117,173	1,516	3,303	6,017	1,405	5,169
7対1一般病棟入院基本料の基準	118,580	1,502	3,266	5,825	1,400	5,167

(参考)　基準一覧

特定集中治療室管理料	A得点4点以上かつB得点3点以上の該当患者割合が、管理料1・2で80%以上、管理料3・4で70%以上
ハイケアユニット入院医療管理料	A得点3点以上かつB得点4点上の該当患者割合が、管理料1で80%以上、管理料2で60%以上
7対1一般病棟入院基本料	A得点2点以上かつB得点3点以上、又はA得点3点以上の該当患者割合が、25%以上

出典:保険局医療課調べ(重症度、医療・看護必要度等に関する調査)

平成29年度第11回入院医療等の調査・評価分科会資料より

急入院では、ほぼ全例を当該病棟で対応するだろう。だとすれば、比較的軽症な緊急入院患者も受け入れていることになる。このような患者に対し、救命救急入院料を算定しているかは、病院によってばらつきがあるだろうが、ほぼすべての症例で算定している病院もある（地域によっては査定されているという現実もあるが）。

　一方、「ER-HCU」と呼ぶ病院では、さすがに「High Care Unit」なので、一般的に入室基準が厳しくなる。ただ、看護必要度については、特定集中治療室管理料の基準では23.7 %、ハイケアユニット入院医療管理料の基準で評価しても48.8 %しか該当患者がいない（図表2.12.2）。つまり、軽い患者に対して高い報酬を請求している可能性がある。

　救命救急センターを持たない病院では、ハイケアユニット入院医療管理料の

届け出が多いだろうが、救命救急入院料1・3は同じ常時4対1の看護師配置なのに、点数が高い上に、なおかつ看護必要度に関して何の制約もないのでは、整合性が取れてないという疑問はその通りだろう。ただし、救命救急センターでは、地域でそれなりの割合の救急患者を受け入れているのが一般的で、仮に基準値を課すと、救急患者の受入れや入院率は変わる。軽症な患者であれば、地域の一般病院で診るべきだが、それができない地域で、救急のたらい回しや崩壊が起こらないように配慮する必要はあるだろう。

16年度診療報酬改定では、救命救急入院料2・4については、当該入院料を算定した患者に対して看護必要度を満たす割合が7割以上という基準から、看護必要度の基準を満たす患者を7割以上入院させる治療室であるというルールに変更された。救命救急入院料1・3にも基準を設けることは、ハイケアユニット入院医療管理料との整合性を考えれば妥当だと思うが、だとすれば、算定した患者に対して一定割合というルールに戻すのがよいだろう。そうすれば、救急医療が崩壊することはないし、各病院が救命救急入院料の適切な算定を心がけることだろう。

3. 脳卒中ケアユニット入院医療管理料ではどうか

脳卒中ケアユニット入院医療管理料は、診療報酬で既に評価され、脳卒中ガイドラインでも「グレードA」と強く推奨されている。しかしながら、このエビデンスは主に欧州からの輸入に基づいており、わが国独自の根拠としては欠ける面もあった。そこで、私は13年にSCUの有効性に関する検証を行い、アメリカ心臓協会（AHA）のStrokeに論文が掲載された。あらゆる角度から検証したところ、SCUを有する病院は脳卒中の死亡率に関して優れた診療実績を有していた（図表2.12.3）。これはSCUのような専門チームで提供する医療は、優れた診療実績につながることを意味する。一方で脳卒中ケアユニット入院医療管理料では、看護必要度の基準を満たす患者が少なく、SCUは軽い患者を入れているのではとの批判があるのも事実だ。実際、SCUでは患者要

図表 2.12.3　プロペンシティスコアマッチ後の患者群における SCU と一般病棟の死亡率

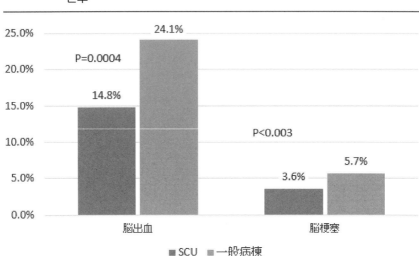

件について、脳卒中患者を 8 割以上受け入れることが求められているだけで、ラクナ梗塞などの軽い患者が入室していたり、入院時に JCS（Japan Coma Scale）などのグレードは問われていない現実もある。とはいえ、特定集中治療室管理料や救命救急入院料のような高額な金額設定ではなく、届け出病院数も限られているので、目立たない存在かもしれない。

　SCU の有効性についてはエビデンスに基づいて示されており、その存在意義を私は疑わないし、さらなる報酬増加もあり得るかもしれない。ただ、SCU を届け出ずに、救命救急入院料 1・3 の治療室に脳卒中患者を入室させれば、病院は増収になる。仮に救命救急センターの承認を受けていれば、最初に救命救急入院料 1・3 の治療室に入れ、14 日まで算定できる SCU を後方病床とするのが、病院の立場からすると経済的に合理的な運用となる。だとすれば、現行の SCU が低い点数設定も納得できる。

　一方で、救命救急センターの承認を受けない病院では、くも膜下出血のような重症症例であっても、SCU に入れることになるだろう（仮に ICU がないと

すれば)。やはり、これでは不平等感がぬぐえないし、医療費の抑制が進む環境下では考慮すべき論点だろう。

私は、特定集中治療室管理料、救命救急入院料などについて客観的なデータをそろえた上で、将来的に統合する方向性が望ましいと考えている。APACHE II や SOFA スコアなどの生理学的指標を反映した評価指標を用いて、重症系ユニットに適合する患者なのか、そのアウトカムはどうかをきちんと評価すべきだ。救命の場面で「どちらの報酬が高いから」「加算が取れるから」という理由で患者を振り分け、診療を行うべきではない。現場の医師が働きやすいように、そして重症者で医療資源投入量が多い患者を受け入れる病院に対し、適切な評価を期待したいものだ。

なお、2018 年度改定では救命救急入院料 1・3 について ICU 用の評価票での評価が、脳卒中ケアユニット入院医療管理料について一般病棟用での評価が義務付けられた。今後、データを集計して、これらの重症系ユニットのあり方が議論されることになる。

Chapter 2

2.13
短期滞在手術等基本料 3 が DPC に戻る意味

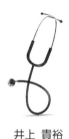

井上 貴裕

1. 2018 年度改定　短期滞在手術等基本料 3 の扱い

　2018 年度診療報酬改定では、DPC 対象病院では、短期滞在手術等基本料 3（以下、「短手 3」）を DPC/PDPS の包括評価の対象に戻すことになった。

　DPC/PDPS では、傷病名と手術の有無などによって診断群分類が決定され、一定症例があり、在院日数及びコストのバラつきが大きくなく、変動係数が低いものは 1 日当たりの包括評価の対象となるのが原則だ。

　「短手 3」という 1 日当たり包括払いとのダブルスタンダードはわかりにくいとの指摘もあり、原則に戻る方向性はあるべき姿ともいえる。出来高算定病院には、引き続き「短手 3」が適用されるが、DPC 対象病院では、入院初日に多くの報酬を支払う「点数設定方式 D」（以下、D 方式）に設定される。今回改定を受け、わが国の急性期医療の方向性として「1 入院包括払い」という方向性は明確に否定されたと捉えるべきかもしれない。今回の変更を残念とみる向きもあるだろうが、「短手 3」の対象が極めて限られており、外来で実施できる白内障手術症例などを、あえて日帰り入院にし、増収を狙う医療機関が散見される中、妥当な判断だと考えている。

　ここでは、「短手 3」が DPC/PDPS に戻ってくることで点数設定、医療機関別係数や「重症度、医療・看護必要度」（看護必要度）にどのような影響が生じるのかを予想していく。

2. D 方式として予想される点数設定、係数がつくことの意味

DPC 対象病院に関して、「短手 3」が D 方式で設定されると、医療機関別係数が掛け合わされることを意味する。「短手 3」では、入院基本料等によらず、1 入院包括点数は同じ設定だったが、今後 DPC 対象病院は除外される。そうであれば、包括点数は低めに設定されると覚悟する必要があるし、実際の医療資源投入量を考えれば、当然ともいえる。「短手 3」の対象症例の多くは外来化できることを考えれば、なおさらその方向性はうなずける。

今回の評価は医療機関別係数の多寡にも影響するだろう。効率性係数や複雑性係数など包括評価の対象症例だけに限定されているものが、白内障やポリペクも評価に加わるだろう。また、診療密度なども変わり、医療機関群にも影響があるかもしれない。ただ、今まで「短手 3」だけが DPC/PDPS の評価から外れていたこと自体が不思議なのであって、決して間違った方向性ではない。全国でも症例数が多い狭心症 CAG は D 方式の設定だが、「短手 3」の対象ではない。それによって、循環器系疾患の患者割合が多ければ、複雑性係数でゼロという評価を受けることもあったはずだ。「短手 3」に入るか、D 方式での設定になるかで、大きな違いが生じている現実もあった。様々な背景の中で制度設定が行われ、短期的には整合性がとれない項目もあるかもしれないが、中長期的にはあるべき姿に近づいていくと考えられる。

3. 看護必要度の計算に入れるべきか

今回の変更を受け、最大の論点は白内障やポリペクを看護必要度の対象とするかどうかだ。現行制度では「短手 3」は、平均在院日数のカウントにも看護必要度の対象にも含めていない。平均在院日数については短期症例が入れば、施設基準届け出上の実績が短くなるだろう。一方で看護必要度は下落するはずだ。特に白内障入院手術症例が多い病院には、激震となる恐れもある。

図表 2.13.1　白内障手術患者に占める入院患者割合

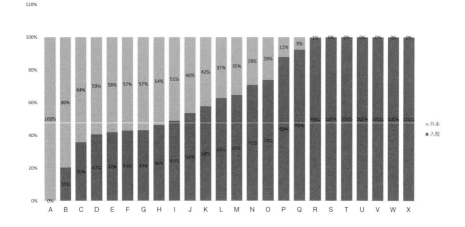

　ただ、私は看護必要度の対象に含まれると予想していた。そもそもそれが原則論だが、実際には見送られた。DPC 対象病院とそれ以外でダブルスタンダードになってしまうことも問題であったかもしれない。

　もちろん、激変緩和や現場の混乱を避けるため、看護必要度には入れないでほしいと期待する声はあるだろう。しかし、なぜ「短手3」だけが対象外になるのか、論拠は何に基づくものだろうか。白内障などの患者も 7 対 1 等の急性期病床に入院し、病棟で看護師が対応している。短期症例は入退院が激しく、高回転なので忙しいという面もあるが、そもそも看護必要度が極めて低い病棟で、7 対 1 の看護師配置が必要なのか考える必要がある。

　「短手3」の対象症例は今後、さらに外来化が進むと考えている。仮に私が予想するように DPC/PDPS の点数が引き下げられ、看護必要度の対象に含まれるとすればその勢いは止まらないだろう。DPC 対象病院が増加することで、外来化学療法の件数が増大したのと似た現象が起こるとみている。

　図表 2.13.1 はⅠ・Ⅱ群などの高度急性期病院における白内障手術患者の入院外来割合で、ほぼ 100 ％外来の病院もある。高齢化が進み、合併症を有する

患者で診療所では手に負えない症例を大学病院本院群及び DPC 特定病院群で対応しているのだろう。中には入院が不可欠な症例もあるだろうが、外来でも相当程度は対応可能ではないか。外来で可能なことは外来で済ませるのは、医療資源の効率的利用という点で不可欠である。

　今回の変更で短期手術などの外来化へのさらなるインセンティブとなり、あるべき姿に近づくことを期待したい。

Chapter 2

2.14
ガイドラインに基づく適切なPCIが求められる

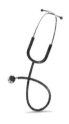

井上 貴裕

1. 2018年度改定における議論

　中央社会保険医療協議会の2017年11月29日の総会では、安定冠動脈疾患に待機的に実施するPCIは、原則として術前の検査などで機能的虚血の存在を確認することを算定要件にすることが話し合われた。

　ガイドラインでも虚血がないことが証明されている患者に対し、PCIの適応はないとされているが、虚血検査の施行率は37.8％と報告され（図表2.14.1）、血管造影で75％以上の狭窄があると判断されても、精査してみると46.4％の病変で虚血を認めなかったという（図表2.14.2）。血管造影の結果だけではなく、機能的虚血を評価すると、薬物療法に変更される症例が56.7％あったという報告もある（図表2.14.3）。これは裏を返せば、適切性基準から逸脱したPCIが実施されていることを意味する。国も2018年度診療報酬改定を機に、不適切なPCIを減らす狙いがあるのだろう。高額な費用を要するPCIがかえって患者の予後を悪くしているなら、改めるのは当然だろう。

　わが国の人口10万人当たりのPCI/CABG比率は、2000年の時点で米国の5.6倍と非常に高い値だったが、これは患者の状態だけでなく、日本の循環器内科医の技術が優れ、情熱にあふれていることに加え、国民皆保険や高額療養費などの制度があり、そして診療報酬を通じた政策の影響が考えられる。

　2018年度改定前の診療報酬では、経皮的冠動脈形成術などは、一方向から造影して75％以上の狭窄病変が存在することが算定要件とされていたが、

2.14 ガイドラインに基づく適切なPCIが求められる

図表 2.14.1 安定冠動脈疾患に対する PCI 施行前の虚血検査の実施状況

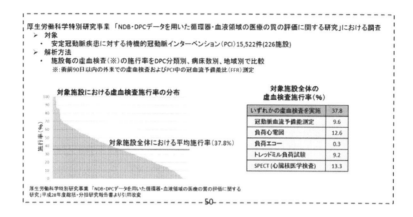

図表 2.14.2 冠動脈狭窄病変における機能的虚血の存在

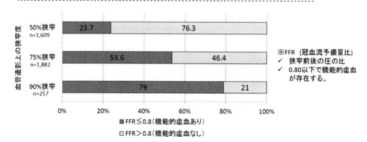

Chapter 2　診療報酬の実践対応

図表 2.14.3　機能的虚血の評価による治療方針の変更

機能的虚血の評価による治療方針の変更

○ 冠動脈造影による視覚的評価をもとにPCIを施行する方針であった狭窄病変に対して機能的虚血の評価を行った結果、56.7%が、保存的薬物治療に変更されたとの報告がある。

冠動脈血流予備能測定検査による虚血性心疾患の治療方針への影響

1．冠動脈造影後の視覚的評価をもとに、各狭窄病変に対する治療方針を選択
2．各狭窄病変に対して冠動脈血流予備能測定検査を実施
3．冠動脈血流予備能測定検査の結果を踏まえて、最終的な治療方針を選択

視覚的評価に基づく当初の治療方針	冠動脈血流予備能測定後の治療方針		
	薬物治療	PCI	CABG
薬物治療 N=1255	1010 (80.5%)	219 (17.5%)	26 (2.1%)
PCI N=2374	1347 (56.7%)	1011 (42.6%)	16 (0.7%)
CABG N=80	40 (50%)	10 (12.5%)	30 (37.5%)

Cardiovasc Interv Ther. 2015;30:12-21.　より引用改変

2018年度診療報酬改定で冠血流予備量比（FFR）測定などの評価が求められ、機能的虚血の存在を明らかにすることが盛り込まれることになった（**図表2.14.4**）。このことは、循環器領域における診療に大きな影響を及ぼす可能性があり、PCIが減少していくかもしれない。

2.14 ガイドラインに基づく適切な PCI が求められる

図表 2.14.4

2. 区分番号 K546 に掲げる経皮的冠動脈形成術及び区分番号 K549 に掲げる経皮的冠動脈ステント留置術のうち、安定冠動脈疾患に対して待機的に実施される場合について、原則として病変が機能的虚血の原因と確認されていることを算定要件とする。

改定前	改定後
【経皮的冠動脈形成術】 1 急性心筋梗塞に対するもの　32,000 点 2 不安定狭心症に対するもの　22,000 点 3 その他のもの　19,300 点 注 手術に伴う画像診断及び検査の費用は算定しない。 ［算定要件］ （新設）	【経皮的冠動脈形成術】 1 急性心筋梗塞に対するもの　32,000 点 2 不安定狭心症に対するもの　22,000 点 3 その他のもの　19,300 点 注 手術に伴う画像診断及び検査の費用は算定しない。 ［算定要件］ 　3 については、原則として以下のいずれかの病変に対して実施した場合に算定する。 ア 90％以上の狭窄病変 イ 患者の狭心症状の原因と考えられる狭窄病変 ウ 機能的虚血の評価のための検査を実施し、機能的虚血の原因病変と確認されている狭窄病変なお、診療録及び診療報酬明細書の摘要欄に、アからウまでのいずれかに該当する医学的根拠について記載すること。 　ただし、医学的な必要性からそれ以外の病変に対して実施する場合は、その詳細な理由を診療録及び診療報酬明細書の摘要欄に記載すること。 ※ K549 経皮的冠動脈ステント留置術についても同様

　ここでは、「Circulation Journal」に掲載された論文、「Regional Variation in the Use of Percutaneous Coronary Intervention in Japan.（日本における PCI 実施率の地域差）、井上貴裕他」の内容を紹介し、今後の方向性について言及する。

図表 2.14.5　2013 年度　都道府県別　人口 10 万人対 PCI の実施率

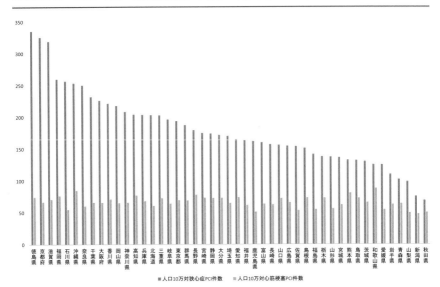

2. PCI 実施率の地域差

　医療には地域差があることが多くの先行研究で示されている。日本に限らず、諸外国でも同様だ。地域差研究では特に循環器領域を扱ったものが多く、経済力や医療保険制度なども影響している。過大あるいは過小な医療提供が地域差につながっていくが、医療の供給量が多い地域が、そうでない地域に比べて、質やアクセスにおいて勝っているわけではないし、さらにアウトカムや患者満足にも寄与しないことが既に指摘されている。

　図表 2.14.5 は、都道府県別の狭心症と急性心筋梗塞の人口 10 万人当たりの PCI 実施率を示している。PCI 実施患者のほとんどが 40 歳以上なので、国立社会保障・人口問題研究所が公表する 40 歳以上の人口を用い、PCI 件数は DPC 公表データの狭心症（050050）、急性心筋梗塞（050030）を集計した。

図表 2.14.6　急性心筋梗塞のPCI件数（人口10万人当たり）

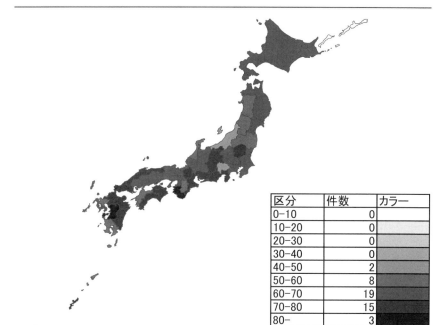

　急性心筋梗塞は都道府県の間でばらつきが小さいのに対し、狭心症の地域差倍率は非常に大きい。最小の秋田県と最大の徳島県では 4.9 倍の差がある。急性心筋梗塞はほとんどが急性疾患なのに対し、狭心症の8割は予定入院だ。他の領域も含め、救急患者の地域差はあまりないが、予定入院症例で地域差が大きくなるのは医療提供体制と関係しているからだ。図表 2.14.6 と 2.14.7 で見ると、急性心筋梗塞のPCI実施件数は全国でほぼ一様だが、狭心症については西日本で高く、「西高東低」の傾向が見られる。

　狭心症の地域差は、CAG実施率との相関が最も強く、次いで民間病院での実施率、日本循環器学会の研修施設数、CABG件数となっている（図表 2.14.8）。これはCAGを実施すればするほど、PCIが増加するという意味であり、それはCABGの件数が示すように患者が多いからかもしれない。あるい

図表 2.14.7 狭心症の PCI 実施件数（人口 10 万人当たり）

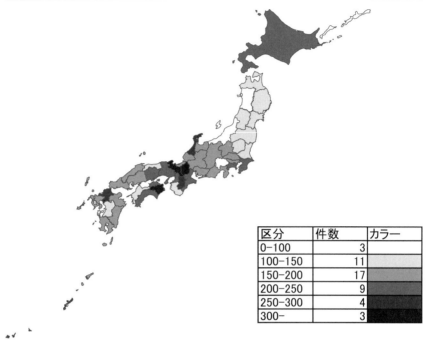

区分	件数	カラー
0-100	3	
100-150	11	
150-200	17	
200-250	9	
250-300	4	
300-	3	

は循環器学会研修施設との相関もみられるため、専門医が充実しているので、急性心筋梗塞のような救急疾患だけではなく、待機的な患者にも対応する余裕があるという見方もできるだろう。民間病院での実施率とも一定の相関があることから、経済的なインセンティブとの関連も否定できないだろう。

　実際にわが国で行われている PCI の 70–80 ％は安定冠動脈疾患が対象であり、待機的症例に対応するだけのマンパワーの差が地域差につながっている可能性は高い。もちろん、高額な治療であっても、適切に実施され、優れたアウトカムにつながっていればよい。しかしながら、血管造影の結果で適応があると判断された症例に PCI を実施するよりも、機能的虚血を認めた病変に対してのみ PCI を施行した群の方が、その後の心血管イベントが少ないという重

2.14 ガイドラインに基づく適切な PCI が求められる

図表 2.14.8 狭心症の地域差

変数	標準化係数	有意確立
人口当たり CAG 件数	0.507	0.000
人口当たり CABG 件数	0.215	0.042
人口当たり循環器学会研修施設数	0.221	0.045
人口当たり心臓血管外科認定修練施設数	0.001	0.995
民間病院での PCI 実施割合	0.292	0.004

$R^2 = 0.63$

図表 2.14.9 安定冠動脈疾患に対する機能的虚血の評価の必要性

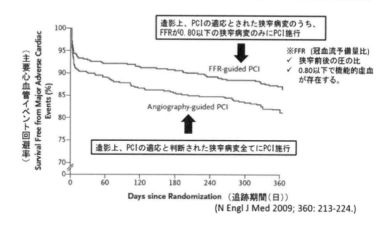

要な研究結果がある（図表 2.14.9）。だとしたら、今回改定の方向性は正しく、自然な流れといえる。

当該領域では、2007 年に COURAGE Trial の結果が報告され、低リスクの

図表 2.14.10　狭心症の受療率

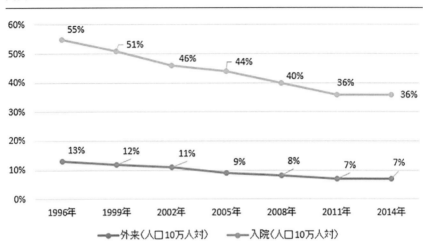

厚生労働省「患者調査」を基に作成

　安定狭心症患者について、適切な薬物療法を行うことで、PCI と予後が変わらないと指摘され、臨床医学界に大きな影響を与えた。その後、米国では PCI の実施が 10 – 20 ％減少したという報告がある。
　さらに、米国では年間約 60 万件の PCI が行われているが、そのコストが 120 億ドルを超え、公的医療保険である Medicare が不適切な PCI の存在を問題視している。
　今回改定で機能的虚血を精査することで、やはり 20 ％程度は PCI 症例数が減少するかもしれない。患者調査の結果を見ると、そもそも狭心症患者は減少傾向にある（図表 2.14.10）。これは、在院日数の短縮だけで説明するのは難しく、薬剤溶出性ステント（Drug Eluting Stents: DES）により、再狭窄が減少しているなど、様々な影響があるのだろう。
　PCI 症例が減少すれば、その技術を活かして末梢血管内治療（Endovascular Treatment）が増加するかもしれないし、頻脈性不整脈に対するカテーテルアブレーションに注力する病院も出てくるだろう。診療報酬は現場の行動に大き

な影響を与える"伝家の宝刀"でもある。中長期的にはあるべき姿に近づいていくだろうし、患者にとって最善の医療を提供するという視点が何よりも大切で、そのような方針に沿って治療する医療機関が高く評価されることは言うまでもない。

Chapter 2

2.15
「転院待ちで在院日数が延びる」を解消するには

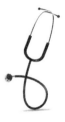

井上 貴裕

　在院日数の短縮は、急性期病院として高い評価を受ける上で必須の取組みだ。「重症度、医療・看護必要度」(看護必要度) や、DPC/PDPS における効率性係数などは、在院日数を短縮すれば評価が上がるが、医療政策でも強く後押ししている方向性だ。

　病床機能報告制度でも、高度急性期は診療密度が特に高い医療と定義されている。短期間で濃厚な治療を行い、早期退院へと導いて、優れたアウトカムを出す仕組みは重要だ。DPC 特定病院群の実績要件でも同様のことがいえる。ただ、取組みには限界があるという声も多く、「転院待ちで在院日数が長くなる」「そもそも転院先がない」といった主張が繰り広げられることも少なくない。

　ここでは、転院待ちで本当に在院日数が長くなるのか、そして転院患者の割合を医療機関別に見ながら、在院日数短縮のために何ができるのか、医療政策がどのように後押しすれば、機能分化が進むのかを考える。

1. 平均在院日数と効率性指数

　図表 2.15.1 は、高度急性期病院ごとの平均在院日数を退院先別に見た。自宅退院患者はおおむね 10 日程度だが、転院患者の在院日数は自宅退院に比べて 2-3 倍程度長い。つまり、しばしば指摘される"限界説"は事実という側面もあるだろう。ただ、図表 2.15.1 の A や D、そして F (後述する武蔵野赤十字病院) のように、転院患者でも在院日数がそれほど長くない病院もある。そ

図表 2.15.1　退院先別　平均在院日数

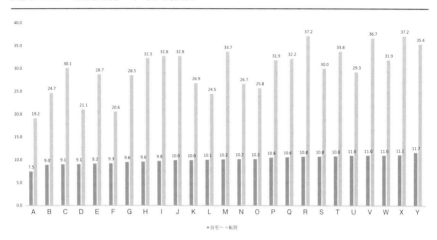

こからヒントを得れば、急性期の治療は終わっても転院待ちで入院しているというような状況を回避する手段があるのかもしれない。

　図表 2.15.2 は転院患者の割合と効率性指数を見たものだ。転院患者が多いから効率性指数が低く、在院日数が長いという傾向は見られない。全国データからは、様々な事情が見えてくるので、単に「転院」というくくりでは大き過ぎるのだろう。そこで、転院の状況を医療機関別に切り分けながら、さらに実態に迫りたい。

2. 病床規模別・年代別・医療機関別の退院先の状況

　図表 2.15.3 は病床規模別に退院先を見たものだ。大規模病院ほど、自宅退院の割合が高くなり、「その他」の割合が低い傾向にある。「その他」には介護施設や居住系施設、そして死亡退院などが含まれ、「その他」の割合と高齢者割合には、一定の相関があると考えられる（図表 2.15.4）。

　大規模病院で自宅退院割合が高いのは、家から入院し、家に帰ることができ

Chapter 2 診療報酬の実践対応

図表 2.15.2 転院患者の割合と効率性指数

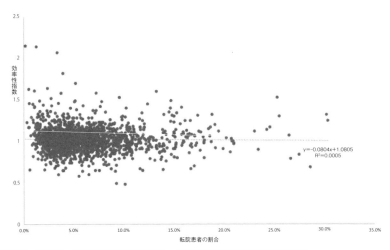

2016 年度　第 4 回　診療報酬調査専門組織・DPC 評価分科会資料を基に作成

図表 2.15.3 病床規模別　退院先の状況

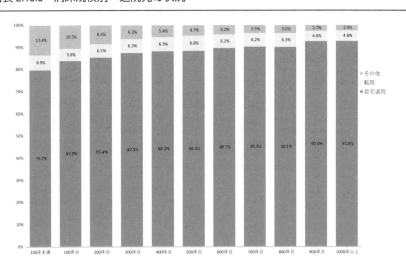

2016 年度　第 4 回　診療報酬調査専門組織・DPC 評価分科会資料を基に作成

158

2.15 「転院待ちで在院日数が延びる」を解消するには

図表 2.15.4　千葉大学医学部附属病院　年代別　退院先

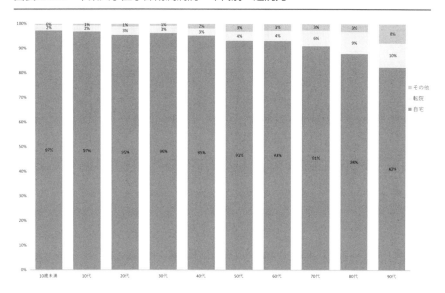

る世代の患者を中心に診ているためだろう。これに対して小規模病院では介護施設などからの緊急入院が多い。そもそも入院経路が自宅からではないので、自宅退院にカウントされない。介護施設からの高齢者の緊急入院が多くなれば、死亡退院も増加するだろう。現行制度でいずれが有利かといえば、自宅退院率が高い大規模病院ということになる。

図表 2.15.5 では医療機関群別に退院先を見た。Ⅰ・Ⅱ群病院は自宅退院率が高い傾向にあり、Ⅱ群病院は転院率が高い傾向が見られるが、これは連携に注力しているためだろう。診療密度が高い医療は、比較的若い世代の患者に提供され、それが退院先にも影響していることを意味している。ただし、同じⅡ群病院でも、転院率はばらつきが見られる（**図表 2.15.6**）。

Chapter 2 診療報酬の実践対応

図表 2.15.5　医療機関群別　退院先の状況

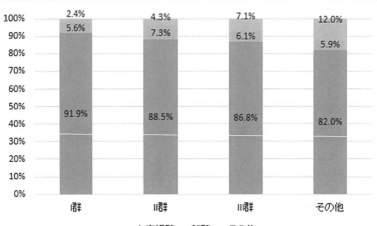

2016 年度　第 4 回　診療報酬調査専門組織・DPC 評価分科会資料を基に作成

図表 2.15.6　2015 年度　Ⅱ群病院　転院患者の割合

病院名	転院患者の割合	病院名	転院患者の割合	病院名	転院患者の割合
済生会熊本病院	25.5%	名古屋第二赤十字病院	8.9%	長岡中央総合病院	5.8%
NHO 熊本医療センター	24.6%	国立循環器病研究センター	8.3%	名古屋第一赤十字病院	5.8%
近森会近森病院	19.9%	手稲渓仁会病院	7.8%	東京医大八王子医療センター	5.7%
鹿児島共済会南風病院	17.0%	新潟県立新発田病院	7.8%	KKR 横須賀共済病院	5.7%
済生会福岡総合病院	15.0%	広島市民病院	7.8%	富山県立中央病院	5.4%
熊本赤十字病院	15.0%	神鋼記念病院	7.7%	天理よろづ相談所病院	5.0%
徳島県立中央病院	14.8%	NHO 仙台医療センター	7.7%	横浜市大市民総合医療センター	4.9%
高知医療センター	11.7%	岐阜県総合医療センター	7.6%	静岡県立総合病院	4.9%
岩手県立中央病院	11.1%	女子医大八千代医療センター	7.6%	聖路加国際病院	4.7%
山口県立総合医療センター	11.0%	諏訪赤十字病院	7.6%	日本赤十字社医療センター	4.6%
新古賀病院	10.4%	自治医大さいたま医療センター	7.6%	慈恵医大附属柏病院	4.5%
JCHO 徳山中央病院	10.4%	公立昭和病院	7.6%	済生会宇都宮病院	4.4%
多摩総合医療センター	10.3%	鳥取県立中央病院	7.4%	刈谷豊田総合病院	4.3%
武蔵野赤十字病院	10.2%	NHO 岡山医療センター	7.4%	千葉労災病院	4.1%
神戸市立中央市民病院	10.0%	新潟市民病院	7.2%	相模原協同病院	4.0%
順天堂大学附属静岡病院	9.7%	大阪警察病院	7.2%	千葉西総合病院	4.0%
名古屋市立東部医療センター	9.7%	京都第一赤十字病院	7.1%	聖隷浜松病院	4.0%
前橋赤十字病院	9.7%	済生会横浜市東部病院	7.0%	横浜市立市民病院	3.9%
青森県立中央病院	9.7%	関西労災病院	6.8%	亀田総合病院	3.9%
NHO 九州医療センター	9.6%	広島市立安佐市民病院	6.7%	安城更生病院	3.8%
仁愛会浦添総合病院	9.6%	さいたま赤十字病院	6.5%	湘南鎌倉総合病院	3.8%
NHO 高崎総合医療センター	9.4%	市立四日市病院	6.4%	NTT 東日本関東病院	3.7%
神戸赤十字病院	9.4%	海南病院	6.4%	北野病院	3.7%
NHO 災害医療センター	9.2%	兵庫県立尼崎総合医療センター	6.4%	独協医大越谷病院	3.5%
兵庫県立尼崎病院	9.2%	京都第二赤十字病院	6.3%	東邦大学医療センター大橋病院	3.5%
沖縄県立南部・こども医療センター	9.1%	聖隷三方原病院	6.2%	東京都立駒込病院	2.9%
NHO 岩国医療センター	9.1%	静岡市立静岡病院	6.2%	虎の門病院	2.4%
岸和田徳洲会病院	9.1%	帝京厚生病院	6.0%	国立がん研究センター中央病院	2.3%
倉敷中央病院	9.0%	埼玉医大総合医療センター	6.0%	がん研究会有明病院	1.6%
昭和大学藤が丘病院	9.0%	長野赤十字病院	5.9%	千葉県がんセンター	1.5%
JCHO 九州病院	9.0%	小牧市民病院	5.9%	大阪府立成人病センター	1.4%
和歌山医療センター	9.0%	静岡厚生病院	5.8%	静岡県立静岡がんセンター	1.0%
山梨県立中央病院	8.9%	大垣市民病院	5.8%		
伊勢赤十字病院	8.9%	船橋市立医療センター	5.8%		

図表 2.15.7 都道府県別 退院先の状況（DPC 病院）

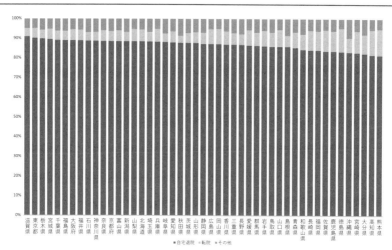

2016 年度 第 4 回 診療報酬調査専門組織・DPC 評価分科会資料を基に作成

3. 都道府県別退院先・転院先の状況

　図表 2.15.6 の転院率を見ると、熊本にある病院が上位を占めており、機能分化が進む地域ほど、転院が多いことを意味している。転院は受入れ側の問題があるため、地域の医療提供体制を整備することが重要な鍵を握る。さらに、図表 2.15.7、2.15.8 の都道府県別の退院先の状況を見ると、都道府県を集計単位としても、やはり熊本がトップに立ち、「機能分化の熊本」といわれるゆえんがうかがえる。

　ただ、転院が進んでいる熊本の病院ならではの悩みもあるだろう。2018 年度診療報酬改定で 7 対 1 入院基本料の在宅復帰率の要件が現行の 80 ％から 85 ％へ仮に引き上げられた場合、基準を満たせなくなる恐れも出てくる（実際、2018 年度改定では在宅復帰・病床機能連携率と名称こそ変更されたが引上げはなかった）。

Chapter 2 診療報酬の実践対応

図表 2.15.8　都道府県別　転院先の状況（DPC 病院）

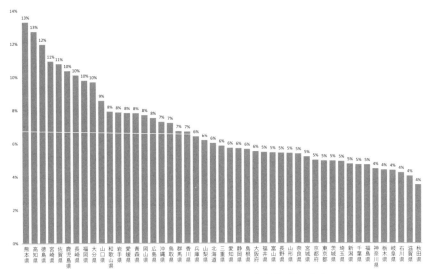

2016 年度　第 4 回　診療報酬調査専門組織・DPC 評価分科会資料を基に作成

図表 2.15.9　あるⅡ群病院の退院先

【平成29年度】

在宅復帰率		4月	5月	6月	7月	8月	9月	10月	11月
①	退院患者数	1,096	1,141	1,124	1,125	1,135	1,156	1,096	1,099
(再掲)	(1)在宅（自宅及び居住系介護施設等）	893	913	908	930	936	950	887	882
	(2)介護老人保健施設	0	0	0	0	0	0	0	0
	(3)うち、在宅強化型施設又は在宅復帰・在宅療養支援機能加算の届け出を行っている施設	0	0	0	0	0	0	0	0
	(4)有床診療所		2	4	4	1	6	7	2
	(5)うち、有床診療所在宅復帰機能強化加算又は有床診療所療養病床在宅復帰機能強化加算の届出を行っている施設		2	1	2	0	6	2	2
	(6)他院の療養病棟	8	8	15	8	8	4	6	5
	(7)うち、在宅復帰機能強化加算の届出を行っている病棟	1	2	4	5	4	2	2	1
	(8)他院の回復期リハビリテーション病棟	64	52	53	50	47	55	56	48
	(9)他院の地域包括ケア病棟又は病室	18	18	17	25	18	14	24	47
	(10)(6)～(9)を除く病院（主に急性期病棟）	113	148	127	108	125	127	116	115
②	自宅等に退院するものの割合（80％以上）((1)+(3)+(5)+(7)+(8)+(9))/①	89.1%	86.5%	87.5%	90.0%	88.5%	88.8%	88.6%	89.2%

※自宅に退院するものの割合が8割以上（小数点以下切り捨て（定期報告の「記載上の注意」による））であること。

2.15 「転院待ちで在院日数が延びる」を解消するには

図表 2.15.10　武蔵野赤十字病院　心不全手術なし　在院日数の状況

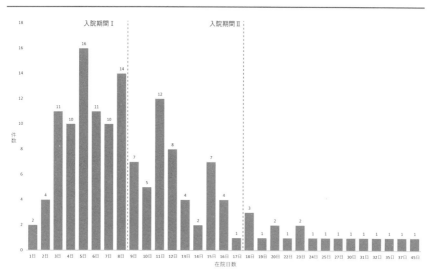

　図表 2.15.9 は、機能分化が進み、転院も多い地域にある A 病院（Ⅱ群）の退院先を集計したものだ。一般病棟が 10％以上を占めている。現行の在宅復帰率では、地域包括ケア病棟や回復期リハビリテーション病棟に転院した場合にはカウントされるが、一般病棟間の転院は対象外だ。ただ、短期の転院の場合、医療資源投入量が多くなり、7 対 1 などの急性期病棟でないと受け入れられないだろう。また、その方が点数が高く、受入れ側にも経済的なメリットがあるという現実がある。

　図表 2.15.10 のように、武蔵野赤十字病院では、心不全患者を入院から数日間で大量に転院させている。転院先はほぼ確実に一般病棟だが、それもやむを得ない。多くの病院にとって、「心不全患者を数日で転院させるのは無理だ」と諦めているかもしれないが、中核病院は地域の医療を育てていく使命があることも忘れてはならない。

4. 医療機関同士での協議、調整が必要

では、どうすればこのような問題を解決できるのか。

まずは正攻法として、連携医療機関同士で協議し、調整していくことだ。ただ、前述した超短期間での転院に関しては、地域包括ケア病棟や療養病棟では対応できないだろう。

だとしたら、制度としての何らかの後押しが欲しいところだ。

1つは、緊急入院で1週間以内に一般病棟間で転院した場合や、ICUなどの特定入院料を算定する治療室から他院の一般病棟へ転院する場合への配慮だ。もう1つはDPC/PDPSの点数を転院先でも引き継いではどうだろうか。

前述のような心不全の短期間での転院はDPC病院間で行われることがほとんどだ。同一医療機関では7日以内の再入院については、一連の入院と見なされるルールだが、他の医療機関に転院すると、転院先で入院期間Iからの報酬を受け取ることになる。これらの整合性を図ることで、転院先の後方病院が地域包括ケア病棟などを設置し、その病棟で転院患者を受け入れる仕組みの構築につながらないだろうか。

機能分化と連携には病院自らが率先して取り組むべきだが、制度によるバックアップで連携はより強固になるだろう。

2.16
外来化学療法の収益性

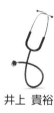

井上 貴裕

1. がん患者の外来受療

　外来におけるがん患者の受療率は増加しており、しばらくはこの傾向が続くものと予想される（図表 2.16.1）。一方で、がん患者の入院の受療率は頭打ちなことから、入院医療の外来化が進んでいることを意味している（図表 2.16.2）。特に外来化学療法加算を届け出る病院が増えており、DPC 対象病院は約 1,700 なので、かなりの程度まで普及してきた印象がある（図表 2.16.3）。DPC/PDPS の普及がこの外来化に拍車を掛けたことは間違いない。「DPC だから化学療法は外来で実施しないと持出しになる」といったことがあちこちで言われ、信じられているからだ。

　今まで入院で実施していたものを、外来化すれば空床ができ、より重症な患者が入院できるようになる。外来で実施可能な医療ならば、外来で行う方が患者にとって経済的にも、肉体的にも好都合だろうし、医療提供側もその方が楽だという側面があるだろう。入院させれば数々の書類作成が必要で、退院すればサマリーを作成しなければならない。しかも、入院すれば 24 時間体制での医療提供が必要であり、その人件費負担を考えれば、外来の方が収益性が高いという見方もあるかもしれない。ただ、人件費は固定費的な性格があるので、患者がいてもいなくても、病院は一定額を負担する必要が出てくる。在院日数の短縮や高齢化の進展で、新入院患者の獲得が困難となり、病床稼働率が下落してしまった病院も少なくないだろう。だとすると、経営陣は「もっと入院させろ」という号令をかけるかもしれないし、その気持ちもわからなくない。

Chapter 2 診療報酬の実践対応

図表 2.16.1 入院受療率（人口 10 万人対）の推移

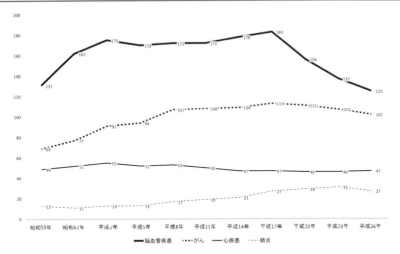

厚生労働省　患者調査を基に作成

図表 2.16.2 外来受療率（人口 10 万人対）の推移

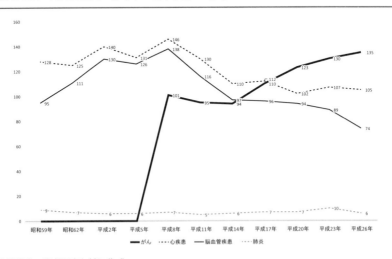

厚生労働省　患者調査を基に作成

図表 2.16.3 外来化学療法加算 届け出病院数

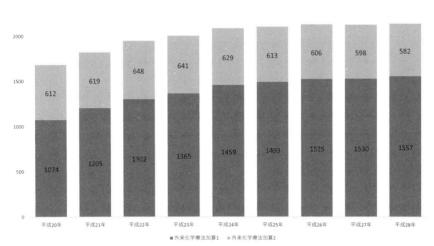

中央社会保険医療協議会「主な施設基準の届出状況等」を基に作成(各年7月1日時点)

　ここでは入院による化学療法は本当に赤字になるのか、つまり外来化学療法の収益性ついて、主要ながんに絞って検証し、今後の医療政策と病院経営のあり方を考えていく。

2. 外来より入院の方が増益につながるが…

　頻出する化学療法について、高機能急性期病院において、多剤併用で長時間に及ぶと予想されるレジメンを抽出し、外来と1日入院での費用(請求額実績)を抽出した。外来費用は、実績値から平均値を算出し、薬剤費は注射剤の費用とした。また、予想差額は、入院治療になった場合のDPC/PDPSでの請求額を想定し、1日入院のDPC請求額と、外来合計費用との差を算出している。1日入院とは1泊入院ではなく、日をまたがない日帰りを意味する。入院

Chapter 2　診療報酬の実践対応

図表 2.16.4　化学療法　外来治療と入院治療の場合の差額（1泊入院の場合）

診療科	レジメン	外来実績値		入院治療の場合							
		薬剤費	合計	がん種	DPC コード	期間 I	金額／日	期間 II	金額／日	2日入院	差額（2日）
婦人科	TP	51,437	58,930	子宮がん	12002xxx99x40x	1 日	178,250	2〜5 日	26,950	205,200	146,270
	TC	60,832	69,103	卵巣がん	120010xx99x50x	1 日	189,480	2〜4 日	26,950	216,430	147,327
	TC+Bmab	375,974	383,163	卵巣がん	120010xx99x70x	1〜2 日	306,100	3〜5 日	28,810	612,200	229,037
	TP+Bmab	409,476	414,236	子宮がん	出来高						-
	CPT11+GEM	30,179	38,491	卵巣がん	120010xx99x40x	1〜2 日	56,450	3〜4 日	42,490	112,900	74,409
乳腺・甲状腺外科	FEC	64,782	72,479	乳がん	090010xx99x40x	1 日	160,960	2〜4 日	26,950	187,910	115,431
	PTX+Bmab	279,662	287,229	乳がん	090010xx99x7xx	出来高					-
	DTX+HER+PER	448,537	458,732	乳がん	090010xx99x50x	1 日	899,190	2〜5 日	26,730	925,920	467,188
肝胆膵外科	FOLFIRINOX	79,598	97,062	膵臓がん	06007xxx9907xx	1〜3 日	104,700	4〜5 日	45,320	209,400	122,338
	GEM+CDDP	40,445	49,571	胆道がん	060060xx99x3xx	1〜2 日	59,600	3〜7 日	35,460	119,200	69,629
食道胃腸外科	FOLFIRI	78,642	58,948	結腸がん	060035xx99x40x	1 日	123,300	2〜4 日	26,950	150,250	91,302
	FOLFIRI/FOLFOX+Bmab	199,445	215,423	直腸がん	060040xx99x60x	1 日	362,370	2〜4 日	26,950	389,320	173,897
	FOLFIRI/FOLFOX+Pmab	402,097	415,357	直腸がん	006040xx99x70x	1 日	507,100	2〜4 日	26,950	534,050	118,693
呼吸器内科	CBDCA+PEM	372,300	385,542	肺がん	040040xx9908xx	1 日	618,520	2〜11 日	26,360	644,880	259,338
	CDDP+VP16	43,313	61,027	肺がん	040040xx99040x	1〜5 日	48,210	2〜11 日	37,380	96,420	35,393
消化器内科	nab-PTX+GEM	136,004	143,115	膵臓がん	060U0/xxx99U6xx	1〜3 日	97,590	4 - 11 日	40,770	106,180	52,065
	CDDP+5FU	118,210	130,072	肝臓がん	060050xx99x5xx	1〜5 日	58,360	6〜10 日	43,140	116,720	-13,352
血液内科	リツキシマブ	293,427	302,856	非ホジキンリンパ腫	130030xx99x40x	1〜8 日	94,230	9〜15 日	42,930	188,460	-114,396
	リツキシマブ+ベンダムスチン	444,513	455,145	非ホジキンリンパ腫	130030xx99x50x	1〜7 日	154,850	8〜14 日	39,110	309,700	-145,445
	ボルテゾミブ	139,634	215,635	多発性骨髄腫	130040xx99x5xx	1〜12 日	80,140	13〜24 日	59,240	160,280	-55,355
	エロツズマブ	324,958	535,196	多発性骨髄腫	出来高						-
	カーフィルゾミブ	101,232	186,343	多発性骨髄腫	出来高						-

手続きこそ必要だが、長時間に及ぶレジメンなど、状況によっては入院病床を使うこともあり得るという意味合いで比較している。

　図表 2.16.4 がその結果だ。血液内科等で、1 日入院での費用が外来よりも低くなっているが、それ以外は、外来よりも 1 日入院の費用が多くなっている。つまり、入院化することで増収になることを意味する。入院期間 I が 1 日の設定は、いわゆる D 方式で、入院初日に多額の報酬を支払う方式だ（**図表 2.16.5**）。DPC/PDPS が開始された当初、D 方式は存在しなかったため、化学療法を外来で実施すると赤字になるという常識が作られてしまったのかもしれない（D 方式は 2012 年度診療医報酬改定で導入された）。ただし、現在の D 方式の多くは、入院で実施した方がプラスになるものが多く、ある意味、差益を得ることができる。

図表2.16.5　図　現行の点数設定方法

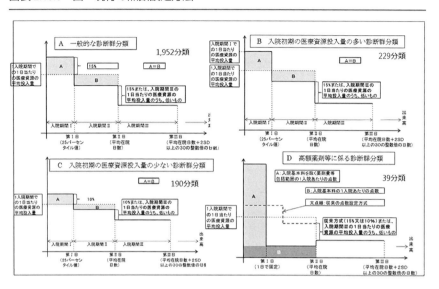

　また、外来と比較して、1日入院の方がマイナスになるレジメンでも、全国平均の日数である入院期間Ⅱまで入院することを前提とすれば、その多くはプラスになる。空床が目立つ病院ならば、「外来よりも入院で」という選択が、経済的な意味で合理性があるというとらえ方もできる。

　ただ、本当にそれが妥当かどうかは、院内で十分な議論が必要だろう。外来で実施できるものをあえて入院で行うのは、患者の不利益につながる危険性もあるし、職員のモチベーションにも影響を与えるだろう。私の経験では、一度短くなった在院日数は長くなりにくいし、外来で実施するようになった手術や化学療法を、病院の都合で再度入院に変えたというケースはまれである。医療人は常に進化していくことを求めており、「退化する」選択を病院都合や方針で決められても、職員が反発する可能性もある。ただし、長時間のレジメンの患者や高齢者など、無理に外来で実施しているケースは少なくない。「入院化学療法は赤字だ」という妄信がそうさせているのなら、医療安全の観点でも、

Chapter 2 診療報酬の実践対応

考え直してもいいケースはあるだろう。

　レジメンに沿った化学療法を行う今日、都合よく病床を確保できるかは、病院次第となるだろう。ただ、先ほどの実績データから言えるのは、外来よりも入院の方が費用（請求額）は多くなり、その患者を短期間で退院させることができれば、効率性係数などの機能評価係数Ⅱでも、プラスの評価につながる可能性がある。

3. 外来か、入院か

　図表2.16.6は、高機能急性期病院における化学療法の入院外来比率であり、千葉大学医学部附属病院は最も外来比率が高い。これは、国立大学で最大の50床の外来化学療法室が関係しているが、経済的にみれば、マイナスの選択をしていることになる。さらに、多くの化学療法が外来で実施できると予想される乳房の悪性腫瘍について、全国の手術件数トップ50病院の手術有無別の退院患者割合を見たのが図表2.16.7だ。「手術なし」には、化学療法が含まれており、病院による差は大きい。年間10例未満はマスキングされているが、やはり千葉大学医学部附属病院では、手術なし件数がなく、ほぼ全例を外来で行う一方で、そうではない病院も存在する。ただ、乳房の悪性腫瘍は、入院だと差益が大きいという現実もある。

　このことは、治療方針や患者の状況など、多様なファクターが影響するために、一律に外来化を求めることは難しいだろう。ただ、医療政策の方向としては、入院と外来の費用を近づけてはどうだろうか。DPC/PDPSの点数が対象病院の実績だとすれば、むやみやたらにその金額設定を変えるのは難しいかもしれない。しかし、外来でできる可能性があることを、入院で実施していることをどう考えるかだ。だとしたら、外来化学療法加算に関しては、腫瘍内科の専従医師を複数配置する場合などについて、上位加算を新設してはどうだろうか。

　入院すればそれだけコストがかかるのは事実だが、外来でできることを、仮

170

2.16 外来化学療法の収益性

図表 2.16.6

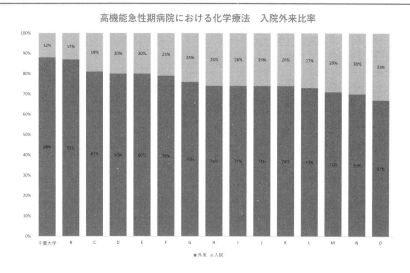

高機能急性期病院における化学療法　入院外来比率

図表 2.16.7　2015 年度　乳房の悪性腫瘍　全国の手術件数トップ 50 病院の手術有無別の退院患者割合

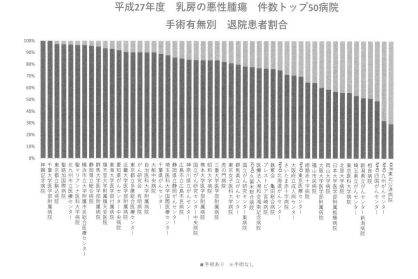

171

に空床があるからという理由だけで、入院で実施する病院があるとすれば、あるべき姿から離れていると言わざるを得ない。

　病院経営陣はこのような状況を理解しつつ、持続可能な医療提供体制の構築に向けて、現実的な意思決定が求められるだろう。

2.17
「短期滞在手術等基本料3」の D方式移行で外来化が進む

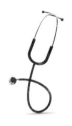

井上 貴裕

　「2.13　短期滞在手術等基本料3がDPCに戻る意味」では、2018年度診療報酬改定で、白内障やポリペクが1入院包括払いからD方式の1日当たりの支払いに変更されるのに伴い、「重症度、医療・看護必要度」（看護必要度）の対象に含まれるだろうと個人的に予想した。しかしながら、今回の改定では対象外とされ、私の予想は外れたことになる。

　2018年度診療報酬改定では、急性期の入院基本料の体系が大きく変更され、7対1相当の急性期一般入院料1では、看護必要度の基準値が現行の25％以上から30％以上に引き上げられた。ただ、看護必要度の「診療・療養上の指示が通じる」「危険行動」の該当患者についての基準が追加される。このため、実績が大幅に上昇する病院も多くなることが予想され、特定機能病院などの一部を除いて厳しい状況にはない。そうだとすれば、あえて短期滞在手術等基本料3だけを看護必要度の評価対象に入れる必要はなかったことになる。また、DPC対象病院は、短期滞在手術等基本料3を算定できなくなるが、算定可能なDPC以外の病院との間では看護必要度がダブルスタンダードになる矛盾も生じる。

　短期滞在手術等基本料3の対象がDPC/PDPSに戻ることは、点数設定も変わることを意味し、これにより急性期病院の対応にも影響が生じる可能性がある。

　ここでは、2018年度診療報酬改定における短期手術等の点数設定の影響を整理し、改定による急性期病院への影響を考えたい。

Chapter 2　診療報酬の実践対応

図表 2.17.1　小腸大腸の良性疾患（良性腫瘍を含む）、内視鏡的大腸ポリープ・粘膜
切除術（長径 2 cm未満の場合）の点数設定

【改定後の点数及び日数の設定】

	点数	日数
入院期間Ⅰ	3,959	1
入院期間Ⅱ	2,156	2
入院期間Ⅲ	1,944	30
手術料	5,000	―

【2 日入院の場合】

	医療機関別係数		
	1.5	1.4	1.3
2018 年 4 月以降	14,173	13,561	12,950
2018 年 3 月まで	14,314		

2018 年 4 月以降は DPC/PDPS の点数と医療機関別
係数及び手術料のみを考慮している。

1.「D 方式へ移行後なら増収」とは言えず

　図表 2.17.1 はポリペク患者の改定前後の点数設定である。改定前は短期滞在
手術等基本料 3 として 1 万 4,314 点だが、改定後は医療機関別係数によって
点数は変わってくる。仮に医療機関別係数が 1.5 であれば DPC 入院料と手術
料で 1 万 4,173 点、1.4 であれば 1 万 3,561 点程度だろう（試算は 1 泊 2 日を
前提）。DPC/PDPS では、その他出来高での算定可能な項目があることからす
れば、1 入院で増収になることだろう。

　図表 2.17.2 はヘルニア手術鼠径ヘルニア等（15 歳以上）の患者で、仮に全
国平均である入院期間Ⅱに該当する 5 日の入院の場合でも、DPC 入院料と手
術料だけだと 5,355 点と大幅に下落する（医療機関別係数 1.4 を前提）。ただ

174

図表 2.17.2　鼠径ヘルニア（15 歳以上）　ヘルニア手術　鼠径ヘルニア等　点数設定

【改定後の点数及び日数の設定】

	点数	日数
入院期間 I	2.837	1
入院期間 II	1.632	5
入院期間 III	1.433	30
手術料	6.000	－

【5 日入院の場合】

	医療機関別係数		
	1.5	1.4	1.3
2018 年 4 月以降	20.048	19.111	18.175
2018 年 3 月まで	24.466		

2018 年 4 月以降は DPC/PDPS の点数と医療機関別
係数及び手術料のみを考慮している。

し、麻酔料や麻酔管理料などが算定可能であり、入院日数が 5 日より短いところも多いだろうし、実際にはプラスになるものと予想される。

　さらに**図表 2.17.3** は白内障片眼手術患者の点数設定だ。短期滞在手術等基本料 3 で 2 万 2,096 点なのに対し、1 泊 2 日では医療機関別係数 1.5 でも DPC 入院料と手術料で 1 万 7,691 点と大幅に下落する。薬剤管理指導などその他の出来高収入を加えたとしても、現状よりもマイナスになるだろう。医療機関別係数が 1.3 以上の病院の多くは、7 対 1 入院基本料を算定している。1.4 を超えるにはそれに加え、地域医療支援病院や総合入院体制加算などの届け出も必要になり、高いハードルとなるだろう。さらに 1.5 となると、特定機能病院である大学病院本院などの特別な機能を有するケースに限定される。実際に 1.4 を超える病院はかなり高機能であり、決して多数派ではない。

　にもかかわらず、上記の症例は今回の改定で、短期滞在手術等基本料 3 の点数を下回る点数設定になっている。短期滞在手術等基本料 3 は 7 対 1 入院

Chapter 2　診療報酬の実践対応

図表 2.17.3　白内障　片眼　眼内レンズを挿入するもの　点数設定

	点数	日数
入院期間 I	2,166	1
入院期間 II	1,561	3
入院期間 III	1,386	30
手術料	12,100	―

医療機関別係数	1.5	1.4	1.3
4 月以降　2 泊 3 日の報酬（点）	20,032	19,503	18,974
4 月以降　1 泊 2 日の報酬（点）	17,691	17,318	16,945
旧点数（短期滞在 3）	22,096		

2018 年 4 月以降は DPC/PDPS の点数と医療機関別係数及び手術料のみを考慮している。

基本料だけでなく、13 対 1 や 15 対 1 入院基本料でも同じ点数設定だが、DPC/PDPS に戻り、医療機関別係数を掛け合わせると、係数が高い病院では大幅に増収になると予想していたのだが、実際にはそうとはいえない。

2.「看護必要度 II」の新設で、入力の不備がさらに点数設定に影響

　DPC/PDPS の点数設定は、参加する医療機関の医療資源投入量によって決定される。白内障については、医療資源投入量が少ないことを意味している。ただし、短期滞在手術等基本料 3 で包括されるからという理由で、実際には行った診療行為を EF ファイルに反映していなかった医療機関も少なくないだろう。「DPC 特定病院群」を選定する実績要件の中でも「診療密度」では、1 日当たり包括範囲出来高点数が評価されるし、今回の改定では、これまでの測定方法である「看護必要度 I」だけでなく、診療実績データ（DPC の EF 統

図表2.17.4　短期滞在手術等基本料1の届け出状況

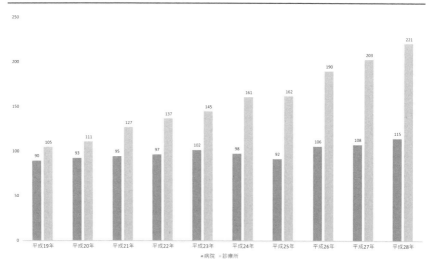

中央社会保険医療協議会で示された主な施設基準の届け出状況を基に作成（各年7月1日時点）

合ファイル）の「看護必要度Ⅱ」も選べる。いずれも包括範囲だからといって、実施した行為をオーダリングに入力しなければ適切な評価を受けられない。さらにマクロ的に見れば、入力の不備が点数設定にも影響する。今まで以上に適切なデータを作成するよう努めなければならない。

では、「短期手術等」は今後どうなっていくのだろうか。私は、外来化がより一層進むと予想している。今回の点数設定では、短期手術等を入院で実施すれば赤字になる可能性もあり、今まで進んでいなかった短期滞在手術等基本料1を届け出る医療機関も増加するだろう（**図表2.17.4**）。

白内障では入院期間Ⅰが1日目2,166点で、これに1.4の医療機関別係数を掛け合わせても3,032点にしかならない。**図表2.17.5**が地域包括ケア病棟の入院診療単価で、3万1,000円程度（3,100点）が中央値となる。これらの多くは、看護職員配置加算を届け出た10対1程度の病院であると考えれば、白内障に関して今回の改定では、7対1相当の急性期一般入院料1の点数としては

Chapter 2 診療報酬の実践対応

図表 2.17.5

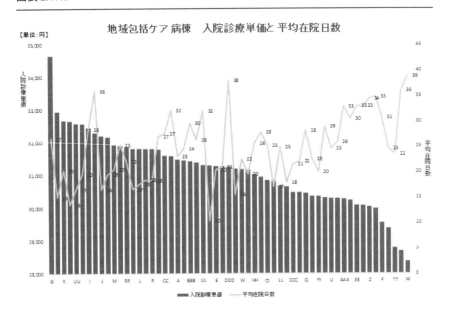

低過ぎるともいえる。さらに2日目、3日目は1,561点で、これに1.4の医療機関別係数を掛け合わせても2,185点と療養病棟入院基本料1レベルで、さすがに看護配置7対1を前提にすればペイしない。何しろ療養病棟入院基本料1は20対1の看護配置なのだから。もちろん、傾斜配置をすることは可能だが、入退院が多い短期症例ではそれなりに忙しいだろう。

3.「外来でできるものは外来で」が原則

短期滞在手術等基本料3がDPC/PDPSに戻ることで、機能評価係数Ⅱにも影響が出てくる。日帰り入院、あるいは1泊2日であれば効率性係数は上がるかもしれないが、複雑性係数は下落する。また、「DPC特定病院群」の実績要件の中でも、診療密度が下落するのではないか。

診療報酬改定に一喜一憂することなく、点数が下がったからといって、入院が必要な患者には適切に対応すべきだ。また、全国的に病床稼働率が下がっている中で、これの維持は大きな課題だと思うが、ここでも適切な入院とは何かを考えてほしい。入院にはそのための手続きや労力もかかり、現場の負担も増加する。患者にとっても肉体的・経済的負担が重くなる。

外来でできるものは外来で実施する。それが大原則だと私は考えている。

Chapter 2

2.18
高度急性期病院における手術室マネジメントの重要性

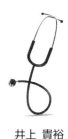

井上 貴裕

1. 高度急性期病院における手術の重要性

　高度急性期病院では手術室マネジメントが重要であり、パフォーマンスに強い影響を及ぼす。高度急性期病院の特徴として診療密度が高く高単価であることがあげられ入院診療単価に差がつく最大の要因が手術料である。

　図表2.18.1は救命救急センターの指定や総合入院体制加算の届け出を行う高度急性期病院の入院診療単価を入院料部分、手術料部分、その他出来高部分に分解したものであり、手術料は1日当たりで約1万円台から4万円まで病院によるばらつきがある。

　高単価であることが高い収益性を意味するわけではないが、高度急性期病院と言い得るためには濃厚な治療を要する患者を多数集める必要があり、結果として入院診療単価が高くなる。特にⅠ・Ⅱ群などの高度急性期病院では予定入院患者の割合が高く、予定入院は緊急入院と比べ高い単価設定となる（図表2.18.2）。これは、在院日数が短くなることに加え、手術実施率が高いからだ。

　図表2.18.3は高度急性期病院における手術実施率をみたものであり、予定入院では約6割以上の患者が手術を実施するのに対して、緊急入院では3割程度にとどまる。Ⅱ群の実績要件である高度な医療技術の実施においても高難易度手術が評価対象であり、内保連の特定内科診療に比べて基準値のハードルも高い。特定の機能を有する病院では手術実施率が高く、かつ高難易度手術が多いことが求められている。

2.18 高度急性期病院における手術室マネジメントの重要性

図表 2.18.1 入院診療単価の内訳（急性期病床）

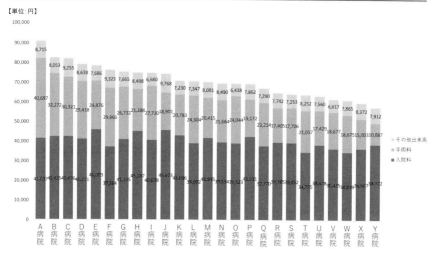

第6回　病院経営戦略研究会資料より

図表 2.18.2 入院経路別　診療単価

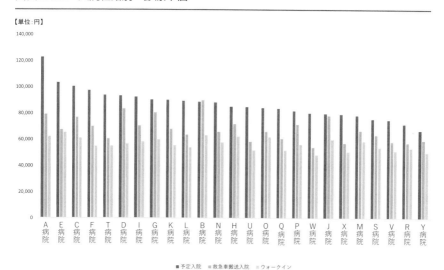

第6回　病院経営戦略研究会資料より

181

Chapter 2 診療報酬の実践対応

図表 2.18.3　入院経路別　手術実施率

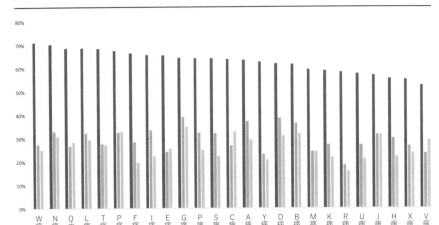

第6回　病院経営戦略研究会資料より

2. 手術室の稼働状況

　図表 2.18.4 は高度急性期病院の手術室一部屋当たりの全身麻酔件数をみたものであり、抽出条件は分母について全身麻酔が可能な手術室数とし、分子はその手術室で行われた年間の全身麻酔件数としている。小児の専門病院で突出して当該件数が多くなるケースが存在するがそのような病院は対象に含まれておらずいわゆる総合病院のデータである。

　稼働率に影響を及ぼす要因としては手術室の整備状況があり、図表 2.18.5 は一般病床 100 床当たりの手術室数である。一般的に 100 床当たり 1.5 から 2 部屋程度が整備されることが多く、その範囲外の病院は過少であり、2 部屋を超えるケースは過大であり麻酔科医等のスタッフの体制が追い付かないことも少なくない。ただし、件数そのものが多ければ整備の必要性もあり、このサンプル病院の手術室が充実しているのは高度急性期病院では手術室の位置付けが

2.18 高度急性期病院における手術室マネジメントの重要性

図表 2.18.4 手術室一部屋当たり全身麻酔件数

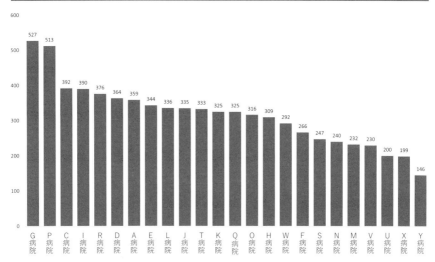

第6回 病院経営戦略研究会資料より

図表 2.18.5 一般病床 100 床当たり手術室数

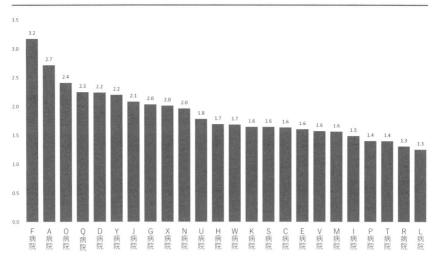

第6回 病院経営戦略研究会資料より

Chapter 2 診療報酬の実践対応

図表 2.18.6　手術室における手術のうち全身麻酔手術の割合

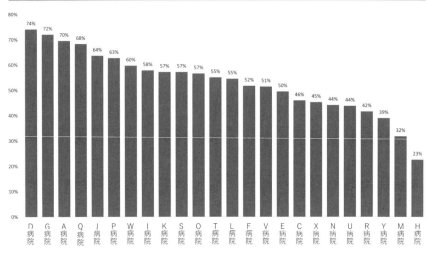

第 6 回　病院経営戦略研究会資料より

重要であることを意味するのだろう。

　ちなみに図表 2.18.4 で突出した 2 病院があるが、その 100 床当たりの手術室数は 2.0 と 1.4 である。いずれも救命救急センターであり、特定集中治療室管理料 2 の ICU 上位加算、そして DPC 特定病院群だ。一番左の病院は 100 床当たりの手術室も比較的多いし、件数も多い。一方で左から 2 番目の病院は手術室が少ないことが高稼働にならざるを得ない状況であることを意味する。両病院とも予定手術を夜中まで実施しているわけであり医師の働き方改革が叫ばれている今日、そのような過重労働が果たして妥当かは微妙な点もある。

　では、稼働率を高めるためにどのような選択肢があるだろうか。高度急性期病院としての選択肢としては小さな短時間手術で稼働率を高めるよりも大手術を中心とした運営が望ましいといえるだろう。

　図表 2.18.6 は手術室で行った手術に占める全身麻酔の割合であり、左にいくほど手術 1 症例当たりの外保連手術指数は高くなる。全身麻酔症例は外保連

2.18 高度急性期病院における手術室マネジメントの重要性

図表2.18.7 手術1件当たり外保連手術指数の状況

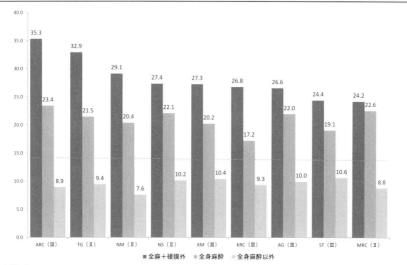

筆者作成

図表2.18.8 手術室一部屋当たり常勤換算麻酔科医数

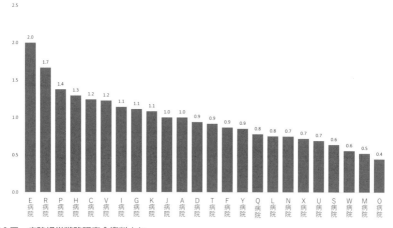

第6回 病院経営戦略研究会資料より

図表 2.18.9　手術室一部屋当たり常勤換算看護師数（手術室勤務）

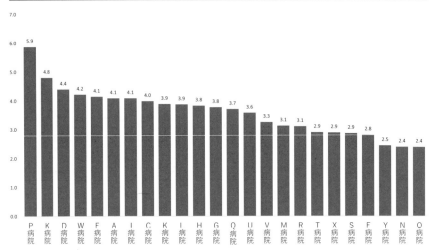

第6回　病院経営戦略研究会資料より

手術指数が高くなる傾向が顕著だからだ（図表 2.18.7）。長時間で侵襲性が高くなるわけだから当然ともいえる。ただ、大手術にシフトしていくためには、外来手術室の整備を行うか、地域と連携し役割分担を進めるなどの取組みが求められるだろう。

3. 稼働率向上のためにマンパワーの充実を

　稼働率向上のために TAT（Turn Around Time）を短くするなどの取組みがもちろん重要だが、最も大切なことは惜しみないマンパワーの投入だ。
　図表 2.18.8 は手術室一部屋当たりの常勤換算麻酔科医数であり、中央値が1名となっている。中には2名という施設も存在し潤沢な麻酔科医を誇っている。ただし、麻酔科の仕事は手術麻酔だけとは限らず ICU 当直やペインクリニックなども並行して行っている場合もあることは言うまでもない。麻酔科医

図表 2.18.10　手術室一部屋当たり看護師数と手術室一部屋当たり全身麻酔件数

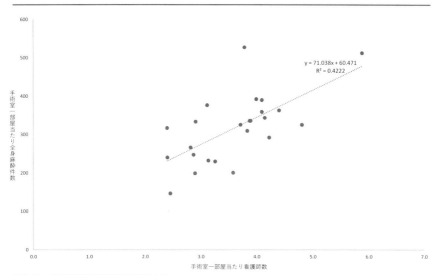

第6回　病院経営戦略研究会資料より

の充実は多くの病院で悩みの種であるが、まずできることは手術室看護師を増やし勤務環境をよくすることだろうか。もちろん人数さえ増やせば全ての物事がうまくいくというわけではないが、安定的な手術室運営のためには余裕をもったマンパワーの投入が期待される。

　1部屋当たり4名の看護師は高度急性期病院であるならば確保したいところだ（図表2.18.9）。ただ、現実は2.4から5.9名まで様々であり、件数が多い病院ほど看護師数も多い傾向がある（図表2.18.10）。件数が多く忙しいから多数の看護師が必要という意味もあるだろうが、体制を整備し気持ちのいい受入れを行うことが有効になるだろう。

Chapter 2

2.19 平成30年診療報酬改定における働き方改革関連項目について

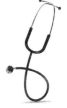

千葉大学医学部附属病院 病院経営管理学研究センター 特任講師 亀田 義人

近年、業界を問わず働き方改革が注目を集めている。平成30年度診療報酬改定においても働き方改革の関連項目が含まれている。

ここでは、働き方改革の推進が必要な社会的な背景、医療における働き方改革及び就労と仕事の両立に関して、それらの経緯と、具体的な改定内容について述べる。

1. 人口構造の変化―人口ボーナス期とオーナス期

働き方改革の注目を集めるようになった大きな社会的な背景には、人口構造の変化及び産業構造の変化がある。

日本においては、1960年頃から1990年代半ばまで人口の生産年齢割合が高く、人口構造が経済にプラスになる時期があった。これは人口ボーナスと呼ばれ、安い労働力を武器に世界中の仕事を受注する一方で、高齢者割合が低く社会保障にかかる費用が比較的少ない時代であることを活かし、インフラ投資を進めることができ、経済発展に関しては高度成長期となる時代である。

高度成長期が訪れると富裕層が子供に教育に投資し、高学歴化による人件費の上昇と晩婚化・晩産化が進み少子化が進む。医療や年金制度が充実するため平均寿命も延び、高齢化社会へ移行する。

人口ボーナス期が終えんを迎え、次に来るのが人口オーナス期である。オーナスとは「重荷・負担」という意味で、人口構造が経済の重荷になる時期である。ボーナス期に比べ働く人よりも支えられる人が多くなる状況であり、ボー

ナス期のような人を大量に投入して行うような経済発展の仕方は通用しなくな
る。人口オーナス期に生じる典型的な問題は、労働人口が減少すること及び、
働く世代が引退世代を支える社会保障制度の維持が困難となることである。日
本は特に主要国で最も早く少子高齢化が進行している。ことさら医療に関して
は、限られた財源の中、著しく増加する高齢者に対してサービスを提供してい
くことが求められており、生産性の向上が不可欠である。

2. 医療従事者の働き方改革

(1) 経緯

　前述の社会的な背景を踏まえて、「経済財政運営と改革の基本方針 2015」
（平成 27 年 6 月 30 日 閣議決定）の中で、人口構造の変化や地域の実情に応
じた医療提供体制の構築に資するよう、地域医療構想との整合性の確保や地域
間偏在等の是正などの観点を踏まえた医師・看護職員等の需給について、検討
することとされた。そのために、「新たな医療の在り方を踏まえた医師・看護
師等の働き方ビジョン検討会」が開催された。この報告書（平成 29 年 4 月 6
日）の中で、医療従事者の業務の生産性向上と高付加価値化、従事者間の業務
分担と協働の最適化の重要性が指摘されている。

　また、過労死問題が社会的に注目される中、働き方改革実行計画（平成 29
年 3 月 28 日働き方改革実現会議決定）において、長時間労働の是正のため、
労働基準法を改正し、36 協定（注）の締結により上限無く時間外労働が可能
となっている現在の状況を見直す方向性が示された。この中で、医師について
は、医師法（昭和 23 年法律第 201 号）に基づく応召義務等の特殊性を踏まえ
た対応が必要であることから時間外労働規制の対象とするものの、改正法の施
行期日の 5 年後を目途に規制を適用することとされた。具体的には、医療界
の参加の下で検討の場を設け、2 年後を目途に規制の具体的な在り方、労働時
間の短縮策等について検討し、結論を得るとされ、「医師の働き方改革に関す
る検討会」が開催された。検討会での議論の結果、平成 30 年 2 月 27 日、中

Chapter 2　診療報酬の実践対応

間的な論点整理及び緊急的な取組みの項目が報告された。

> (注) 36協定（さぶろくきょうてい）：労働基準法36条に基づく労使協定で、会社が法
> 定労働時間（1日8時間、週40時間）を超えた時間外労働を命じる場合、労組な
> どと書面による協定を結び、労働基準監督署に届け出るもの。届け出をしないで
> 時間外労働をさせると、労働基準法違反（6ヶ月以下の懲役または30万円以下の
> 罰金）となる。

【中間的な論点整理の項目】	【緊急的な取組みの項目】
1　なぜ今医師の働き方改革が必要なのか	1　医師の労働時間管理の適正化に向けた取組み
2　医師の勤務実態の分析状況と今後の検討に関する論点	2　36協定の自己点検
3　勤務環境改善に関する取組の現状と今後の方向性に関する論点	3　既存の産業保健の仕組みの活用
4　経営管理の観点に関する論点	4　タスク・シフティング（業務の移管）の推進
5　時間外労働規制の在り方についての今後の検討に関する論点	5　女性医師等に対する支援
6　関係者の役割に関する論点	6　医療機関の状況に応じた医師の労働時間短縮に向けた取組み

（2）改定内容

1）総合入院体制加算

　前述のような経緯を踏まえ、診療報酬改定でも医療従事者の働き方改革に資する項目は今後も重要な項目として、盛り込まれていくことと思われる。今回の改定においては、医療従事者の勤務環境改善の取組みの推進として、総合入院体制加算の中で、医療機関の中に多職種からなる役割分担推進のための会議体を設置し、「医療従事者の負担の軽減及び処遇の改善に資する計画」を策定し、その具体的な取組み内容の項目を以下の通り必要要件としてあげている。また、医療従事者の負担の軽減及び処遇の改善に関する取組み事項を公開することも求めている。

> 　医療従事者の負担の軽減及び処遇の改善に資する計画に、少なくとも次の2

項目以上を含んでいることが求められている。

① 外来診療時間の短縮、地域の他の保険医療機関との連携などの外来縮小の取組み（許可病床の数が 400 床以上の病院では、必ず本項目を計画に含むこと。）
② 院内保育所の設置（夜間帯の保育や病児保育の実施が含まれることが望ましい）
③ 医師事務作業補助者の配置による病院勤務医の事務作業の負担軽減
④ 病院勤務医の時間外・休日・深夜の対応についての負担軽減及び処遇改善
⑤ 看護補助者の配置による看護職員の負担軽減

2) 医師事務作業補助体制加算

　総合入院体制加算に加えて、医師事務作業補助体制加算の要件として、病院勤務医の勤務時間及び当直を含めた夜間の勤務状況の把握や特定の個人事業に負担が集中しないような配慮に加え、病院勤務医等の負担軽減策を計画に盛り込むことが定められた。総合入院体制加算と同様に役割分担推進のための会議体を設置し、「病院の勤務医の負担の軽減及び処遇の改善に資する計画」の策定が求められている。

上記計画に、少なくとも次の 2 項目以上を含んでいること。
① 勤務計画上、連続当直を行わない勤務体制の実施
② 前日の終業時刻と翌日の始業時刻の間の一定時間の休息時間の確保（勤務間インターバル）
③ 予定手術前日の当直や夜勤に対する配慮
④ 当直翌日の業務内容に対する配慮
⑤ 交替勤務制・複数主治医制の実施
⑥ 育児・介護休業法第 23 条第 1 項、同条第 3 項又は同法第 24 条の規定による措置を活用した短時間正規雇用医師の活用

　医師事務作業補助体制加算 1 及び 2 の 100 対 1 から 15 対 1 それぞれの体制ごとの点数も 50 点上乗せされて評価されている。

　上記の負担軽減の取組みは、医療機関内に掲示するなど、公開も求められて

Chapter 2 診療報酬の実践対応

いる。

3. 治療と就労の両立

(1) 経緯

　社会全体の働き方改革の一要素として、治療と就労の両立も社会的な課題である。平均寿命や健康寿命が延び、従来の定年後においても働き続ける人がいることや、世代を問わず、がん等の治療薬や治療成績の向上から治療を受けながら働き続けられるようになり、そのための社会環境の整備が求められている。

　平成28年12月9日成立した改正がん対策基本法では、従来含まれていなかった事業主の責務が明記されるようになり、事業主は、がん患者の雇用の継続等に配慮するよう努めるとともに、国及び地方公共団体が講ずるがん対策に協力するよう努めることとなった。こうした背景を受け、平成30年診療報酬改定で、がん患者の治療と仕事の両立に向けた支援の充実として、療養・就労両立支援指導料及び相談体制充実加算が新設された。

(2) 改定内容

　療養・就労両立支援指導料及び相談体制充実加算では就労中のがん患者について、患者の同意を得て産業医への情報提供、状態変化等に応じた。就労上の留意点に関する指導や産業医からの助言を踏まえた事業計画の見直し等、医療機関の医師と産業医との連携を評価している。算定要件は以下の通り。

療養・就労両立支援指導料　1,000点（6月に1回）
相談体制充実加算　　500点
[算定要件]
就労中のがん患者であって、入院中の患者以外のものに対し、以下の全てを行った場合に算定する。
（1）医師が病状、治療計画、就労上必要な配慮等について、産業医あてに文書

で診療情報を提供
(2) 医師又は医師の指示を受けた看護師若しくは社会福祉士が病状や治療による状態変化等に応じた就労上の留意点に係る指導
(3) 産業医から治療継続等のための助言の取得
(4) 産業医による助言を踏まえ、医師が治療計画を見直し・再検討

[相談体制充実加算の施設基準]
(1) 療養環境の調整に係る相談窓口を設置し、専任の看護師又は社会福祉士を配置していること。
(2) 就労を含む療養環境の調整について、相談窓口等において患者からの相談に応じる体制があることを周知していること。

点数からみてもわかる通り、医療機関と産業医の連携は重要視されているが、現状十分な連携を図れる体制が整っているとは言い難い。今後は、診療報酬以外でも医療機関と産業医の連携を図るための体制整備が必要となってくるかもしれない。

以上、平成30年度診療報酬改定における働き方改革関連項目について、その社会的背景や具体的経緯及び改定内容等について述べた。

日本における業界を超えた生産性向上や働き方改革の機運は始まったばかりであり、今後も推進されることが予想される。引き続き、働き方改革関連の診療報酬改定が行われる可能性も高く、この方向性に沿った病院運営が今後とも求められるだろう。

Chapter 3

病院長・幹部の実践

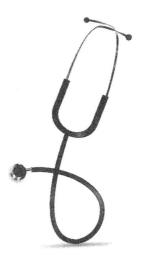

3.1
新大橋病院開院までの道程と病院経営の健全化

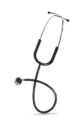

東邦大学医療センター大橋病院 病院長 長谷 弘記

1. はじめに

　東邦大学医療センター新大橋病院移転計画に関する事の始まりは 2006 年秋である。当時の大橋病院長より「新病院建設に関わるワーキンググループを作って理事会に提案する病院新築計画案を作成する」との下命が下ったことに始まる。委員長以下 10 名前後の医師に協力を仰いで「大橋病院将来構想ワーキンググループ」を立ち上げた。各診療部の現状と新病院への要望を聴取することから始め、2007 年 3 月には「東邦大学医療センター大橋病院新築計画案」を答申した。答申案はその後教授会や理事会に諮られたが、残念ながら法人本部の財務的な問題等を理由にして却下された。

　事態が急激に変化したのは 2009 年 6 月下旬、次期学校法人東邦大学理事長が前大橋病院長であった炭山先生に決定したことであった（理事長就任は 9 月 1 日）。理事長から「大橋病院新築計画案」を早急に作成するように病院長に話があり、病院長から私にも同様の指示があった。前案をベースとして同年 10 月には「東邦大学医療センター大橋病院新棟建設基本計画答申書」を病院長に提出した。本案では総病床数を 300 − 350 とし、基本理念は「優しい心、親切な心のこもった医療の実践に基づいて、人々の生命を尊重し、人間としての尊厳と権利を順守する」とした。さらに、①安心かつ信頼される医療を目指すこと、②地域医療機関と連携し、年間 365 日・24 時間体制で患者様のニーズに対応すること、③わかりやすい診療科の編成でわかりやすい医療を提供す

ること、④地域特性を考慮した質の高い長寿（good longevity）社会の創造を
目指すこと、⑤都会の中のオアシスともいうべき「水と緑に囲まれた病院」を
提供することの5項目を基本方針とした。

　同年12月に開催された理事会において答申案に賛同が得られた。その後、
場所の選定や規模などが検討され、2010年には病院に隣接する土地の取得・
移転を想定してコンサルタント会社2社と契約、2011年に設計事務所が決定
して「東邦の丘」をコンセプトとした設計プランが採用された。2012年7月
に新病院長が就任したと同時に、私が「新病院担当副院長」に選任された。
2014年8月に取得した病院建設用地は現病院から20 m程離れた敷地面積
16,100 ㎡の土地である。建設場所の決定後に複数回にわたって「建設基本計
画」は修正され、2015年9月には工事が着工された。

　新理事長が新病院建設に積極的であった理由は、（1）理事長の出身病院で
あったこと、（2）現病院の老朽化が進んでいたこともあるが、最も重要なポ
イントは（3）学校法人東邦大学の財務を大幅に改善する自信があったことで
あったと考える。しかし、それが明らかになったのは理事長就任後わずか3
年間で大学の財務体質が急速に改善した後のことであった。

2. 病院長就任と経営健全化

　2012年7月「新病院担当副院長」として新病院の基本設計や実地設計・建
築、新病院の基本的診療内容等に関わっていたものの、病院全体の経営には決
して明るい方ではなかった。それが、2015年5月に次期病院長に就任するよ
うに理事長命が下ったことに大きな戸惑いと不安を覚えた。7月1日の就任ま
でに病院の健全的な経営には何が必要なのかを学ぶ毎日が約1ヶ月間続いた。
先ず行ったことは、附属3病院の合同経営戦略会議の場で年間3、4回講演を
お願いしていた千葉大学医学部附属病院病院長企画室長・副病院長補佐・特任
教授の井上貴裕先生からいただいていた3年分の資料を分析することであっ
た。大橋病院の現状や経営状況、経営上の問題点などを抽出した。さらに

3.1 新大橋病院開院までの道程と病院経営の健全化

DPC 係数を決める要因の理解、DPC に含まれない各種加算点などを「今日の臨床サポート・平成 28 年度診療報酬点数（https://clinicalsup.jp/contentlist/shinryo/ika/index.html)」を参考として、

(1) 短期的経営健全化プランと

(2) 長期的経営健全化プランに分けて実施することを検討した。

(1) 短期的病院経営健全化プラン

　短期的経営健全化プランの内容は、①入院時食事療養（Ⅰ）の特別食加算の適正化、②診療録管理体制加算 2 から加算 1 への変更、を優先的に行うこととした。特別食加算の適正化に関しては特別食内容の不備が明らかとなった。最も高頻度で処方される「高血圧・心臓病食」の食塩含有量が 7 g となっており、それを 6 g に変更する必要が生じた。病院長就任前の特別食加算算定率は僅か 35 ％に過ぎなかったものが 3 ヶ月後には 50 ％にまで増加し、推定加算額は 76 円× 3 （食）× 400 名（1 日患者数）× 0.35 × 30（日）= 96 万円／月から 137 万円／月となり、月額にして約 40 万円の増収が予想された。次に、退院後 2 週間以内の診療録完成度が 90 ％以上を達成したのは就任 5 ヶ月後であり、診療録加算の変更によって 300 円×1,200 名（新入院患者数／月)=36 万円／月から 120 万円／月となり月額にして約 84 万円の増収が予想された。

(2) 長期的病院経営健全化プラン

　1 年以上をかけて健全化に取り組む項目を長期的病院経営健全化プランに含めた。内容としては、

① 地域医療支援病院入院診療加算取得（DPC 機能評価係数Ⅰ）

② 退院支援加算 2 から加算 1 への変更

③ 平均在院日数の減少による効率性係数（DPC 機能評価係数Ⅱ）のアップ

④ 救急搬送患者の受入率増加による救急医療係数（DPC 機能評価係数Ⅱ）のアップの 4 項目を目標に掲げた。

　地域医療支援病院の基準となる紹介率は 46 ％、逆紹介率は 49 ％で病院長

Chapter 3　病院長・幹部の実践

を引き継いだ。地域医療支援病院の基準は①紹介率 80 ％以上、②紹介率が 65 ％以上で逆紹介率が 40 ％以上、③紹介率が 50 ％以上で逆紹介率が 70 ％以上の何れかを満たすことである。当時の状況から、②の紹介率 65 ％以上で逆紹介率 40 ％以上を目標とした。

　この取組みの効果は想像以上のものであり、2016 年 3 月末時点で年間平均の紹介率が 66.3 ％、逆紹介率が 67.8 ％に達した。2016 年 4 月には患者搬送用救急車を購入し、同年 9 月から地域医療支援病院加算の請求が可能となった。なお、2017 年度の平均紹介率は 75.8 ％、逆紹介率は 90.3 ％にまで上昇している。

　2015 年度の平均在院日数は 10.7 日であったが、2016 年度は 10.0 日、2017 年度は現在で 9.4 日にまで短縮することができた。

　2015 年度の救急搬送患者受入件数は 4,252 件に対して、2016 年度は 4,406 件、2017 年度病床数減少と高稼働率（予定入院率増加）が影響して 4,200 件程度に減少する見込みである。しかし、救急医療管理加算の算定患者数は 2016 年度の 260 名前後から直近では 330 名へと増加している。

　これらの結果、2015 年度 4 月の機能評価係数Ⅰが 0.2053 から地域医療支援病院取得後の 2016 年 9 月には 0.2426 となり、現時点（2018 年 3 月）では 0.2450 にまで加算率を上げることが可能となった。機能評価係数Ⅱに関しては 2014 年度の 0.0381（Ⅱ群全国 98 位）から 2016 年度 0.0655、2017 年度 0.0721（同 41 位）にまで加算率を上げ、医療機関係数は 1.3716 から 3 年間で 1.4059 へと改善することができた。

　2015 年度より懸案事項であった退院支援加算 2（1,900 円／ 1 件）から加算 1（6,000 円／ 1 件）へ昇格するには「退院支援業務等に専従する職員を病棟に専従で配置」することが必須条件であるために人員の確保に苦慮したが、2017 年 1 月に漸く加算 1 へ移ることが可能となった。2017 年度の月平均退院支援加算件数は平均 172 件／月と 2016 年度に比較して件数には変化がないが、490,000 円／月から 1,110,000 円／月の増収を得ることとなった。

　以上、医療機能係数の継時的上昇及び各種加算を得ることによって、2015

図表 3.1.1　入院診療単価と医療機関係数の推移

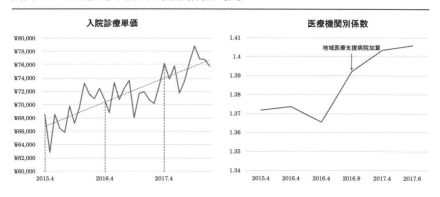

年度の平均入院単価が 68,894 円から 2017 年度は 75,617 円へと 3 年間で約 6,700 円の増加を得ることが可能となった（図表 3.1.1）。

(3) 病院健全化プラン遂行に伴う問題点

　病院健全化プランの遂行は順調に思えたが、ここで大きな問題が起こることになった。それは病床稼働率の低下である。2015 年度は病床数 433 床で病床稼働率 88.6 %、2016 年度は 433 床で病床稼働率 83.7 %に低下した。在院日数の減少以外、築 51 年を迎えた老朽化病院であることも稼働率低下の重要な要因と考えられた。そこで、2017 年度は届出病床数を 433 床から 374 床へと減少することとした。しかし、老朽化した病院における持込感染症（インフルエンザ及び感染性胃腸炎）によって 12 月 − 2018 年 1 月に約 60 床の病床を合計 20 日間閉鎖することを余儀なくされたことは想定外であったが、2018 年 2 月末現在の病床稼働率は 93 %にまで増加した。

　多数の病床を有する病院であれば、一時期病棟を閉鎖しても他病棟へ患者を入院させることによって病床稼働率の低下は免れることが可能である。50 床以上の病床減少では冬季の持込感染症対策、及び職員の感染対策標準予防策を適切に実行することがより重要であることに改めて気付かされた次第である。

3. 2018年度診療報酬改定を迎えて

　医業収入は外来収入と入院収入から成る。外来収入は医療サービスに対する課金によるが、入院収入は ¦(患者1人当たりの単価／日)×(年間入院患者数)¦ によって決定する。(患者1人当たりの単価)に影響するのが医療機関別係数(DPC係数)である。DPC対象病院は3つの医療機関群(Ⅰ、Ⅱ、Ⅲ群)に分類され、それぞれの群によって「基礎係数」が設定される。Ⅰ群は「大学付属病院本院」、Ⅱ群は「高難易度手術数」や「特定内科疾患治療数」などが一定以上ある高機能病院、Ⅲ群は上記以外の医療機関となっている。

　医療機関群ごとに設定されている医療機関別係数を決定する要因は多種にわたるが、「各医療機関の成績表」と考えて大きな間違えはない。従来は「医療機関別係数＝基礎係数＋暫定調整係数＋機能評価係数Ⅰ＋機能評価係数Ⅱ」から算出されていたが2018年度から暫定調整係数が削除された。

　機能評価係数Ⅰの構成要因は、①入院基本料(7対1〜15対1：4分類)、②栄養管理体制減算、③総合入院体制加算(1〜3)、④地域医療支援病院入院診療加算、⑤臨床研修病院入院診療加算(1または2)、⑥診療録管理体制加算(1または2)、⑦医師事務作業補助体制加算(8段階)、⑧急性期看護補助体制加算(昼4段階＋夜間4段階)、⑨看護職員夜間配置加算(3段階)、⑩看護補助加算(昼3段階＋夜間2段階)、⑪地域加算、⑫離島加算、⑬医療安全対策加算(2段階)、⑭感染対策加算(2段階)、⑮病棟薬剤業務実施加算1、⑯データ提出加算(4段階)、⑰検体検査管理加算(4段階)、⑱国際標準検査管理加算であったが、今回の改正によって⑲後発医薬品使用体制加算(4段階)が加わることになった。

　機能評価係数Ⅱの構成要因は、(1)保険診療指数、(2)地域医療指数、(3)効率性指数(平均在院日数)、(4)複雑性指数、(5)カバー指数、(6)救急医療指数(救急医療管理加算施設基準取得)である。

　DPC係数が上がれば診療単価が高くなることは当然だが、主な加算には人

図表 3.1.2　新東邦大学医療センター大橋病院完成予想図

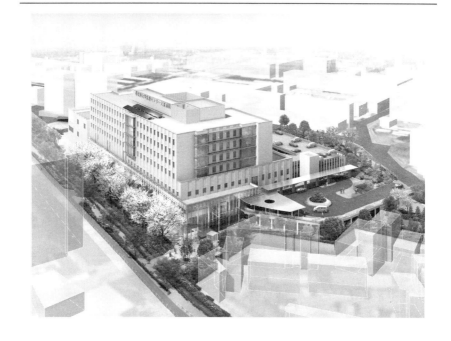

の配置が必要となるので人件費が上昇する。また、効率性指数を上げるためには入院日数を短くする必要が生じるために、病床稼働率の低下を招く。近年、高度急性期病院の病床稼働率が 80 ％程度にまで減少して、経営状態が悪化する病院が増加している原因と考える。人件費、医療材料費、入院検査、病床稼働率等を考慮しながら、病院収支の改善を図ることは意外と簡単なことではない。医療機関別係数の変更・減点を伴う 2018 年の診療報酬改定は多くの病院関係者を悩ませることになったのは周知の事実であるが、これまで厚生労働省が導いてきた路線の延長線上にある。

　新病院は「DPC 特定病院群の設定要件」を完全に満たすことができなかったために医療機関Ⅱ群からⅢ群へと移行することになるが、改定時期と新病院開設が重なったことはむしろ幸運と考えるべきかもしれない。新病院の完成は2018 年 3 月、開院は 2018 年 6 月 20 日を予定している（図表 3.1.2）。新病院

の診療体制は、(1) 病院完結型医療から地域完結型医療への転換、(2) 高度急性期医療に特化した病院への転換を主軸として検討した。

(1) 病院完結型医療から地域完結型医療への転換

当院は目黒区と世田谷区にまたがる区西南部に立地する。半径 5 km以内には有名病院が林立している。日本赤十字社医療センター（渋谷区）は病床数 700 床を有し、41 診療科、年間分娩数 3,292 件（2014 年；http://www.med.jrc.or.jp/hospital/clinic/tabid/190/Default.aspx）を誇っている。成育医療センター（世田谷区）は 490 床と病床数は決して多くはないが、遺伝疾患やゲノム医療研究などの研究センターを併設し、年間分娩数 2,153 件（2014 年；https://www.ncchd.go.jp/hospital/about/section/perinatal/san/index.html）である。東京医療センター（目黒区）は病床数 760 床を有し、34 診療科、年間分娩数 656 件（平成 25 年度；http://www.ntmc.go.jp/p_sect/contents/75.html）であり、これら 3 病院で年間 6,000 件を上回る分娩数にのぼる。以上の事柄を認識して、新病院は産科を止めることに決定した。

さらに、世田谷区には精神科診療に特化した都立松沢病院（精神科 808 床・一般 90 床）が存在（http://www.byouin.metro.tokyo.jp/matsuzawa/aboutus/gaiyou.html）することから、外来精神科診療も止めることも同時に決定した（**図表 3.1.3**）。

以上、区西南部における過当競争を避け、病院完結型医療から地域完結型医療への積極的な転換を図ることから決定した。

(2) 高度急性期医療に特化した経営方針

当院は区西南部における唯一の大学附属病院であるとともに、国や地方自治体、日本赤十字社、国家公務員健康保険組合、公立学校共済組合、企業が運営する企業立病院を除く唯一の私立病院である。赤字補填や国立病院機構運営交付金等を受けることが不可能な私立病院として健全な病院経営が要求される。臨床医師や臨床薬剤師を育成する責務を負っているために、医学部学生・薬学

図表 3.1.3 東邦大学医療センター新大橋病院の構成

診療科目（標榜診療科）
　内科（消化器、循環器、腎臓、神経、リウマチ膠原病、呼吸器、糖尿病代謝内分泌）
　外科（消化器、乳腺、呼吸器、脳神経、心臓血管）
　整形外科
　婦人科
　皮膚科
　泌尿器科
　眼科
　耳鼻咽喉科
　放射線科
　麻酔科
　リハビリテーション科
　形成外科
　小児科
　救急集診療科
入院規模
　一般病床：286床
　小児病床：9床
　ICU（インテンシブ・ケア・ユニット）：6床
　HCU（ハイ・ケア・ユニット）：8床
　SCU（ストローク・ケア・ユニット）：6床
　救急患者専用病床：4床

部学生の実習時間が大幅に延長されることになったことに伴って、診療スタッフに課せられた業務内容は他の病院とは大きく異なっている。その中で、高度急性期医療に特化した病院を目指した最も重要な理由は「高度な医療に対応できる良き臨床医」を育てることにある。

　新病院の病床数は319床に縮小するが、今後10年間に10～20％の確立で起こると予想される南海トラフ地震に備えて、108基の免震装置の上に建築されている。土砂に埋まる可能性が高い地下設備等はあえて避けることとした。1床当たりの専有面積は現病院の約2倍弱に相当する約90㎡に拡大する。診断・治療機器としては、放射線治療装置はバリアン社製の最新放射線治療装置を、CTスキャンは320列と80列の2台（キャノンメディカル社製）を、MRIは3.0テスラーのシーメンスケア社製最新装置を、核医学検査装置は2検出装置にCT装置を組み合わせたSPECT-CT（シーメンスケア社製）を導

入する。最も期待されているのは血管造影を行いながら手術が可能なハイブリッド手術室を設けたことであり、カテーテルを用いた弁膜症手術が可能となる。最新放射線治療装置の導入によって、当院泌尿器科が得意とする浸潤性膀胱癌に対する膀胱温存療法が4年ぶりに復活可能となる。ハイブリッド手術室（1室）を含む手術室は9室となり、外科系患者の手術待機日数の縮小を図ることが可能となる。陰圧室を含む特定集中治療室14床（ICU6床・HCU8床）と脳卒中ケアユニット（SCU）6床を同一フロアーにすることによって患者の病状変化に迅速に対応することが可能となるとともに、重症感染症の収容も可能となる。

現病院における弱点であった感染の蔓延に対しては、患者導線とスタッフ導線の分離、各病棟に感染患者用の陰圧個室2床を配置するとともに、一般病室における十分なベッド間隔を確保し、病室のベッド数を最大4床としたが、各スタッフの感染対策マニュアル順守や抗菌薬の適正使用を更に徹底することがより重要である。

ソフト面では、「患者サポートセンター」を立ち上げて「持参薬の確認・服薬指導」、「栄養・褥瘡スクリーニング」、「患者や家族からの疾病に関する医学的質問や生活上・入院に関する不安の相談」、「苦情やクレーム対応への中立的介入」、「患者・家族との関係の再構築」、「医療従事者の負担軽減」、「入院手術や検査における医療安全の充実」機能、「禁煙指導や齲歯や感染症の術前治療」などの術前検査センター機能、「退院困難者の早期抽出」、「連携病院や介護サービスの早期介入」などの退院支援センター機能を一部門に統括して、入院時には既に退院後の社会生活へスムーズに移行ができるようなシステムは構築したが、さらなる患者サービスの向上に努めるつもりである。

319床を効率的に運用するために、前日15時以前に退院登録を行うこと（2016年4月：52％から2017年12月：74％へ増加）、救急患者専用病床の4床に入院した患者を翌日または当日の朝9時には適切な病棟に移送することによって救急専用病床4床を連日確保すること、救急診療を中心とした病院間連携を一層推進すること、特定集中治療室への入院早期からリハビリテー

ションを開始すること、医療安全の面からはメディカル・スタッフにとっても就業しやすい環境を整えること等をより徹底するつもりである。

4. おわりに

2018 年度診療報酬改定によって新たに「入退院支援加算（200 点／退院時1 回）」が加わったことは当院のこれまでの患者サービス姿勢が認められたことを意味している。さらに 2 年間を目標として入院期間 I と II の患者割合を80 ％以上にすることによって、平均在院日数を 8 日台にすることを目指す意味からも、入院病床数を極端に制限した高度急性期病院となる新病院の存在が今後の医療モデルとなるものと信じている。

井上貴裕先生を囲んで病院執行部とともに 1 回／月の頻度で重ねてきた施策を新病院で具現化して、経営的に健全であるとともに区西南部の地域住民に愛される病院となることをここに誓って稿を終える。

3.2
北野病院経営改革の取組み

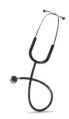

公益財団法人田附興風会医学研究所 北野病院 院長 吉村 長久

1. 北野病院の紹介

　公益財団法人田附興風会医学研究所 北野病院（以下、北野病院）は、1925年に田附政次郎氏が当時の京都帝国大学医学部に医学研究所設立基金を寄附されたことにより発足した。田附氏は滋賀県の出身。呉服の行商から身を起こして綿糸問屋を設立、現在の兼松株式会社や日清紡株式会社の基礎を作った実業家である。北浜でも相場師として活躍し、財をなした。長らく膿胸に苦しんだが、京大病院で治療を受けて快癒、大いに喜んで京都大学に医学研究所設立の基金を寄附した。3年後の1928年には、大阪の地に臨床研究を行うための施設として病院が発足した。医学研究が北野病院設立の目的であるため、当院は病院としては数少ない公益財団法人の認定を受けている。このような病院設立の歴史的背景から、北野病院は京都大学医学研究科と強い関係を持っている。

　現在、病床数は699（うち精神科12床）で、12の研究部門と33の診療科を有し、常勤医師数288名（多くの診療科は京大病院から医師の派遣を受けている）、職員数は約1,550名である（図表3.2.1）。

2. 大阪市北区2次医療圏の状況

　日医総研の2017年版「地域の医療提供体制の現状」によると、北野病院のある大阪市北区2次医療圏の一般病床数は偏差値75と非常に多い。一方、回

図表 3.2.1　北野病院の外観

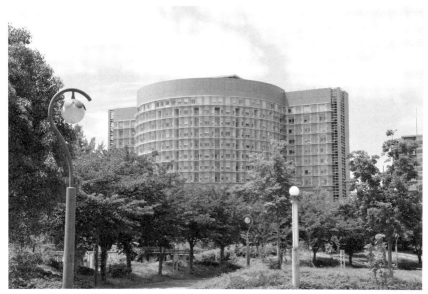

病院は扇町公園に隣接している。

復期病床は偏差値 60 とやや多め、地域包括ケア病棟と療養病棟は偏差値 50 と全国平均レベルである。診療所数は偏差値 81、総医師数は偏差値 93 と非常に多く、病院医師数も偏差値 92 とされている。このように、北野病院は極めて医療資源に恵まれた、病院にとっては極端に競争的な環境にある。図表 3.2.2 に示すように病院からほぼ半径 5 km 以内に DPC 特定病院群の病院が当院を含めて 8 病院ある。北野病院は病院間の競争が極めて激しい地域に立地している。

　大阪市北区 2 次医療圏は、病院にとって大変厳しい競争的な環境ではあるが、どの病院も何とか事業を継続している。このことは、他医療圏から患者の流入があることを意味している。実際、北野病院を受診する患者は比較的広域から来ており、他府県からの患者も少なくはない。それでも、紹介入院患者の約 60 ％が大阪市北部とそれに隣接する大阪府下に在住している。

Chapter 3　病院長・幹部の実践

図表 3.2.2　北野病院周辺病院分布

医療機関MAP

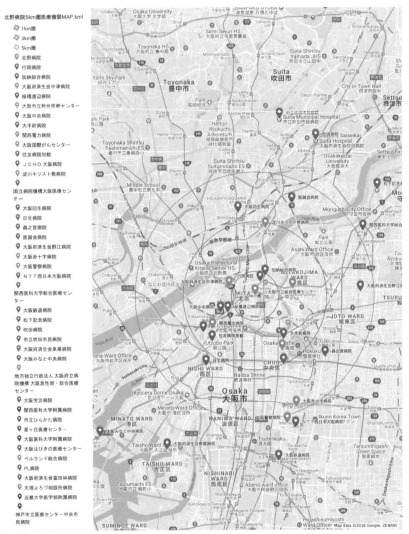

北野病院から半径 3 ㎞（中間円）以内に DPC 特定病院群の病院が当院を含めて 6 施設ある。また、半径 5 ㎞（最大円）近辺に更に 2 施設の DPC 特定病院群の病院がある。
Google map より

3. 北野病院経営上の問題点

(1) 経営基盤が脆弱である

　前述のように、北野病院は独立した公益財団法人が運営する施設である。したがって、自治体病院や企業立病院のように毎年補助金をいただけるような環境にはない。また、現在の病院建築をほぼすべて借入金によって賄ったため、毎年 10 億円以上の返済を行っている。このように、北野病院の経営基盤は脆弱であり、黒字を出し続けることができなければ、たちまち経営危機に陥る可能性ある。

(2) 歴代病院長が病院経営に詳しくない

　前項でも紹介したように、北野病院は京都大学医学研究科と強い関係をもっており、院長には京都大学医学研究科教授経験者が就くのが慣例である。このため、研究教育職にあって一般病院の経営に必ずしも詳しくない者が、いきなり一般病院の経営を任される状況になっている。私自身も京大退職後の 2016 年度から病院経営の勉強を始めた新米院長である。

　また、京大教授を停年退職後あるいは停年近くになってから病院長に就任するため、在任期間が比較的短く、将来を見越した長期計画を立てにくいという問題点もある。

(3) 診療科の独立性が強く、病院長のリーダーシップが発揮しにくい

　北野病院は伝統的に各診療科の独立性が高い。また、前述のように、病院長在職期間が短いためにリーダーシップを発揮することが困難な状況にあった。象徴的なこととして、クリニカルパス利用率を指摘することができる。私が着任時のパス利用率（入院中一度でもパスを使用した患者を算定）は、極めて低く 10 ％にもほど遠い低率であった。各診療科間はもちろん、診療科内でも、それぞれの医師が個人的な好みで治療方針を決定していたことがうかがい知れ

Chapter 3　病院長・幹部の実践

る。

(4) 将来の課題が山積しているが、対応が取られて来なかった

これについては、次に記載する。

4. 山積する課題

(1) 課題の共有がされていない

どの病院にも課題はあるものだろうが、北野病院の最大の問題は、職員に課題の認識が共有されていないことにある。現在の病院が新築された直後に過大な借入金のため経営危機に陥ったことがあった。このときには、職員ボーナスの大幅な減額などがあり、職員が強い危機感をもって一致団結できたようである。しかし、借入金返済期間を延長して単年の損益が黒字化したため、職員には（幹部職員を含めて）病院の課題が十分に認識されていない。このことが北野病院最大の問題であろう。院長としての私の役割は、課題を明確化して、職員にわかりやすく伝えるとともに、軽い危機感をもってもらうことにあると考えている。

私が院長になってから開催している新入職医師研修会、部長・看護師長研修会、副部長・看護主任研修会は、このような目的のために行っている。また、医局会を月例で開催し、病院執行部が考えていることを伝えるように心がけている。

(2) 施設の老朽化

北野病院は 2001 年に本館と称している地上 15 階建延べ床面積 58,656.62 ㎡の建物を建築した。このとき、約 340 億円の借入金が発生し、現在も年間 10 億円以上の債務返済を行っている。竣工当時は、先端的な建物であった本館も建築後 17 年が経過し、狭隘化、手術室の不足（現状は 11 室）、放射線治療装置の旧式化など多くの問題が発生している。このため、2018 年 2 月から

212

3.2 北野病院経営改革の取組み

図表 3.2.3 北野病院の平成 30 年度医療機関機能評価係数 II

機能評価係数II	0.0844
保険診療係数	0.01619
効率性係数	0.01503
複雑性係数	0.00547
カバー率係数	0.01972
救急医療係数	0.01811
地域医療係数	0.00992
体制評価係数	0.00597
定量評価係数(小児)	0.00273
定量評価係数(小児以外)	0.00121

機能評価係数 II の合計は 0.0844 と低い。と
りわけ、効率化係数、複雑性係数が低い。

新棟（地上 8 階建延べ床面積 8,043.20 ㎡）の建築を開始している。新棟完成
後には、手術室の増室をはじめ本館の改修を予定しており、新たな借入金を用
意する必要がある。健全経営が強く望まれる状況にある。

　加えて、2、3 年以内に電子カルテシステムの更新が必要であり、これにつ
いても 10 億円以上の予算を用意する必要がある。

(3) 低い病床単価

　現在、病床単価は約 66,000 円、平均在院日数は 12.6 日程度となっている。
北野病院は有料個室が多く、個室料を含めると病床単価は約 71,000 円になる
が、ここ数年は個室料の徴集率が低下傾向にある。

　このような状況なので、DPC の医療機関係数 II は高くはない（図表 3.2.3）。
平成 30 年度の診療報酬改定でも何とか DPC 特定病院群を維持することがで
きたが、DPC 特定病院群では下位から 15 ％程度の位置にある。前述のように
各診療科の独立性が高いことに加え、病院としての方針が「とにかく稼働率を
上げれば良い」ということに終始して、近代的な病院経営の視点を持つが欠如
していたことが、現状につながっているわけで大変残念である。

213

Chapter 3　病院長・幹部の実践

図表 3.2.4　過去 10 年間の損益計算書

	平成19年度		平成20年度		平成21年度		平成22年度		平成23年度	
医業収入	19,599,108		20,291,758		21,292,969		21,577,708		22,486,347	
医業費用	18,692,600		19,804,477		20,529,324		20,721,941		21,978,061	
人件費（委託費含）	9,865,570	50.3%	10,713,778	52.8%	10,756,605	50.5%	11,314,491	52.4%	11,896,477	52.9%
人件費（委託費除）	8,693,428	44.4%	9,502,066	46.8%	9,495,053	44.6%	9,895,593	45.9%	10,433,873	46.4%
材料費	4,454,362	22.7%	4,741,974	23.4%	5,162,547	24.2%	4,763,465	22.1%	5,172,143	23.0%
経費	4,372,668	22.3%	4,348,725	21.4%	4,610,172	21.7%	4,643,985	21.5%	4,909,441	21.8%
医業利益	906,508		487,281		763,645		855,767		508,286	
医業外収入	596,270		797,229		1,242,923		610,924		720,583	
医業外費用	842,149		823,757		981,854		693,041		608,364	
経常利益	660,629		460,753		1,024,714		773,650		620,505	
当期利益	457,377		443,973		401,465		838,554		493,756	

	平成24年度		平成25年度		平成26年度		平成27年度		平成28年度	
医業収入	23,498,475		24,163,166		24,768,014		25,378,876		25,475,117	
医業費用	23,302,405		23,961,723		24,103,039		24,650,182		24,814,415	
人件費（委託費含）	12,447,636	53.0%	12,953,024	53.6%	12,717,985	51.3%	12,920,056	50.9%	13,366,110	52.5%
人件費（委託費除）	10,797,012	45.9%	11,480,665	47.5%	11,276,314	45.5%	11,473,748	45.2%	11,893,520	46.7%
材料費	5,697,058	24.2%	5,777,100	23.9%	6,004,505	24.2%	6,316,705	24.9%	6,314,675	24.8%
経費	5,157,711	21.9%	5,231,599	21.7%	5,380,549	21.7%	5,413,421	21.3%	5,133,630	20.2%
医業利益	196,070		201,443		664,975		728,694		660,702	
医業外収入	698,004		710,362		652,249		775,719		533,861	
医業外費用	543,399		535,559		510,728		486,751		357,620	
経常利益	350,675		376,246		806,496		1,017,662		836,943	
当期利益	172,755		454,722		883,621		1,091,982		962,056	

単位　千円

単年ではいずれの年度も黒字決算となっている。平成 29 年度も約 10 億円の黒字決算を予定している。

　それでも、単年の損益計算は過去 10 年以上継続して黒字決算を維持している（**図表 3.2.4**）。このことが病院経営を根本から見直すことの妨げになっていたことは間違いない。しかし、北野病院の将来を考えたとき、このままの診療スタイルを継続し、経年変化によって病院施設が老朽化していくに任せておくと北野病院が朽ち果ててしまうことは容易に理解できることである。今、根本的な改革が必要とされている。

5.　北野病院の強み

(1) 医師確保が比較的容易である

　課題が山積している北野病院ではあるが、この病院にはいくつもの長所がある。まず、京都大学医学研究科と深いつながりがあるため、比較的容易に優秀な医師を確保することができている。内科系の常勤医師数はむしろ過剰であり、特別な領域を除いて、医師確保が困難になるという経営上の大きなリスク

はかなり低い。

　研修医、レジデントの確保も比較的順調で、優秀で意欲に富んだ医師を確保できている。このことは、北野病院がもつ最大の強みであろう。

(2) 大阪市内ではブランドが定着している

　北野病院のブランド力は全国区ではない。しかし、大阪市内あるいは大阪府北部、阪神間ではかなりのブランド力を持っている。ブランド力は、患者確保はもちろん、医師、看護師、コメディカルなど優秀な職員の確保にも大きな助けとなっている。

(3) 公益財団法人のため、免税特典を受けている

　北野病院は内閣府から公益財団法人認定を受けている。固定資産税は免税であり、年間3億円から5億円程度の恩恵が得られる。

6. 経営改革の取組み

(1) まずは勉強

　前述のように、一般病院を経営した経験がないままに院長に就任して、最初に困ったのは診療報酬の仕組みがわからないことであった。日本病院会の病院長・副院長研修は大変有意義であった。井上貴裕先生と面識を得たのもこの研修で講演を拝聴した後であったと思う。これ以外にも、できるだけ機会を見つけていろいろな講演会、研修会に参加して他病院がどのような経営改善を行っているのかの把握に努めた。

　院内でも井上先生の講演会を繰り返し開催して（これまでに8回開催）、北野病院の問題点の理解に努めた。自院の問題点を理解するには、他病院との比較が重要である。井上先生は、数多くの病院のデータをお持ちで他病院と北野病院を比べることは、自分たちの問題点を理解するのに極めて有効であった。

　また、京大医学研究科教授会で一緒に働いたメンバーが病院長をしている病

院が近隣にいつくかあるため、その仲間と相談して「近畿病院経営研究会」なる研究会を立ち上げた。滋賀県立総合病院（DPC 標準病院群、535 床、宮地良樹院長）、国立病院機構京都医療センター（DPC 標準病院群、600 床、小西郁生院長）、日本赤十字社和歌山医療センター（DPC 特定病院群、873 床、平岡真寛院長）の 4 病院、オブザーバーとして兵庫県立尼崎医療センター（DPC 特定病院群、730 床、平家俊男院長）と京大病院の診療報酬センタースタッフが参加して本年 2 月 7 日に第 1 回の研究会を行った。井上先生には参加病院のベンチマーク分析をしていただいた。参加施設は、いずれも病院長が京大医学研究科教授から転身した病院であり、京大の関連病院であるため本音の議論ができて有意義な会となった。国立病院機構、日本赤十字社、自治体病院、そして私立病院と異なる設立母体の病院を比較しての検討は大変興味深かった。平成 30 年度は参加施設を増やして研究会を開催予定である（**図表 3.2.5**）。

(2) 課題の明確化

　現在の北野病院には、課題が山積していることは既に述べた通りである。

　着任当時には、その課題も十分には把握できない状況であったが、だんだんと自分の中で北野病院の課題がまとまって理解できるようになってきている。

　病院長が病院の課題を明確に把握することなくしては、病院スタッフに方向性を示すことができない。診療科ごとの問題点を把握するのには結構時間がかかるもので、ようやく、そのような問題点が理解できるようになってきたというのが正直なところである。

(3) 病院のダウンサイジング検討、新棟建設と本館の改修

　現在の平均在院日数は、短期入院を含めて 12 日余りである。これを 10 日に短縮すると、必然的に稼働する病床数は減少する。月間の新入院患者数が約 1,600 人であるから、計算上は 570 床から 580 床の病床があれば約 90 ％の利用率を維持できる。一方、現状の一般病床数は 687 床なので、平均在院日数 10 日で定常状態を継続するには 2 病棟、約 100 床が過剰ということになる。

3.2 北野病院経営改革の取組み

図表 3.2.5 　第 1 回近畿病院経営研究会参加者集合写真

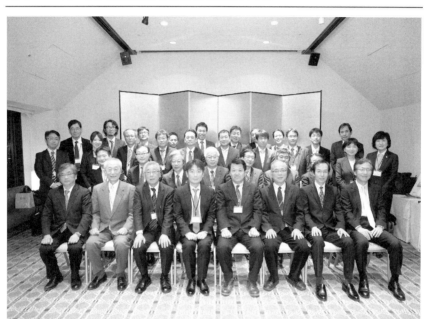

6 病院から 30 名以上が参加した。

　病床数を 100 床減らして収支がどのようになるのか、詳細なシミュレーションが必要である。ダウンサイジングには職員数の調整、減らした病床を将来どのように使うのか、そもそも使うことができるのかなど検討すべき事項は多岐にわたり、大きな決断が必要となる。ただ、病院建物の老朽化と狭隘化の対策、手術室数の増室を行うことが急務であり、そのために新棟の建築が既に始まっている。新棟が完成（平成 31 年末予定）に引き続いて本館改修工事が始まるので、ダウンサイジングを行うまたとない機会であり、それまでに決断の必要がある。

(4) 研究所のてこ入れ

　病院経営とは直接の関係はないが、北野病院にとって研究所は特別な意味をもっている。北野病院が研究所を持つ病院であることに価値を見い出してくれる患者さんも少なくはない。病院のブランド化を更に推し進めるには、研究所の「てこ入れ」が必須であり、また、大変に有力な方策となる。このことも手つかずの状態であり、近い将来に注力する必要があると考えている。

　以上のように、北野病院の経営改革はまだ緒についたばかりである。私自身の経歴から、どうしても病院の部長や副院長からそのまま院長職についた人よりも大学教授から落下傘で病院長職に就いた友人と話す機会が多い。そのような友人が悪戦苦闘している姿に共感するとともに、大いに力づけられている。

　そのような院長は、皆、実務には経験不足ではあるが、同じ病院に長く勤務していると発生するしがらみとは無縁である。また、教授経験者は自分で判断して、決断する経験は十分にもっていると思う。新米院長である私が試行錯誤しながら、何とか北野病院の経営改革を実行できればと考えている。

3.3
病院経営改革に求められる病院トップのリーダーシップ

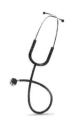

名古屋第二赤十字病院 名誉院長 石川 清

1. はじめに

　近年、病院を取り巻く医療環境は、診療報酬改定、地域医療ビジョン、新専門医制度、働き方改革等様々な変化や課題が起こっている。病院にとって何が正解かわからない、先の見えない混沌とした状況にあるといっても過言ではない。このような複雑な医療環境下の中で、様々な課題を乗り超え安定的な病院経営を行うために、これからの病院トップには卓越した見識と確固たるリーダーシップが求められる。

　本稿では当院が数年前に経験した、病院経営の一大危機とその危機をV字回復で乗り切った経緯を紹介するとともに、その一連の経営改革の経緯を第三者の目から見た分析評価、特に、病院トップのリーダーシップを中心に紹介する。

　ここで第三者の目から見た分析評価とは、高野正人先生が慶應義塾大学大学院経営管理研究科修士課程 MBA 取得に際し執筆された研究論文「急性期病院の経営改革三要諦～12 病院の事例研究から見えてきたもの～（2017 年）」であり、今回、高野先生のご了解を得てその論文の一部を引用させていただいた。（文献 1）

Chapter 3　病院長・幹部の実践

図表 3.3.1　当院における経営改革概要

平成 19 年 4 月	院長就任
	経営的には安定
平成 24 年	全病院的なコーチング導入（1 期生）
平成 25 年	全病院的なコーチング導入（2 期生）
	院内各部署で主体的な動き
平成 25 年 5 月	経営戦略室創設
	病院経営の抜本改革に乗りだす
平成 26 年	診療報酬改定・消費税アップ
平成 26 年	全病院的なコーチング導入（3 期生）
	コーチング中止が検討されるも院長判断で継続
平成 26 年 6 月	院長メッセージ「病院経営の一大危機」
	経営改善委員会設置
	増収対策・費用適正化プロジェクト（人員配置適正化・材料費削減）
平成 26 年 6 月	多剤耐性菌による院内感染で 2 ヶ月間の病棟閉鎖
平成 26 年 10 月	井上貴裕先生を経営アドバイザーとして招請
	DPC 対策強化
平成 26 年 12 月	病院創立 100 周年
平成 27 年	病院経営の一大危機から V 字回復達成
平成 28 年 7 月	JCI 認証取得に向けてキックオフ
平成 30 年 3 月	JCI 認証取得、院長退任

2. 当院の概要と経営の一大危機

　当院は名古屋市東部に位置し、病床数 812 床、職員数 1,831 名の地域の中核病院である。1914 年に結核療養所として開設され、2014 年に創立 100 周年を迎えた。100 年の歴史の中で、歴代院長は首尾一貫した病院の方向性を定め、当院の歴史と伝統を創ってきた。それは救急医療、高度医療、医療連携、

3.3 病院経営改革に求められる病院トップのリーダーシップ

図表 3.3.2

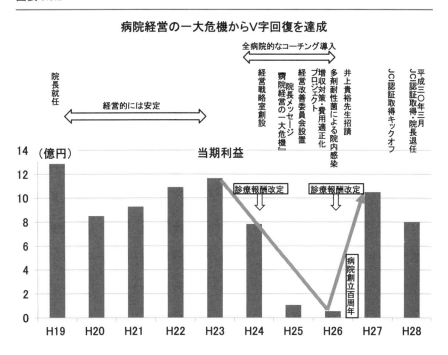

研修医・看護師教育、さらには、赤十字の使命である国内の災害救護、国際医療救援等である。また、ホスピタルミッションとして、①医療の質と安全とサービスでトップレベルの病院、②人材が集まり、人材が育ち、人材を育てる病院、③社会に貢献するモラルの高い病院、を掲げ、それを具体的に実現する取組みを行ってきた。

平成19年に院長就任後数年間は、当期利益は10億円前後で、経営的にはほぼ安定していた。そのため平成20年にDPCは導入していたものの、その対策をほとんど講じておらず、機能評価係数もⅡ群99病院中69位と低迷していた。コスト管理に対する意識も十分であったとはいえず、人員配置による診療報酬加算取得と職員の過重労働軽減目的に平成19年から平成26年にかけておよそ500名もの職員増となっていた（図表3.3.3）。さらに、減価償却費

図表 3.3.3

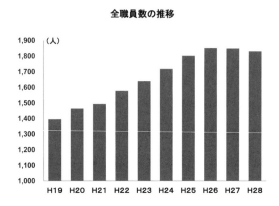

全職員数の推移

は医療機器の購入などの設備投資により毎年約 20 億円を計上し、平成 23 年から平成 25 年にかけては 5 億円の増加となっていた（図表 3.3.4）。もともと高費用体質がさらに悪化し経営を圧迫していたことになる。そして、平成 24 年の診療報酬改定の影響で、当期利益は下降傾向をたどり平成 24 年は 8 億円弱、平成 25 年は 1 億円まで減収となった。さらに平成 26 年の診療報酬改定、消費税アップ、原油価格の高騰による光熱費アップ等の影響、それに加えて、多剤耐性菌による院内感染で 2 ヶ月間の病棟閉鎖による収益減で（付記 1）、大幅な赤字を計上する可能性が現実のものとなり、病院経営の抜本改革に乗り出すこととなった。

3. V 字回復への推移

経営改善の取組みの詳細については、当院の池上健二管理局長の報告（文献 2、文献 3）に譲るが、その概略を紹介すると、平成 25 年 5 月に経営戦略室を創設。平成 26 年 6 月、イントラネットを通じて院長メッセージで「病院経営の一大危機」を訴え、全職員に経営改革への協力を要請した（図表 3.3.5）。そして、院長をトップとする経営改善委員会を設置し、増収対策と費用適正化プ

図表 3.3.4

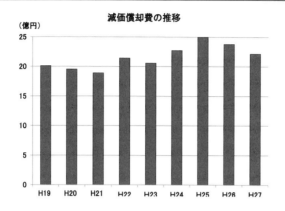

ロジェクトチームを編成した。費用適正化プロジェクトには、さらに人員配置適正化、材料費削減などの部門を設置し組織及び業務の効率化を進めた。また、平成 26 年 10 月、井上貴裕先生を経営アドバイザーとして招請し、DPC対策に特に力を注ぐことになった。井上先生からの指摘事項はトップダウンで迅速に現場に指示、実施した。また、イントラネットトップページに新経営指標の目標値とリアルタイム値を常時掲載し職員の経営に対する意識向上を図った。経営方針を増収増益からコスト削減へと転換し、固定費と変動費の大幅な削減を目指した。固定費対策では人員配置適正化によって人件費をコントロールし、医療機器の購入や設備投資を抑制し、減価償却費をコントロールした。変動費対策としては、材料費のうち医薬品費については後発医薬品率をアップし、診療材料費についてはコンサルティング会社と提携し価格交渉を展開し費用削減を図った。

　これらの一連の取組みが功を奏して、平成 25 年から平成 26 年にかけてほとんどの病院の医業収支が減収となる中、当院は約 2 億円の増収となり当期利益はかろうじて若干のプラスとなり、大幅な赤字転落を免れることができた。そして、平成 27 年、10 億円超の V 字回復を達成した。

図表 3.3.5

院長メッセージ
病院経営の一大危機！ 職員一人ひとりが危機意識を持って経営改善に向けての行動を！

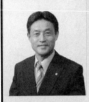

平成26年6月19日

院長メッセージ

病院経営の一大危機！職員1人ひとりが危機意識を持って経営改善に向けての行動を！
「病院経営の一大危機！職員1人ひとりが危機意識を持って経営改善に向けての行動を！」

【緊急院長メッセージ】

病院経営の一大危機！
職員1人ひとりが危機意識を持って経営改善に向けての行動を！

　平成25年度の決算は、本業である医業収支において幾つかの要因が重なった結果とはいえ、5億6千万円という過去に例のない大きな赤字決算となりました。このため昨年から経営戦略室を中心に、赤字となった要因について分析するとともに、対応できることについてはすでに対策を考え実行してきました。しかしながら、診療報酬改定後の本年度に入ってからも、4月、5月と毎月1億円の赤字決算が続いています。このままの経営状況が続けば、本年度の決算は昨年度を上回る大きな赤字になることが予想されます。

院長メッセージに対する池上健二管理局長のコメント

院長は短く強力な院長メッセージをイントラに載せ、職員の意識改革を行った。この手法は政治家がよく使う手法でもある。伝えたいポイントをキャッチーでセンセーショナルなキーワードを使って伝えた。この言葉は職員の心に今までにない危機感を植え付けた。実際には財務状態は安定しており、1年2年の単年度の収支悪化がただちに経営を破たんさせるような状況ではもちろんなかった。約25億円もの減価償却費（内部留保）を計上しても、なんとか当期純利益では黒字を維持できた決算状況であった。しかし、2025年の超高齢化社会に向け、当院は高度急性期病院を目指す。その目標を達成するためには今、高費用体質を改善しておかないと本当に行いたい医療ができなくなるという危機感があった。それが本当の意味での「経営危機」であり、石川院長は危機感を込めてメッセージを発信した。

図表 3.3.6

幹部全員が認定コーチ資格取得

経営の一大危機に対して、幹部が一丸となり、各幹部が高いアカウンタビリティを発揮して、自分の役割に主体的に行動したことが大きな要因であった。

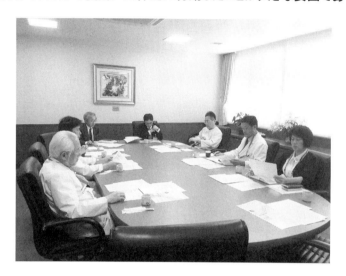

4. V字回復達成の背景にあるもの

　今回の病院経営の一大危機に対してV字回復を達成できたのは、一言で言えば、幹部が一丸となったばかりでなく、幹部はじめ職員1人ひとりが主体的に行動したためであった（図表3.3.6）。その背景にあるのは、3年間の全病院的なコーチング導入（付記2）によって育まれた職員個々のアカウンタビリティ（主体的に自ら進んで仕事の責任を引き受けていくこと）が極めて重要な要因であった。今回のV字回復達成に限らず、コーチング導入後は院内各部署で自発的に起こったいろいろな新たな取組みや、多剤耐性菌による院内感染、JCI認証取得など病院の存続を左右する重大な課題に直面しても、幹部は

Chapter 3 病院長・幹部の実践

じめ職員一人ひとりが高いアカウンタビリティを発揮することによってすべて切り抜けることができた（付記3）。コーチングによる組織改革、すなわち、システミック・コーチング（付記4）の導入がなければ今回のV字回復達成は成し遂げられなかったといっても過言ではない。

5. リーダーシップに関して第三者の目から見た当院の組織改革（高野正人先生の論文から引用）

(1) リーダーの動きに関するKotterが提唱する8段階の変革プロセス（図表3.3.7）

　Kotterが提唱しているリーダーの動きに関する変革のプロセスは（文献4）、まず職員に危機意識を醸成するファーストステップから始まり、組織改編、ビジョン・戦略の策定と周知徹底、職員の自発性の醸成、そして短期的な成果を生む第6ステップまではどこの病院も概ねリーダーシップを発揮し遂行されている。しかし、経営改革で最も重要なのは次の第7、第8ステップである。すなわち、経営改革の成果をもって次なる段階へ進むこと、新たな組織文化を育むことにある。それがなければ折角経営改革で培った貴重な経験が水泡に帰すことになりかねない。これを成し遂げるのが病院トップの役割であり、真に必要な改革の行方はひとえに病院のトップが卓越した見識と確固たるリーダーシップをもって決断実行できるかどうかにかかっている。

(2) 石川院長の病院改革8段階プロセス（図表3.3.8）

　石川院長の今回の経営改革における動きは、Kotterの変革8段階のプロセスに極めて良く合致している。これらのプロセス1つひとつが極めて短期間に、しかも実効性の高い状態で実践された点は特筆すべきものがある。その理由として院長曰く、当院には非常に優秀な人材がそろっていたからという。しかし、人がそろっているだけで物事を成し遂げることはできない。職員のやる気を起こさせ、モチベーションを維持し、同じ方向に向かって組織が一丸と

3.3 病院経営改革に求められる病院トップのリーダーシップ

図表 3.3.7　リーダーの動きに関する Kotter が提唱する 8 段階の変革プロセス
　　　　　大規模な変革を推進するための 8 段階のプロセス

1. 危機意識を高める
2. 変革推進のための連携チームを築く
3. ビジョンと戦略を生み出す
4. 変革のためのビジョンを周知徹底する
5. 従業員の自発を促す
6. 短期的な成果を実現する
7. 成果を生かして、さらなる変革を推進する
8. 新しい方法を企業文化に定着させる
（出典：企業変革力　JP Kotter 著　梅津裕良訳 2002）

なって奮闘する雰囲気を醸成すること、これがリーダーシップの本質というこ
とになる。そして、そのリーダーシップを最大限発揮できる条件を整える秘訣
がコーチングであったと考える。経営危機の間も周囲の反対を押し切ってトッ
プダウンの決断でコーチングを継続したことは、今回の経営危機を乗り越える
ための極めて重要な決断ポイントであったのではないかと考える。石川院長は
リーダーシップとは何か、リーダーとはどうあるべきかを自らの中に明確に形
創ったうえで、今回の経営改革に臨んでいたと考えられる。石川院長の一連の
言動と V 字回復という成果がそれを物語っているといえよう。

　この経営改革の成果を踏まえて、今は第 7、第 8 ステップへと歩みを進める
段階にある。さらなる変革をどのように定義すべきであろうか？この経営危機
を乗り越えた今、そのプロセスの延長線上で最高の病院を再度ビジョンとして
掲げ、病院の変革プロセスとして継続できるだろうか？いや、それは不可能で
ある。なぜなら今回の経営改革のプロセスと病院改革のプロセスは全く異なる
ステップを進んでいるからだ。しかも、経営改革のプロセス自体もまだ道半ば
であり、全く予断を許さない状況にある。というのも、平成 28 年の経営指標
が平成 27 年ほどの勢いがなく、さらに平成 29 年は前年割れの数値が続いて

Chapter 3　病院長・幹部の実践

図表 3.3.8　Kotter の 8 段階の変革プロセスの応用
　　　　　　石川院長の病院改革 8 段階プロセス

1. 危機意識を高める
　　経常利益の急減を目のあたりにし、院長自らが過去の反省とともに現状の認識を新たにした。
　　職員全員にイントラネットを通じて"病院経営の一大危機"と銘打ち現状を強く訴える
2. 変革推進のための連携チームを築く
　　経営改善委員会の設置とプロジェクトチームの整備
　　病院幹部及び職員への協力要請
3. ビジョンと戦略を生み出す
　　経営方針のシフトというビジョンのもと、それまでの増収増益重視からコスト削減重視へと軸足を移し、安定的黒字体質を目指す
4. 変革のためのビジョンを周知徹底する
　　コーチングにより培われたアカウンタビリティが効力を発揮し、幹部や組織のリーダーが率先して提言と実践を継続した
5. 従業員の自発を促す
　　職員から 80 項目を超えるコスト削減策や増収案が提言
　　コーチング効果により問題を自分事として捉え、発言・行動する姿勢が醸成
6. 短期的な成果を実現する
　　改革開始 1 年後には医業利益が反転し、経営赤字への転落を阻止
7. 成果を生かして、さらなる変革を推進する

8. 新しい方法を企業文化に定着させる

（出典：企業変革力　JP Kotter 著　梅津裕良訳 2002）

3.3 病院経営改革に求められる病院トップのリーダーシップ

いるのである。石川院長は本年3月をもって定年退職される予定である。この難局にあって名古屋第二赤十字病院という巨艦のかじ取りを任される次なるリーダーの責務は極めて重い。

6. 次なる病院トップへ私からの提言

　高野先生が指摘しているように、V字回復を達成したあとの第7ステップ（成果を生かして、さらなる変革を推進する）、及び、第8ステップ（新しい方法を企業文化に定着させる）で、いかなる改革を進めていくかが重要な課題となる。幸い、平成30年3月、私の退任直前にJCI認証を取得できたことは大きな意味がある。V字回復のめどの立った平成28年の年頭、JCI認証取得を目指すことを決定し、約2年間の全病院挙げての取組みによりJCI認証を取得した。この2年間の取組みの中で、職員の中には、常に改善を求めるJCIのミッションを遂行するためにPDCAサイクルを廻し続ける文化が醸成されつつある。これは第7ステップのJCI認証取得という成果を生かして、さらなる変革を推進する手段となり得る。そして、すべての課題にPDCAサイクルを廻すことが組織風土として定着すれば第8ステップもクリアできることになる。今後の当院の組織改革のキーワードはJCI認証取得であるといえる。

7. 高野正人先生が提唱する急性期病院の経営改革三要諦

　高野先生の研究の概要は、経営危機を克服した11の急性期病院の事例から経営改革に共通する要素を抽出し、同様の危機を克服した当院の事例と定性・定量の両面から比較検討したものである。その結果、当院の経営改革においてもその要素がすべて該当することが判明したという。そして、急性期病院の経営改革を成功裏に導く次の3要諦が重要であると結論付けている。
①　組織改革にあたっては、人事・組織マネジメント、事業戦略、経営財務、リーダーシップ、4つのフレームすべてにおいて対策を立案し実行すること

Chapter 3　病院長・幹部の実践

②　経営改革における必須対策は、意識改革、組織改革、地域医療連携強化、病床再編、固定費削減、変動費削減、メッセージ発信、トップダウン形式、トップの責任の明確化、である

③　これらは、病院規模や経営形態によらず、あらゆる急性期病院において普遍的に応用可能である

そして、経営改革に共通するアプローチを次のようにまとめた。

『まず経営トップが危機を認識し、その責任を明確にした上で職員に状況を周知させる。そして職員全体に危機意識を醸成し、今後の組織改革の行動推進と痛みへの地ならしをする。改革遂行を円滑に進めるために組織改革を断行し、迅速かつ的確な状況分析のもと、意思決定が確実に現場に届くように組織を調整する。財務的にはコスト管理を固定費・変動費の区別なく行うとともに、事業戦略として患者増と病床利用率増を図るべく、積極的な病棟調整と地域医療連携の強化を推進する』。

【付記1　多剤耐性菌による院内感染】

　平成26年6月、海外から受け入れた患者に端を発した多剤耐性菌による院内感染は大きな社会問題となり、まさに「病院の一大危機」とも言える出来事であった。約2ヶ月間にわたる病棟閉鎖を余儀なくされ経営的にも大きな痛手となった。しかし、徹底した感染対策で約2ヶ月後には完全に終息させることができた。この危機的な状況を乗り切ることができた一番の立役者は現場のスタッフであった。先の見えない状況に加え、さらなる感染拡大の脅威、経験したことのない感染対策等々、スタッフには計り知れない大きなストレスがあった。しかし、この厳しい現実を受け入れ"私たちがやります。耐性菌がいなくなるまで頑張ればいいんですね"という非常にアカウンタビリティの高い姿勢で取り組んだ。この背景にあったのは、日頃から所属長がスタッフに対するコーチングを用いたリーダーシップを発揮し、スタッフのアカウンタビリティを高めていたことが大きな要因であった。組織、あるいは個人が課題に直面した際、厳しい現実を見つめ、自ら考え主体的に行動するアカウンタビリティの重要性を再認識する出来事であった。

3.3 病院経営改革に求められる病院トップのリーダーシップ

【付記2 全病院的なコーチング導入】

平成 24 年の年頭、平成 26 年 12 月に創立 100 周年を迎えるにあたって、「最高の病院になる」という一大目標を掲げ、その目標を達成するための手段として全病院的なコーチングを導入した。「最高の病院」とは職員が日々の仕事にやりがいを持ち、自分たちが行っている医療やサービスは最高であると信じ、患者さんが自分たちの受けている医療やサービスは最高であると信じている病院、つまり、職員満足度と患者満足度の両方が高い病院である。平成 24 年から平成 26 年までの 3 年間、毎年、プロのコーチから直接コーチングを学ぶ 25 名、その 25 名からコーチングを学ぶ各 5 名の 125 名の合計 150 名が（株）コーチ・エイの医療者向けのコーチング・プログラム（MCTP：Medical Coach Training Program）に参加した。そして、3 年間で全職員の約 25 ％に当たる 450 名の職員がコーチングに参加した。平成 27 年には 75 名の職員が日本コーチング協会認定の認定コーチとなった。その後も認定コーチを中心に、コーチングを病院の風土とすべく、リーダーのリーダーシップ育成等に取り組んでいる。組織改革目的に全病院的にコーチングを導入したのはわが国では当院が初めてである。

【付記3 JCI 認証取得】

当院のホスピタルミッションの 1 つである「医療の質と安全とサービスでトップレベルの病院」を実現するために JCI 認証取得に取り組んだ。JCI（Joint Commission International）認証とは、「患者安全と医療の質の向上」について世界で最も厳しい基準を持つ医療施設評価機構である。認証は 3 年毎の更新があり、常に改善が求められる。JCI 認証取得には全病院的な、継続的な取組みが必要であり、全職員が一丸となって取り組む必要があった。JCI 認証を取得することは、患者さんや社会から絶大な信頼を得ることになり、また職員の大きな自信にも繋がることになる。

【付記4 システミック・コーチング】

最近、多くの企業・組織が人材開発、リーダーの育成、組織風土改革の目的にコーチングを導入している。コーチングはいま「個人が学ぶスキル」から「組織改革の手段」へとその活用の場が広がっている。システミック・コーチングのシステミック（systemic）とは、「組織全体に働きかける」ことを意味し、システミック・コーチングとは「組織改革型コーチング」と言うことがでる。組織改革に不可欠な要素の 1 つが、リーダーのリーダーシップであり、それを向上させることで組織全体に働きかけ、組織改革を行うことができる。

図表 3.3.9

職員一丸となった取組みでJCI認証を取得

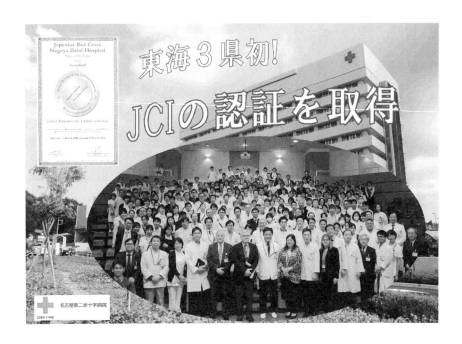

(文献)
1. 高野正人　急性期病院の経営改革三要諦〜12病院の事例研究から見えてきたもの〜慶應義塾大学大学院経営管理研究科修士課程　EMBA　研究論文　2017年
2. 池上健二　名古屋第二赤十字病院　経営改善の取組み　186-203　井上貴裕編著　戦略的病院経営マネジメント　財務分析・管理会計　清文社　2016年
3. 池上健二　リーダーについて書くときに私の思うこと　343-359　井上貴裕編著　成功する病院経営　戦略とマネジメント　ロギカ書房　2017年
4. Kotter JP, Diamondハーバードビジネスレビュー編集部　黒田由貴子・有賀裕子（翻訳）『リーダーシップ論：人と組織を動かす能力』第2版　ダイアモンド社　2012　x　273pp

3.4
病院マネジメントについて
―聖隷、日本病院会での経験を踏まえて

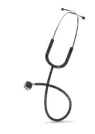

日本病院共済会代表取締役・日本病院会名誉会長・前聖隷浜松病院総長　堺　常雄

1. はじめに

　1970年に医学部を卒業したが、波乱の6年間だった。当時、学生時代はあまり勉強をせずに入局してから勉強するというのが風潮だった。ご多分に漏れず6年間クラブ活動のテニスに心血を注いだ。しかし5年、6年のときは医学部紛争の真っただ中で好むと好まざるにかかわらず学問とは程遠い生活に明け暮れることとなった。卒業式もなく、卒業証書も事務室で総務課長さんからいただいた寂しいものだった。幸い、学生時代に後にメンターになる植村研一先生に出会い、その導きによりアメリカで脳神経外科と関連する科の研修を受けることとなった。1979年に日本に戻り、植村先生が主宰する浜松医科大学脳神経外科でお世話になった。しかし2年もたたないうちに聖隷三方原病院勤務となり11年後には聖隷浜松病院に移ることになった。1981年から36年間に両聖隷病院で学んだことが私の日本での臨床経験のすべてであり、医療・福祉に対する考え方に大きな影響を及ぼすことになった。2010年から2017年までの7年間は日本病院会会長として会員の皆さん、関係した多くの方々にお世話になり、これまでとは違う面での経験を積むことができた。

　以下に、この間に学んだ病院マネジメントについて述べてみたい。

2. 聖隷の始まり

　聖隷浜松病院の設立母体である聖隷福祉事業団は1930年に設立された。当時は不治の病と言われた結核で困っている患者のために、医師でも看護師でもない数人のクリスチャンの青年達が世話をしたのが原点である。ニーズがそこにあったから始めた事業であり、キュアではなくケアが出発点だった。

　聖隷という名前は珍しく、聖書のヨハネによる福音書、最後の晩餐の場面に由来している。キリストが弟子たちの足を洗った後で「わたしがしたとおりにあなたがたもするように」と言っているが、当時、人の足を洗うのは奴隷の仕事であった。ここから「聖なる僕（しもべ）」、聖隷という名がつけられたのである。

ニーズの先取り

　聖隷の設立がそうであるように、ニーズの先取りは聖隷の創設者の1人の長谷川保さん（職員は親しみを込めて「保さん」と呼んでいた）が常に心掛けていた課題であった。

　具値的な事例を示すと、1つは保さんが1971年に提案した「聖隷医科大学構想」である。これ自体は浜松市、静岡県でのローカルな話題であった。もちろん、職員、市医師会・行政、ほとんどの人がこの唐突な構想に反対したのだったが、彼の設立の目的は2つあった。当時問題となっていた不足しているへき地医療を担う若手医師を育成したいという身近なことと、医療を学びたくてもそれができない東南アジアの優秀な若者を招聘して医学教育と初期の卒後臨床教育を提供して、その後に母国で活躍してもらいたいというグローバルなものであった。ちょうど、医学部紛争直後の話であり、彼の考えに理解・賛同を示すものはいなくこの計画は立ち消えとなった。しかし、1974年の浜松医科大学の浜松市への設置、2017年4月の国際医療福祉大学医学部の開設を目の当たりにすると、その先見性にびっくりするのである。

3.4 病院マネジメントについて―聖隷、日本病院会での経験を踏まえて

それから10年後、彼は1982年に聖隷三方原病院の一般病棟の中で、日本で初めてホスピス活動を開始した。実際に彼が考えていたホスピスは5階建ての建物を造り、がんの末期患者だけではなく今後増えるだろう認知症患者（当時は「ぼけ老人」と言われていた）や心臓病・脳卒中等で障害を持ち自宅では生活できない方々の世話もするというものであった。この考えにも皆がついていけずにがん患者のケアに特化した「ホスピス（緩和ケア病棟）」となったのである。私が聖隷三方原病院に勤務したのが1981年で、ホスピスの初代所長の原義雄先生とは就職が同期だったので、この間の経緯は目の当たりにしている。現在、多くの医療機関が認知症患者の対応に苦慮していることを考えると、保さんの先見の明に驚くばかりである。

付け加えて言えば、保さんは1946年から7期衆議院議員として国政に係わり1963年の社会福祉法の制定にも大きく関与していた。その活動の一環として聖隷では全国に先駆けて特別養護老人ホームの先取りとして「浜松十字の園」を1961年に開設している。

このように、10年ごとに時代の先取りをする事業に取り組んできたことになるが、利用者の将来のニーズを的確に見極めていたことがうかがえると同時に、ニーズの先取りを実現するのがいかに困難かも知らされる。

3. 聖隷三方原病院で学んだこと

長谷川保さんとの出会い

私が三方原病院に勤務したころ、保さんはすでに事業団の会長となり一線からは離れていた。当時、軽い脳梗塞を患い、脳神経外科外来でのフォローを通じて継続的な付合いをもつこととなった。彼が私に期待したことは脳神経外科をはじめとした急性期医療の確立・充実と、浜松医科大学出身ということで大学との連携強化、人材確保であった。「先生はやりたい医療を追求して、優秀な医師をどんどん大学から呼んでください。必要なことは事務方が何でもサポートします」ということだった。この病院を地域有数な病院にすべく頑張ろ

Chapter 3 病院長・幹部の実践

うという気概が当然わいてきた。心がけたのは主に脳神経外科・救急部門・手術室・リハビリ部門・放射線部門・検査部門等の充実であり、急性期医療を行う病院への変換が図れたと思っている。

保さんの最大の教えは、後で詳しく述べる「隣人愛」の精神であり、困っている「隣人（となりびと）」のために最善を尽くすことがいかに大切かということであった。

4. 聖隷浜松病院での取組み

聖隷浜松病院の医療の原点

聖隷浜松病院は、聖隷福祉事業団の創立後30年ほど経ってから開設された。結核はすでに不治の病ではなくなり、代わりに増えだしたのが心臓血管系の疾患であった。それと当時、浜松では自転車に小型のエンジンを載せた乗り物が造られ移動手段として多く利用されており、交通事故による頭部外傷が増えてきていた。そのため心臓血管系と頭部外傷の治療を始めようと1962年に114床で聖隷浜松病院が開設された。地域ニーズの先取りをすることが当初の課題の1つだった。浜松にはすでに2つの公的病院があるのに民間病院をつくるのかと議論になったが、先人達が考えたのが病院は何のためにあるのか、3つ目の病院の存在理由は何かを考えそれを追求することだった。目指したのは最初から急性期・高機能医療であり、職員のやりたい医療を実現させようとした。注目すべきは理念の達成が最重要課題ということである。「おかげ様で立派な病院が出来ました。けれども神様、もしあなたのご用に立てなかったら、いつでもつぶして下さい」という、病院開院式典での保さんの言葉がそれを物語っている。

病院長のリーダーシップ：継続と変革

1992年4月に、それまで11年間勤めた聖隷三方原病院から同じ浜松市内の姉妹病院、聖隷浜松病院に移ることになった。結核の療養・医療から急性期

図表 3.4.1

院長就任にむけて（修正）
1996年8月26日

"人間中心の医療（People Oriented Services）" の追求と
"病院の再生（Regeneration）" を目指して

　今回、聖隷浜松病院では初めての院長交代が行われ院長に任命されることになり
ましたが、この機会に今後どのようなことを考えて病院運営をしようとしているのか述べて
みたいと思います。
　‥新たな方向性を持って再出発する必要があると思います。それにはまず原点に戻って
考えることが重要です。‥‥
　これから当院の向かう路は全職員の力を結集して初めて開けるものと思っています。
一丸となって前進していただきたいとお願いします。

病院に変化した三方原病院と、最初から急性期・高度医療を目指した浜松病院
とは性格・運営形態は当然のことながら大きく異なっていた。

　浜松病院に移りまず行ったのは、時間のあるときに図書室へ行き、機関紙
「聖隷」を中心に中山耕作先生が院長就任以来に書いた文書等に目を通し、浜
松病院の歴史、事業方針・内容等を理解することだった。そしてわかったの
は、活力があり可能性を秘めた面白そうな病院であるということだった。

　1996 年 9 月に 33 年間、初代病院長として聖隷浜松病院を築き上げてこら
れた中山院長の後を受け継ぐこととなった。浜松病院の医師の中には創設以来
病院の発展に寄与してきた医師も多く、同じ事業団の病院から移ったとはいえ
未知数の者に院長が務まるのかと危惧する向きもあった。そこで考えたのは何
はさておき職員に私の考えを伝え、同じベクトルで同じ目標に向かっていくこ
とが先決だろうということであった。院長就任の前の週に、全職員あてに以下
のメッセージを発信した（**図表 3.4.1**）。いま読み返せばずいぶん大仰な言い回
しであるが、今なら「人間中心の医療」は「利用者中心の医療」であり、
「People Oriented Services」は「People Centered Services」ということになる
のだろう。

Chapter 3　病院長・幹部の実践

　次に行ったのは理念の変更であった。「より良い医療をやさしく安全に」と
いうそれまでの病院理念を、「私たちは利用してくださる方ひとりひとりのた
めに最善を尽くすことに誇りをもつ」に変え、利用者中心の医療提供を目指す
方向性を明確にした。新しい理念は、副院長、事務長、総婦長はじめ数名の幹
部職員と泊りがけでブレイン・ストーミングを行い決めたものである。

　この後に病院は大きな戦略変換を行ってきた。1つは病院理念の周知徹底と
共有化である。2つ目は提供する医療の変換であり、自己完結医療から地域連
携医療へ、また外来型から入院型医療提供への変換を行った。3つ目は組織改
変であり、情報センター、経営支援会議、臨床研究管理センター、研修セン
ター等を創設して組織横断的に医療の質と効率の向上を図った。

　ここで重要と考えたのは病院理念を変えたからすべてを変えるのではなく、
今まで築き上げた素晴らしい経験・実績の上に新たな病院像を創ろうというこ
とであった。「継続は力なり」されど「変革も力なり」である。

聖隷の精神的バックボーン

　院長になって間もない頃、「社会福祉法人である聖隷福祉事業団が利潤を追
求してよいのか？」という率直な質問を職員から受けた。聖隷が行う事業の精
神的バックボーンにプロテスタンティズムがあった。マックス・ヴェーバーの
「プロテスタンティズムの倫理と資本主義の精神」の中に書いてある「利潤を
むさぼるのは罪悪である。だが、隣人が本当に必要としているものを自らの労
働によって生み出し、適正な価格で市場に供給することで得た利潤は、貪欲ど
ころか善行の結果である。この場合の労働は救済の手段であり、利子・利潤は
隣人愛を実践したことの証である」という箇所を説明して納得を得ることがで
きた。

　このように病院が選ばれ続けるためには、職員が納得の上で一丸となって利
用者中心の医療を追求することが重要と考えている。

238

図表 3.4.2

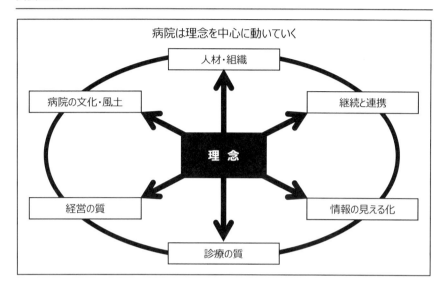

環境の変化に適応した病院づくり（図表 3.4.2）

21世紀に入り高齢社会への突入等から医療を取り巻く環境は大きく変化し、「医療崩壊」という言葉に代表されるような社会問題となってきた。医療費増加が懸念され、行政による医療制度改革は医学的最適性よりも経済的最適性が優位の改革となった。

そのような状況だからこそ、われわれは医学的な観点から最適で、社会的な観点から公正でしかも経済的な観点から効率的な医療サービスを提供しなければならないことを再確認する必要が出てきた。これらの大きな変化に対して、理念を中心とした、1）人材と組織、2）継続と連携、3）情報の見える化、4）診療の質、5）経営の質、6）病院の文化・風土をキーワードとした病院運営を行っていくこととした。

1）人材と組織

当院では職員も利用者の1人と認識しており、人材は理念に次いで重要な

ものと考えている。病院は専門職集団からなっており、職員はまず自分の専門に精通していることが要求されている。しかし組織全体を考えた場合、専門の枠を超えて病院を統合的に考えることのできる人材を育成することも重要である。例えば、当時の事務長は放射線技師であるが、院内・院外の研修、事業団他施設勤務を通じて病院全体の管理が可能な力を身に付けるにいたっている。人材は自然に育成されるものではなく、人材確保、教育・研修等は不可欠であり、そのための投資を惜しんではならない。

また、聖隷事業団の中では病院が人材の供給源となっており、その意味でも当院における人材育成は重要課題である。

組織としてはルーチン業務に欠かせない縦割り機能と、病院を統合的に管理できる横の連携機能の両方が必要と考えており、次長クラスが後者の役割を果たしている。具体的には局部次長会議、経営企画会議がそうである。

病院の最高意思決定機関である管理会議の下の経営支援会議が組織横断的な管理を担っている。

2) 継続性

利用者中心の継続性として内的継続性と外的継続性が考えられる。内的継続性としては診療面での予防・診断・治療・介護、あるいは出生前の医療からターミナルケアまでという考えがある。聖隷事業団はすべてをカバーしており、その中での聖隷浜松病院の位置付けがなされている。また、継続的な人材育成も大変重要であり、各職種における卒前・卒後教育、生涯教育・学習に力を入れている。

外的継続性は地域連携を通した継続性である。当院で出来ることと出来ないことを見極め、地域医療機関・大学との連携を深めている。医療提供体制の整備を視野に入れた地域連携として脳卒中センター（地域連携パス利用）があり、聖隷小児・周産期センター構想も検討した。脳卒中患者の診断・治療の救急対応では、脳卒中科のない近隣病院とテレメディスンを活用した遠隔医療を行ってきた。

3.4 病院マネジメントについて―聖隷、日本病院会での経験を踏まえて

3）情報の見える化

　医療はブラックボックスでわかりにくい。また、医療情報は非対称であると
いわれて久しいが、病院には種々の情報があるにもかかわらず職員1人ひと
りが共有しているわけでもなく質の向上と効率化に益していたとは言いがた
かった。病院としても医療パフォーマンス（どのような利用者に、どのような
医療を、どれくらいのコストで行い、その成果はどうか）を十分に把握しては
いなかった。情報センターの創設により情報の収集・統合・分析・活用を図っ
た。電子カルテの導入と相まって、プロセス・アウトカムの可視化を目指して
いる。さらには十分な医療パフォーマンスの把握が目指すところである。今後
の課題としては利用者・地域との情報共有化を考えている。

4）診療の質

　医療をアクセス、量、質の観点、あるいは構造、プロセス、成果の観点から
見ると、当院の発展の過程ではどうしてもアクセス・量、あるいは構造・プロ
セスに重きを置かざるを得なかった。それでも医療の質（安全）をやらなかっ
たというわけではなく、新生児医療、倫理委員会の立上げ、第三者評価の受
審、患者アドボカシー導入、治験推進などを他に先駆けて行ってきた。医療評
価委員会、病院安全管理委員会、サービス向上委員会などが中心となって質
（安全）の向上に努めてきた。安全と医療の質とは表裏一体の関係にあり、当
院では非加熱製剤によるHIV感染、透析センターのHVC感染などの経験を
通して病院全体の取組みを行ってきている。

　今後の課題としてはプロセスから成果へということで、クリニカル・イン
ディケーター、ベンチマーキング、治療成績の公表、PDCA活動の定着など
を通した継続的な質の向上がある。効率の面ではDPCのもと、クリニカル・
パスの充実、医療コストパフォーマンスの把握、cost effectivenessの追求など
を一層進める必要がある。

Chapter 3 病院長・幹部の実践

5) 経営の質

経済的最適性優位の世の中で、しかも公的でない病院が理念を追求して医療を展開していくのは至難の業である。そのためには健全な経営基盤に裏打ちされた事業を行っていく必要がある。具体的にはエビデンスに基づいた運営、先を見越した経営、診療報酬以外の財源確保等が大切である。

エビデンスに基づいた運営では情報の有効利用と BSC の導入・活用を行っている。また、今まで行ってきた部門別成果計算の精度アップと、疾病別成果計算・医師別成果計算を実用化している。

診療報酬以外の財源確保では治験・臨床研究へ積極的に係わってきており、また医療機器メーカーと連携した機器開発等にも関与している。

これら経営事務部門で獲得したノウハウは事業団の他病院でも活用されている。

6) 病院の文化・風土

このように行ってきてはじめて病院の文化・風土が出来上がり、職員も聖隷らしい医療展開を行っていくことが可能になってくる。この段階で最初の人材・組織のステップに進みこのサイクルを回すことにより、更なる進歩へと繋げることができる。

病院経営の「見える化」（図表 3.4.3）

病院経営の「見える化」で基本となるのは情報・プロセスの明確化と説明責任である。次に、「見える化」の基盤構築として組織構造の最適化、プロセスの簡素化・標準化、情報の統合管理がある。その中では診療の質、医療の安全、経営の質・効率が可視化の目標像になり、BSC を利用した中長期計画を構築することによって経営の「見える化」が可能となってくる。このように「見える化」を進めることによって健全な病院経営ができるものと考えている。聖隷浜松病院では「見える化」の基盤構築として医療情報センターを整備し組織横断的な活動を行ってきた。

図表 3.4.3

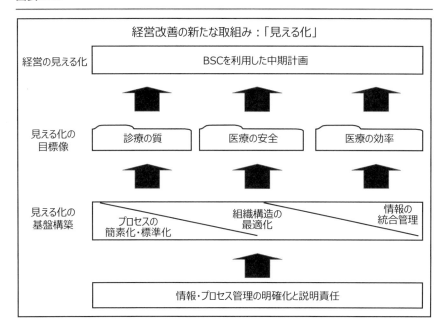

　何のために「見える化」をするのかといえばいくつか考えられる。①「診療の質」向上、②「医療の効率化」、③「経営の効率化」、④「情報の共有化」、⑤「人材確保・育成」のためということがそうであり、それぞれが病院の運営の場面で達成されてきた。

BSC を用いた病院経営 （図表 3.4.4）

　ハーバードビジネスレビューの 2000 年 9 月・10 月版で BSC のことを初めて知った。当時、病院では中長期計画を作成してもなかなかしっくりこなかった。重点施策と目標の関連性が取りにくい、目的達成度把握、組織全体のベクトル統一ができない等の問題点があったためである。また、従来のやり方では財務的視点に偏りがちであり、しかも経時的な事業展開には適切ではないなどの理由からこれらを改善すべく BSC を導入することになった。準備を経て、

Chapter 3　病院長・幹部の実践

図表 3.4.4

```
                    何故、BSCか？
  o  今までのやり方
     ●  経時的な視点が少ない
     ●  財務的評価が主になりやすい
     ●  他との連携が不明確
  o  どうすれば良いか
     ●  将来の発展性まで含めた指標が必要
     ●  包括的な業務評価システムが必要
  o  具体的にはどうするの
     ●  利用者価値をどのようにしてつくっていくのか
     ●  病院は知識集約型のサービス産業なので
        人的資源の集約・専門知識の組合わせ
        →  良いサービスの提供　を考える
     ●  その価値創造戦略を記述し、測定するツールが必要
     ●  職員が同じベクトルで考え、行動する
```

2005 年 2 月に BSC を試行的に導入し、2006 年から本稼働となった。

　BSC を利用する上で留意しなければならないのは、これはあくまでもマネジメントツールの 1 つであり、特に BSC でなければならないということではない。BSC に書き込むことが目的ではなく、最終目的は質の高い医療を提供することであり、どれであれ選んだマネジメントツールを活用して「診療の質」と「経営の質」をバランスよく担保・向上させなければならない。

「診療の質」の担保・向上：「てんかんセンター」の開設

　病院が常に心がけなければならないのは「良質で安心・安全な医療を効率よく提供する」ことである。そのためには「診療の質」と「経営の質」の担保が重要である。「診療の質」については、地域・行政ニーズを先取りして職員のやりたい医療を提供しそれが適切に評価される必要がある。このような医療提供が可能になることは利用者のためになるばかりではなく現場職員のインセンティブ向上にもつながり「経営の質」の担保にもつながってくる。具体例とし

244

3.4 病院マネジメントについて―聖隷、日本病院会での経験を踏まえて

て「てんかんセンター」の開設について述べる。

　わが国のてんかん有病率は 1,000 人に 5 – 8 例、うち難治性てんかんは 36 ％を占めている。しかしながら実際の診療では米国に大きな後れを取っており、先進的な医療の恩恵を受けることのできない患者が多くいた。この問題を解決すべく、てんかん診療に興味のある脳神経外科医をキーパーソンとしてアメリカで研修を受けてもらい、院内外から必要な人材をリクルートしチーム医療体制を整えた。次に設備・機器整備を行い 2008 年 4 月に「てんかんセンター」を立ち上げ診療を開始した。すでに手術件数はわが国有数となり、国内での新たなてんかん診療の啓蒙にも努めている。今まで日本では行われていなかった新たな迷走神経刺激療法も導入し保険収載も獲得できた。結果的にてんかんに興味を持つ若手医師の確保にもつながっている。「やりたい医療」の追求が「診療の質」の向上につながった事例である。

　「診療の質」の担保に欠かせない第三者評価も、医療機能評価機構の評価や国際評価である JCI 認証をはじめ必要と考えられる認証・評価を受けている。

医師のキャリアパスと地域連携 （図表 3.4.5）

　人材の育成は , 病院にとり最大の課題の 1 つである。特に医師の確保、教育・育成は病院の存続・発展に欠かせない。図は聖隷浜松病院の医師のキャリアパス構築を示している。医学部学生の卒前臨床実習から初期研修、後期研修（専攻医研修）、フェローを経てスタッフになりその中から幹部職員になる、あるいは開業するというキャリアパスである。この間、大学病院・他病院との交流はもちろんだが、例えば、地域外の病院で研修を受け浜松で開業を希望する医師の開業前研修あるいは育児等から戻った女医等の復帰支援も積極的に行ってきた。特筆すべきは開業支援である。本院勤務の後に地域で開業を希望する医師への必要な支援を行ってきている。聖隷浜松病院の理念を理解した医師が地域で開業し、有機的な病診連携ができる仕組みは利用者・医師会等の理解も得られ順調に機能している。

245

図表 3.4.5

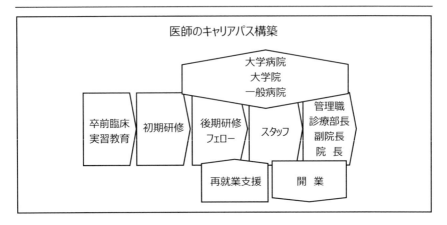

5. 日本病院会での取組み

継続と変革

　創立60周年を迎える節目のときに日本病院会会長に就任し責任の重大さを感じるとともに、会員のニーズに応えるには何をやるべきか考えた。何よりもこれまで日本病院会を支え続けた方々、リードしてこられた先人たちの考えや伝統を継続しつつ新たな一歩を踏み出したいと考えた。この継続と変革の重要性及びその他のマネジメント手法はもちろん、聖隷浜松病院での現場経験に基づくものであった。

日本病院会会長としての主な取組み（図表 3.4.6）

　この間の主な取組みは以下の通りであるが、各事業は担当副会長・委員会の主導で行われている。

「診療の質」と「経営の質」の担保・向上

　「診療の質」の向上では QI（Quality Indicator）プロジェクトとして QI 活

3.4 病院マネジメントについて—聖隷、日本病院会での経験を踏まえて

図表 3.4.6

```
                  日病会長としての主な取り組み
    「診療の質」と「経営の質」の担保・向上
        「診療の質」向上：QI推進事業
        「経営の質」向上：「人材育成」、「見える化」と中堅職員育成研修
        中小病院の経営支援：JHAstis
    「人材の確保・育成」
        病院に必要な職種・質・数の担保、病院総合医の育成
        日本病院会は組織団体 → チーム医療の推進
    「見える化」の実現：情報の利・活用
        正確な情報収集・分析による現状把握 → 望まれる改善
        エビデンスに基づいた政策提言
    「地域連携の推進・地域医療の確保」
        都道府県支部・病院協会活動の支援
        中小病院の役割と生残り策の検討・支援
    「国際活動」
        国際病院連盟（IHF）、アジア病院連盟（AHF）
        ICD11改定に関するWHO支援
```

動の啓蒙、参加会員病院の増加、情報の開示・共有化を図っている。参加施設はプロジェクト開始時2010年度の30施設から2017年度の348施設へと増えている。同様の試みは他団体でも行っているが可能ならオールジャパンのプロジェクトとしてまとめ上げたいと願っている。

　「経営の質」向上は「人材の確保・育成」・「見える化」等の事業と連携して行われている。中小病院経営支援事業の事例を次に示す。

　日本病院会は大病院中心という誤った認識を持たれているが、実際には会員病院の50％が200床以下の中小病院である。多くの中小病院はDPC病院ではないので、経営状況が診療報酬改定などで反映されることは少なく、これら病院の経営努力は困難を極めている。

　このような状況に対応すべく中小病院の役割と生残り策の検討・支援を中小病院委員会の活動を通して行っている。経営支援策としては出来高算定病院経営支援事業（JHAstis活動）を行ってきた。これはレセプトデータを活用して経営の「見える化」を行い経営のアドバイスをするというものである。経営を

Chapter 3　病院長・幹部の実践

図表 3.4.7

日本病院会の中小病院経営支援
o　出来高算定病院経営支援事業（JHAstis）
o　経営を支える4本の柱
＊　経営状況の可視化
＊　他院との比較分析で立ち位置を示す
＊　成功事例 → 加算算定率向上
＊　診療報酬改定関連のレポート
o　対　象：
＊　日本病院会の正会員かつ出来高算定病院（約1,300/2,460病院）
o　参　加：145病院（平成29年1月現在）
o　協　力：グローバルヘルスコンサルティング・ジャパンと業務提携

支える４本の柱を中心とした経営支援を行っており好評である。（**図表 3.4.7**）

「人材の確保・育成」

　会員病院にとり人材の確保・育成は最重要課題の１つであり、必要な職種・質・数の担保は欠かせない。さらに、日本病院会は職能団体である日本医師会とは違って組織団体であるので、多職種によるチーム医療の推進を重視してきた。

　具体的にはコメディカルの団体からなるチーム医療推進協議会と連携を取りその活動をサポートしている。研修に関しては病院長・幹部職員セミナー、院長・副院長のためのトップマネジメント研修、病院中堅職員育成研修等、多職種参加の研修を行っている。診療情報管理学会が行っている診療情報管理士通信教育では、受講者間の横の連携ができており建設的な情報の交換・共有化が行われている。

　2018 年４月からは病院総合医の育成を始めた。

「見える化」の実現：情報の利活用

　「見える化」の実現は他の事業にも関係があり最も力を入れた事業の１つで

248

ある。その目的は正確な情報の収集・分析による現状の把握と情報の共有化であり、得られたエビデンスに基づいた政策提言を行っている。具体的事例を以下に示す。

① 「医療事故調査制度の施行に係る検討会」（2015 年 2 月 25 日）

医療事故調査制度に関する議論は 2015 年に入り混迷を極めていたが、「検討会」はようやく取りまとめを行い、3 月 20 日に運用指針を公表した。最終回と思われていた 2015 年 2 月 25 日の検討会では、院内調査結果の遺族への説明方法で意見が大きく別れ集約が困難となった。別れた意見は、①厚生労働省は、報告書を遺族に渡すことは強制できないとした上で、説明は「口頭または書面若しくはその双方の適切な方法で行う」とし、その方法については「遺族が納得する形で説明するよう努めなければならない」としたのに対し、②医療者・弁護士の一部は、「報告書をそのまま遺族に公布することは容認できない」と主張、③遺族側は、「報告書を渡してもらえなければ、遺族に不信が生まれる」と主張し意見の一致を見ることはできなかった。そのため、「報告書を渡せば医療者の責任追及の制度に変わってしまう」という意見と、「治療中に何があったのかを知りたい」という遺族の意見がかみ合わない結果となってしまった。

同日の検討会で日本病院会が示した「平成 26 年度医療に係わる実態調査」（回答病院 892）の結果は、医療現場の声を明確に数字で示すものだった。この中で、「報告書」を遺族へ渡すことについては 73.9 ％の病院が「当然手渡すべきである、匿名性 を配慮した上で手渡すべきである」と賛成しており、遺族との信頼構築に積極的な考えをもっていることがうかがえる。手渡すべきとした病院を規模別でみると、20 − 99 床では 75.6 ％、100 − 199 床病院では 80.8 ％であり、500 床以上の病院の 67.4 ％より高くなっており、中小病院の意識が高いのは注目すべき点である。日本病院会の発言を参考にして、2015 年 3 月 20 日の取りまとめの中では「遺族への説明については、口頭（説明内容をカルテに記載）又は書面（報告書又は説明用の資料）若しくはその双方の適切な方法により行う」とし、更に「調査の目的・結果につ

いて、遺族が希望する方法で説明するよう努めなければならない」とされ、検討会構成員の合意が得られている。医療事故調査制度そのものは 2015 年 10 月 1 日に施行された。

　日本病院会がタイムリーに実態調査を行っていなかったら、またその結果を検討会で示すことがなかったら、「医療事故調査制度」がどのようになっていたのかはわからなかったであろう。

② 「社会保障制度改革国民会議」ヒアリング（2013 年 3 月 27 日）

　2025 年に向けた日本の医療提供体制の道筋を決めるのに果たした「社会保障制度改革国民会議」の役割は高く評価されるべきものと考えている。財政面への具体的な言及がなかったものの、今までにない広範囲にわたる建設的な議論が行われた。その中で四病院団体協議会を代表して意見を述べる機会があった。診療報酬による誘導の限界、現行の医療計画を前倒した取組み、医療の可視化等の要請、病床の機能分化による医療提供体制の再構築の要請を行った。これらの要請は大方取り入れられたと思っており、最終的なまとめは病床機能報告制度、地域医療構想、地域包括ケアシステムを通して利用者中心の医療・介護提供体制構築へつながるものとして納得のいくものであった。

「地域連携の推進・地域医療の確保」

　地域医療構想の構築を進める中で、病院完結医療から地域完結医療への変換が求められ、都道府県を中心とした地域医療が求められる状況下、日本病院会都道府県支部や都道府県病院協会の活動を支援しその意見が政策決定に反映されるよう努めている。特に都道府県支部の開設を強くすすめ 13 あった支部を 22 まで増やすことができた。さらには都道府県支部長会の発足を受けて地域連携推進が強化されることを願っている。

「国際活動」

　ユニバーサルヘルス・カバレージ（UHC）が国際的な課題になっているが、

わが国は 1961 年に国民皆保険制度を達成した。一方で世界に先駆けて超高齢
社会を経験しているが、日本の社会保障制度は世界から注目を集め高い評価を
得ている。

　日本病院会は早い時期から国際関係の重要性を認識していた。WHO に国際
的な病院を代表する唯一の団体として認知されている国際病院連盟 Interna-
tional Hospital Federation（IHF）は前身の国際病院協会として 1929 年に設立
されたが、日本病院会は 1956 年に日本を代表する団体として入会が承認され
ている。それ以降、常任理事国として積極的な活動を行い 1977 年 5 月には東
京で第 20 回国際病院学会が開催された。アジア病院連盟 Asia Hospital Fed-
eration（AHF）は 1971 年 9 月に設立され、日本病院会は設立にも関わり現在
まで会員として活動を続けている。

　ICD11 改定事業に関する WHO 支援を 2005 年から行っているが、改定と
いう目標達成も近づいている。2016 年 10 月に開催された IFHIMA（Interna-
tional Federation of Health Information Management Association）国際学会に
は WHO のマーガレット・チャン事務局長も参加し、日本病院会のこれまで
の貢献に謝辞を述べ改定が近いことを表明した。

6.　病院マネジメントと診療報酬

　1983 年 3 月の社会保険旬報に当時の厚生省保険局長吉村仁氏が「医療費を
めぐる情勢と対応に関する私の考え方」を載せている。内容としては「医療費
亡国論」、「医療費効率逓減論」、「医療費受給過剰論」の 3 つの視点から医療
費を考えたものである。この中で「医療費亡国論」が大きく取り上げられ、こ
のまま医療費が増え続ければ国家がつぶれてしまうということから医療費抑制
策が言われるようになった。

　わが国の診療報酬制度は全国一律の診療報酬に規定された一種の統制経済で
あり、その範囲内の決められたパイをどう分配するかというのが中医協の大き
な検討課題となっている。必然的に診療報酬は病院経営に大きな影響を及ぼす

Chapter 3　病院長・幹部の実践

図表 3.4.8

「パラダイムシフト」と「新たな価値創造」		
	古い価値観	新しい価値観
評価されるもの	○ 自院の診療・自分の部署 ○ Structure・Process中心 　→ いわれのないヒエラルキー 　● 大学病院 vs 一般病院 　● 公的病院 vs 私的病院 　● 大病院 vs 中小病院 　● 急性期病院 vs 慢性期病院 　● 総合病院 vs 単科病院 　● 病院 vs 診療所	○ 利用者・地域中心の医療 ○ Function・Outcome中心 　● 「病院」の適正化 　● 「地域」の適正化
診療の考え方	○ 「病院の世紀」（病院完結医療） ○ 縦割り ○ 専門診療 → Cure	○ 「地域の世紀」（地域医療連携） 　● 医療・介護連携 　● 地域包括ケアシステム 　● 地域医療連携推進法人 ○ チーム医療+「見える化」+IT化 ○ 総合診療 → Cure + Care
経営の考え方	○ 競争 ○ 診療の質 ○ 縦割り ○ 「病院の世紀」 → 病院再生	○ 協調 ○ 診療の質+経営の質 ○ チーム医療+「見える化」+IT化 ○ 「地域の世紀」 → 地域再生

ことになり、病院が大きく振り回される結果になっていた。

　診療報酬の機能としては医療費のマクロ管理機能として診療報酬による医療費のコントロールがある。また医療費のセクター間の配分調整機能も持っている。つまり医療機関の政策誘導機能を持ってきたのである。一方、診療報酬による政策誘導の限界もみられる。地域医療の実態や特性の違いを反映するのは困難であり政策意図に反する医療機関の行動誘発をもたらし、医療経営上の経営リスクも存在するからである。以前、このような状況に対して日本病院会の会長が「厚労省に政策があれば病院には対策がある」と述べている。7対1病床数のこれまでの推移をみると理解できるだろう。

　日本病院会は厚生労働省に対し医療政策をつかさどる医政局と診療報酬を担当する保健局の連携・協働を強く要望してきた。その意味では今回の診療報酬改定で地域医療構想に「寄り添う」入院基本料の見直しが行われたことを評価

3.4 病院マネジメントについて―聖隷、日本病院会での経験を踏まえて

図表 3.4.9

変化にどう対応するか
○　二分化する医療機能：「治す医療」→「治し・癒す医療」 　　● 高度な医療 → 基幹型病院、臓器別専門医 　　● 身近で広範な医療 → 地域密着型病院、総合診療医 ○　病院の最適化と地域の最適化： 　　● 病院の最適化 ：各病院のガバナンスが重要、診療体制見直し 　　● 地域の最適化 ：都道府県病院団体の役割が重要 ○　変化をいとわない病院の管理・運営 ○　地域医療構想： 　　● 第7次医療計画へ連動 　　● 都道府県（知事）役割の拡大 　　● 地域に見合った医療提供体制の構築：データに基づく制御

し、今後の流れを見守りたいと考えている。

7. 求められる「パラダイムシフト」と「新たな価値創造」
（図表 3.4.8）

　人口構造・疾病構造・医療ニーズ等の変化、伸び続ける社会保障関係費等により日本の医療は大きな変化に直面している。これを受けて行政も医療法改正を含めた制度改革を行おうとしている。このような状況下で医療提供者、特に病院管理者に課せられた責務は非常に大きい。医療そのものが変化している中で病院が今まで通りのマネジメントを続けることは不合理である。具体的には、①医療で評価されるもの、②診療の考え方、③経営の考え方等について「パラダイムシフト」と「新たな価値創造」が求められている。**図表 3.4.8** のように、「病院完結医療」から「地域医療連携」、「臓器別専門医療」から「総合診療」への転換等は必須と思われる。

　現場の病院管理者はどうすれば良いのだろうか（**図表 3.4.9**）。まず、これからの病院医療は二分化していくと考えられる。つまり「治す医療」から「治

図表 3.4.10

体制改革にはいろんな要素が関係している

	地域医療構想	働き方改革	新たな専門医	診療報酬改定
診療の質の担保	●	●	●	●
機能分担	●	●	●	
病院集約	●	●	▲	●
医師偏在是正	●	●	●	
時間外労働制限		●	●	
タスク・シェア（チーム医療）	●	●		●

し・癒す医療」へ変わっていく中で、高度な医療を行う基幹型病院と身近で広範な医療を行う地域密着型病院に分かれ、前者では臓器別専門医のニーズが高く後者では総合診療医のニーズが高くなってくる。どちらの機能を選択するのか決めなければならない。さらには病院の最適化と地域の最適化が求められている。ここで必要なのが病院・地域のガバナンスであり、変化をいとわない病院のマネジメントである。

今後は地域医療構想の中で医療提供が決められていくので、行政等との連携は不可欠であり積極的な関わりが必要である。

8. 喫緊の課題への対応

現在、地域医療構想、働き方改革、新たな専門医等の課題が別々に検討されているが、これらはすべて単独の課題ではなくそれぞれ関連しているので、「船頭多くして船山に登る」にならないよう、現場は経緯を注意深く見守り、自分のところでは何をどうすべきかを慎重に見極める必要がある（図表 3.4.10）。

おわりに

聖隷、日本病院会の経験を踏まえて病院マネジメントについて述べた。

いつの時代でも病院マネジメントは単純ではなくゴールデン・スタンダードはない。現在の社会保障制度を継続させながら、医療提供体制をあるべき形に変えていくことは、われわれに突き付けられた大きな課題である。

社会・医療そのものが変わってきている中で今までの継承だけでは何事も起こらないのであって、望まれているのは「パライダムシフト・新しい価値創造」という変革である。

医療を形作るステークホールダーを医療提供者、政策決定者、利用者・社会の三者と考えた場合、変革はこれ等三者に同じように求められているのである。

最後にチャールズ・ダーウィンの言葉を示しておわりとしたい。

「生き残る種は最も強い種でもなければ最も知的な種でもない。それは変化に最も順応できる種である。」

3.5
人口減少時代の病院経営

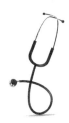

社会医療法人 緑壮会 金田病院 理事長 金田 道弘

1. はじめに

　わが国では、史上類を見ない人口減少超少子高齢社会が進行している。時代変化は、田舎➡地方都市➡大都市の順に容赦なく襲ってくる。著者が生まれ育った岡山県真庭市の人口は、過去55年間に4割減少した。

　私たちの病院では、昭和52年以降35年間に段階的に病床数を計4割減少（ダウンサイジング）した。振り返って見ると、時代の変化を肌で感じられる厳しい経営環境に常にあったことと、「厚生の指標 増刊 国民衛生の動向」（一般財団法人 厚生労働統計協会刊）に記されている統計データにより、旧市町村単位の人口当たりの病床数が非常に多いことを知ることができたから踏み切れたように思う。

　また、最も近い直線距離400mの距離にある、50年間ライバル関係にあったほぼ同規模の医療法人社団 井口会 落合病院（特定医療法人）等と16年前から毎月話し合う真庭3病院会（旧落合3病院長会）を計170回開催し、さらに8年前からはほぼ毎月経営幹部が交互の病院に集う落合病院金田病院連携推進協議会を計60回開催している（2018年4月末現在）。かつてのライバル病院は、今ではお互いに最も信頼できる、かけがえのないパートナーになった。

　岡山県真庭市落合地区における取組みを中心にご紹介したい。

図表3.5.1　日本人口の歴史的推移、国立社会保障・人口問題研究所

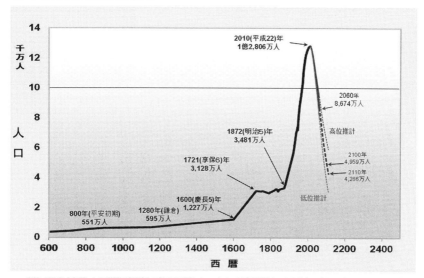

資料：国立社会保障・人口問題研究所「人口統計資料集」(1846年までは鬼頭宏「人口から読む日本の歴史」、1847～1870年は森田優三「人口増加の分析」、1872～1919年は内閣統計局「明治五年以降我国の人口」、1920～2010年総務省統計局「国勢調査」「推計人口」)2011～2110年国立社会保障・人口問題研究所「日本の将来推計人口」(平成24年1月推計[死亡中位推計])。

2．わが国最大の脅威は人口減少

　人口減少超少子高齢社会の到来は、歴史上かつて世界の誰も経験したことのない最大の脅威である。わが国の総人口は2008年をピークに減少に転じ、すでに首都圏・沖縄県・愛知県・福岡県以外のすべての道府県で減少している。40年後には9,000万人を下回り、100年も経たぬうちに5,000万人ほどに減少するとされる。これだけ急激に人口が減少するのは世界史に類例がなく、「静かなる有事」と言われている。2025年には東京都でさえ人口のピークを迎え人口減少に転じるとされる（河合雅司　未来の年表　講談社　東京　2017 pp.7-9　p.75）。

Chapter 3　病院長・幹部の実践

　筆者が理事長を務める金田病院が位置する岡山県真庭市の人口は、1960 年
には 7 万 6 千人だったが、現在 4 万 6 千人、2040 年には 3 万 2 千人まで減少
するとされる。人口減少超少子高齢化の波は、田舎➡地方都市➡大都市の順で
あり、私たち田舎の医療機関は時代変化の最前線に位置していると言える。医
師不足➡看護師不足➡人間不足➡患者不足が、すでに病院経営の現実的脅威と
なっている。

　人口減少のイメージを例えて表現するならば、入浴中に湯船に浸かったまま
で栓を抜いた状況に等しい。人口が減少するということは震え上がるくらい恐
ろしいことである。近くのライバル病院同士が死力を振り絞って消耗戦を戦う
状況では到底ない。情報と危機感と覚悟を共有し、地域医療と病院と職員の将
来を一緒に真剣に考えなければならない。

　私たち田舎の病院は、人口減少時代の被害者であり犠牲者なのか、それとも
時代の最前線に立つ先駆者なのか。私たち経営管理責任者の真の覚悟が問われ
ている。

3.　社会保障制度改革国民会議報告書から地域医療構想へ

　2018 年 3 月 10 日、岡山市で開催された岡山県医師会主催診療報酬改定講
演会において、厚生労働省保険局医療課迫井正深課長は講演の中で「今回の診
療報酬改定は社会保障制度改革国民会議報告書に基づいて行っている」と強調
した。近年の様々な医療制度改革が、同報告書を基軸に行われていると考えら
れる。

　2013 年 8 月 6 日の「社会保障制度改革国民会議報告書～確かな社会保障を
将来世代に伝えるための道筋～」において、社会保障制度の再編・再構築と
は、日本の社会保障制度の持つ長所はそのまま活かし、時代に合わなくなった
点を見直すことで、これまで以上に良い制度を後代に引き継ぐためものので
あり、真に必要な改革を着実に行うことが必要であるとした。さらに、日本
の医療の一番の問題は「医療ニーズと医療提供体制のミスマッチ」であり、病

院同士の競合を避け地域における医療・介護サービスのネットワーク化を図るためには、当事者間の「競争よりも協調」が必要であるとした。その手法として、都道府県に対し病床機能の報告制度と地域医療構想の策定を求めた。

2014年6月に「医療介護総合確保推進法」が成立し、その中で医療法の一部が改正された。これにより、病床機能報告制度が導入され、各医療機関はその病棟が高度急性期、急性期、回復期、慢性期の4つの機能のうちどの機能を担うかについて、知事に報告することになった。都道府県では、この報告やレセプト・データ等を活用して、地域医療構想を策定し、医療計画の中に位置付けてきた。地域医療構想では、現状での病期ごとの受療率や地域の人口構造の変化を踏まえて、構想区域（概ね二次保健医療圏）ごとに2025年の医療需要を予測し、4つの病床機能ごとの必要病床数を示した。

2018年3月までに各都道府県では、地域医療構想を踏まえて、新たな医療計画（第7次医療計画）が策定された。この計画は、全国一斉に2018年度から開始し23年度までの6年間の計画であり、目指すべき各地域の医療提供体制とそれを実現するための施策が盛り込まれている。今までは医療計画の期間は5年間であったが今回から6年間になり、介護保険事業計画に合わせ3年ごとに見直されることになった。

時代が求めるのは、将来に繋がる医療の持続可能性であり、連携して効率的かつ効果的に医療・介護が提供できる仕組みである。地域内で競争するのではなく、機能分化・役割分担し協働して、地域医療の責任を持続的に果たしていける仕組みを、構想区域ごとに組織された地域医療構想調整会議で、国から提供される現在と将来のデータを元に私たち自らが協議していくことである。個々の病院経営という「点」の視点から進化した地域医療経営という「面」の視点が求められる。

幸か不幸か、著者は全国に先駆けて人口が急速に減少する中山間地域の民間病院の経営責任を、創設者が体調を崩したため31歳の若さで継承した。以来32年間の理事長（その内16年間は病院長を兼務）経験の中で地域と病院が生きて将来に繋がるために、何が必要かを身をもって学ぶことができた。そのポ

Chapter 3　病院長・幹部の実践

イントは次の 3 点に集約されるように考えている。①適正規模化（ダウンサイジング）、②公益性の高い民間病院への進化と脱皮（個人➡医療法人➡特定医療法人➡社会医療法人）、③ライバル関係にある病院との連携・機能分化、以上 3 点である。

4. 岡山県真庭市落合地区における「競争から協調」

　岡山県真庭市落合地区の落合病院（特定医療法人）と金田病院（社会医療法人）は、旭川を挟んで直線距離わずか400 mの至近に位置する市内 6 病院中最大規模の病院で、1951 年の金田病院の開設以来 50 年間にわたり切磋琢磨するライバル関係を住民は「川中島の戦い」と揶揄した。

　金田病院はかつて最大 278 床だったが、1977 年以降 5 回にわたり約 4 割のダウンサイジングを行い 172 床になった。施設は作らず連携する方針とした。落合病院は最大 200 床だったが、2004 年以降 2 回のダウンサイジングを行い173 床にするとともに複数の施設を設けた。地域医療構想では 2025 年に真庭医療圏でさらに 209 床が過剰とされている。

　2002 年に転機が訪れ、落合 3 病院長会として旧落合町内の落合病院、河本病院、金田病院の 3 つの医療法人病院の病院長で毎月顔を合わせ意見交換するようになった。ところが 2009 年に当院から 20 kmの津山第一病院（210 床）が倒産（民事再生）し、2011 年にはメンバーの 1 つで当院からわずか 2 kmの河本病院（148 床）が倒産（破産）した。2012 年以降は、当初の落合 3 病院長会から真庭 3 病院会に改組し、真庭市国民健康保険湯原温泉病院長を迎え、現在までに通算し 170 回毎月開催している。

　2010 年からは落合病院金田病院連携推進協議会を作り、両法人の経営幹部が毎月（初期は隔月）交互の病院で意見交換会を計 60 回開催している。2015年 11 月には落合病院金田病院連携協力推進協定を締結した。

　外来診療表は、A 面落合病院、B 面金田病院という 1 枚ものを作り毎月発行しているが、両病院に通院されている方も多く好意的な評価をいただいてい

260

図表 3.5.2　落合病院金田病院連携協力推進協定を締結した。

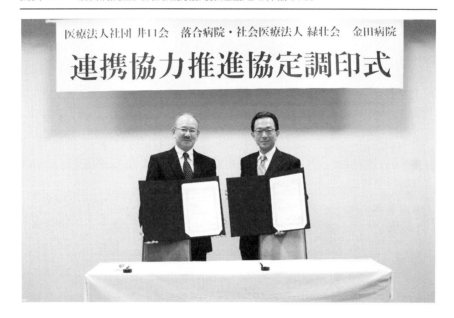

る（図表 3.5.3）。

　2018 年 1 月 18 日に開催された真庭圏域地域医療構想調整会議において、落合病院から「地域医療介護総合確保基金を活用した落合病院の施設整備事業について」と題したプレゼンテーションが行われ、計画中の落合病院の移転新築に伴い、現在の病床数 173 床から 135 床にダウンサイジングするとともに、病床機能区分としての急性期病床を 137 床から 15 床に減らし、回復期病床を 0 床から 95 床に増加する事業案が示されたが、調整会議のメンバーから異論はなかった。

5. 地域医療連携推進法人の検討

　最も効率的で効果的な連携は合併だと考えられるが、生い立ちも組織文化も人事・給与体系も全く異なり、加えて借入金がある民間病院同士の合併は極め

Chapter 3 病院長・幹部の実践

図表 3.5.3 落合病院と金田病院の外来診療表

外来診療日割表

最新情報はウェブサイト（http://ochiaihp.jp）をご覧ください。　※平成30年4月1日現在

全科予約制			月	火	水	木	金	土
内科	午前	9:00～12:00	味埜	廣田	井口泰	井口大	時信	渡邊
			新 患	本 山	利 根	宮 島	担当医	担当医	担当医
	午後	2:00～5:00	時信	井口大	味埜	井口泰	渡邊	—
			新 患	担当医	渡邊	担当医	時信	髙橋泰	—
循環器内科	午前	9:00～12:00	—	本 山	西 田	本 山	—	—
	午後	2:00～5:00	—	—	—	—	—	—
糖尿内科	午前	9:00～12:00	廣 田	髙橋泰	—	髙橋泰	髙橋泰	（廣田）
	午後	2:00～5:00	利 根	利 根	—	廣 田	廣 田	（第3のみ）完全予約制
肝臓内科	午前	9:00～12:00	—	—	—	—	井口泰	—
小児科	午前	9:00～12:00	二 川	金 光	福 嶋	山 下	今 井	岡大医師
	午後	3:00～5:00	二 川	金 光	福 嶋	山 下	今 井	—
	毎月 第1・3・5のみ 9:00～12:00		—	—	岡	—	—	—
外科	午前	9:00～12:00	烏大医師	広岡（第1）	医療センター	広 岡	医療センター	—
	午後	2:00～5:00	烏大医師	烏大(2・4)	—	（第3のみ）	—	—
整形外科	午前	9:00～12:00	古 松	—	古 松	—	—	中 田
	午後	2:00～5:00	—	—	（第1・3）	横 田	—	（第1のみ）
心臓血管外科	毎月 第1・3・5のみ 午後 2:00～5:00		古 川	—	—	—	—	—
皮膚科	午前	9:00～12:00	—	中 川	眞 部	—	立花/中川	—
	午後	2:00～5:00	—	中 川	（第2・4）（皮膚腫瘍）	—	立花/中川	—
泌尿器科	午前	9:00～12:00	—	—	小 林	—	—	西 村
	午後	2:00～5:00	—	—	小 林	—	—	—
産婦人科	午前	9:00～12:00	近 藤	近 藤	松 原	近 藤	髙 橋	近 藤
	午後	2:00～5:00	近 藤	近 藤	松 原	近 藤	近 藤	—
眼科	午前	9:00～12:00	—	岡大医師	—	松 尾	—	松 尾
	午後	2:00～3:00	—	岡大医師	—	（手術）	—	—
耳鼻咽喉科	午前	9:00～12:00	—	—	—	—	—	津村/小山
禁煙外来	午後	4:00～5:00	—	井口大	—	井口大	—	—
疼痛外来	午前	9:00～12:00	池田眞	—	—	—	—	—

第3土曜日は、内科・産婦人科は休診させていただきます。
受付は、診察終了時間の30分前までにお願いいたします。
診療科および状況によっては、1時間前に受付を終了させていただく場合があります。お電話でご確認ください。

医療法人社団 井口会
総合病院 落合病院

〒719-3197　真庭市落合垂水251
TEL：0867-52-1133　FAX：0867-52-1160
Web：http://ochiaihp.jp　e-mail：info@ochiaihp.jp

3.5 人口減少時代の病院経営

社会医療法人 緑社会
金田病院 平成30年 **4月の外来診療表** TEL (0867) 52-1191代

診療時間		月	火	水	木	金	土
内 科	午前9:00〜12:00	① 鎌 尾 ② 肥 後 ③ 組山本院長	① 海 野 ② 片 山 ③ 戸 川 ④ 山本高史	① 鎌 尾 ② 須 藤 ③ 18日水島	① 海 野 ② 田 邊	① 水 島 ② 池 田 ③ 松 葉	7日 鎌 尾 14日 久 野 21日 海 野 28日 担当医 ② 二 宮
	午後2:00〜5:00	肥 後	片 山	須 藤	池 田	田 邊	
循環器内科	午前9:00〜12:00	田 渕				林	
	午後2:00〜5:00			辻			
糖尿病内科	午前9:00〜12:00	田 邊		田 邊	久 野		
	午後2:00〜5:00	久 野					
神経内科	午後1:00〜4:00			大久保			
腎臓内科	午前9:00〜12:00 / 午後2:00〜4:00			4日 堀 家 11日 25日			
リウマチ科	午前9:00〜12:00		黒 崎 (リウマチ・膠原病)				
外 科	午前9:00〜12:00	西 谷	西 谷	三 村	担当医	① 金 田 ② 吉 田	7日 西 谷 14日 三 村 21日 三 村 28日 西 谷
	午後2:00〜5:00	金 田	手 術	手 術	三 村	吉 田	
脳神経外科 (脊椎・脊髄外来)	午前9:00〜12:00	① 溝 渕 ② 坪 井	坪 井	① 溝 渕 ② 遠 部	桑 原	木 下	1日 溝 渕 (9:00〜11:30)
	午後2:00〜5:00	坪 井 手 術	① 遠 部 ② 坪 井	① 溝 渕 ② 18日遠部	桑 原 手 術	木 下	
整形外科	午前9:30〜12:00	吉 鷹	吉 鷹		手 術	吉 鷹	① 担当医 (9:00〜11:00) ② 14日 担当医 (リウマチ10:00〜12:00)
	午後2:00〜4:00	手 術	手 術	① 12日難波 ② 梅 原	手 術		
泌尿器科	午後2:00〜4:30	杉 本				小 林 (2:30〜4:30)	
皮膚科	午前9:00〜12:00				片 山		14日 田 中
	午後1:00〜4:30	山 根					
乳腺外科	午前9:00〜12:00				本 後		
	午後1:00〜4:00		山 本裕				
眼 科	午前10:00〜12:00 / 午後2:00〜4:00			守 本			
心臓血管外科	午前9:00〜12:00 / 午後1:00〜3:00			11日 立 石 25日			
麻酔科 (疼痛外来)	午前9:30〜11:00		森 谷		麻 酔		
	午 後		麻 酔	麻 酔	麻 酔		
禁煙外来	午後3:30〜4:30		水 島 (予約のみ)		水 島 (予約のみ 3:00〜4:00)		
緩和ケア外来	午前10:00〜12:00				三 村 (予約のみ)		

● 外来診療は、救急車（24時間対応）、紹介状をお持ちの方、予約の方を優先します
● 外来診療予約は、フリーダイヤル **0120-52・56・52** まで（診療時間内）

て困難である。一方、連携だけでは実効性のある真の効率化には至らないことも学んだ。これらの経験から連携以上合併未満の自由度の高い地域医療連携推進法人のような仕組みを待ち望んでいた。

地域医療連携推進法人の意義としては、①医療機関の機能分化・連携・効率化が進む、②医療の質と医療提供体制の質が共に向上する、③独立性・主体性を維持しつつ病院経営の持続可能性が高まる、④地域医療構想の実現に資する、⑤地域包括ケアの核となり得る、⑥地域内病床数・地域内医療費が適正化できる等が考えられ、画期的な仕組みではないかと評価した。

2016年3月23日、筆者は産業競争力会議から招聘され、内閣府で開催された産業競争力会議第35回実行実現点検会合（非公開）において、民間議員、厚生労働省、経済産業省の関係者の前で、落合病院金田病院連携推進協議会の経緯についてプレゼンの機会を得た。参加した4名の産業競争力会議の民間議員を代表して経済同友会代表幹事小林喜光氏は冒頭の挨拶で、医療・介護分野の成長戦略の進化に向けて具体的に検討を進める論点の1つに「地域医療連携推進法人」制度を挙げ、同制度の施行に向けた政省令等の整備にあたっては、自由度が高く使い勝手の良い制度となるよう設計を進めることを厚生労働省に求めた。小林民間議員のお話を伺い、社会経済の中で医療が成り立っていることを再確認するとともに、地域医療連携推進法人が終着駅ではないかもしれないとの印象を持った。将来の合併に向けての通過点ではないかと。

さて、実際に同制度が施行され1年が経過しようとしている2018年3月現在、全国で4ヶ所の一般社団法人地域医療連携推進法人が設立されたが、かつて厚生労働省のホームページで地域医療連携推進法人の検討がなされている全国8ヶ所の1つに挙げられた落合病院金田病院連携推進協議会は未だに地域医療連携推進法人に名乗りを挙げてはいない。

その理由は、①両法人にはそれぞれ重要な課題が現在あり、懸命に各々が取り組んでいる状況にあること、②落合病院金田病院連携推進協議会を毎月開催することにより、情報の共有と危機感の共有は着実に進んでおり、地域医療連

携推進法人を作るメリットと、様々な負担や制限が発生すること等を勘案し協議した結果であること、③落合病院金田病院連携推進協議会は、地域医療連携推進法人制度ができるはるか以前より開催しており、同法人を作ることを目的に協議会ができたわけではないこと等である。

なお、落合病院金田病院連携推進協議会には指南役兼仲裁役として、厚生労働省で30年間勤務されていた岡山大学医学部医療政策・医療経済学 浜田 淳 教授がボランティアで毎回参加してくださるからこそ今まで継続できている。毎月の連携推進協議会後、浜田教授を囲み落合病院井口理事長と私の3名で、毎回意見交換会を開催している。実はこの時間は私たちが非常に楽しみにしているひとときである。

今後は、医療機関、介護施設、訪問看護ステーション等の強固な信頼のネットワークが各構想区域（二次保健医療圏）と都道府県内（三次保健医療圏）で構築されていくであろう。そのネットワークに加わることができるかどうかが重要である。特に、病院として残るためには保健医療計画に役割が明記されることが求められるであろう。

法人内、地域内、ライバル病院間で、情報と危機感と覚悟を共有するための仕組みを作ることができるかどうかが鍵である。

6. 認定 NPO 法人岡山医師研修支援機構・地域医療部会

認定 NPO 法人岡山医師研修支援機構（糸島達也理事長）は、岡山大学の関連病院を中心に、各医療施設と医育機関である大学とが対等な立場で連携していくことを基本理念として、医師の研修及びキャリアプランの支援に関する事業を行うことを目的に設立され、2006年6月23日にNPO法人の認証を受けた。現在、中四国と兵庫県を中心に178の医療施設と、岡山大学医学部28診療科が主要メンバーとなっている。

2006年6月のNPO法人岡山医師研修支援機構設立総会において、中小病院が集まって勉強や協議する場が今までなかったので中小病院の部会を作って

はどうかとの提案があり、その場で協議され6名が参加の意思を表明した。2006年9月6日、第1回中小病院の部会が岡山大学医学部会議室で開催され、9名の中小病院の理事長・病院長・副院長が集まった。当初の目的は、どのようにして後期研修の医師に来てもらえるような中小病院になるかの戦略会議のはずだった。

ところが、集まってみると、そこには筆者と同じように、深刻な医師不足の中、病院経営・管理に診療にと日夜孤軍奮闘する、傷病兵のような中小病院の悩めるリーダーたちの姿があった。私たちは同志なんだと勇気づけられたと同時に、機構の活動を通じてこのような貴重な機会が初めて与えられたことに対する感謝の想いがこみ上げたのを記憶している。初会合のその場で毎月第1水曜日を例会日とすることが決まった。名称も中小病院部会ではいかにも寂しい響きなので、「地域医療病院部会」と名付けた。その後、2013年3月より「地域医療部会」に名称変更し現在に至っている。

以来、毎月第1水曜日19時から21時まで岡山大学医学部大会議室を会場に開催し、本年4月で第139回に達した。出席者は毎回20名〜40名程度。資料は各自が準備して持ち寄り、病院経営・管理、医療政策、地域医療、DPC、医師研修、医療安全、専門医制度、勤務環境改善等に関する勉強や協議を熱心に行っている。後半は、1分間スピーチと称して出席者全員が何らかの意見を述べるのが恒例となっているが、これが楽しみの1つである。地域医療部会のメーリングリスト登録メンバーは、142名に達している。議題に挙げたメンバーは2日以内に議事録をメーリングリストに公開しなくてはならないが、これは忙しくて出席できないメンバーへの配慮でもある。

常連メンバーは実に多彩だ。中小病院の理事長・病院長・副院長はじめ、岡山赤十字病院長、岡山県精神科医療センター病院長、認定NPO法人岡山医師研修支援機構理事長、岡山県地域医療支援センター長、岡山大学医学部教授、岡山県保健福祉部医療推進課長、岡山県看護協会幹部、弁護士、新聞社の医療担当記者、岡山県社会保険労務士会幹部、岡山大学法科大学院教授等である。時には厚生労働省関係者、岡山大学病院長・副院長・看護部長、岡山大学医歯

薬学総合研究科長・医学部長、保健所長、研修医、医学生等が参加されたこともある。病院の開設母体は様々で、医療法人、自治体、日本赤十字社、地方独立行政法人、医師会、国立大学法人等様々である。所在地も都市部、中山間地、僻地と色々で、エリアは岡山県全域、兵庫県、鳥取県、香川県、広島県に及ぶ。ある意味日本の地方の地域医療の縮図とも言える。毎月部会の後には希望者が集い21時30分頃から会場を移動して第2部意見交換会を行っている。これがとても楽しく、本音で病院経営・管理の悩みを語り合い、時には励まし、慰め、アドバイスし合う貴重な時間になっている。

　結果として、中小病院の理事長・病院長・副院長、大病院の病院長、岡山県、岡山大学医学部教授、岡山県看護協会幹部等が一堂に会し、積極的意見交換を毎月行っているわけで、例えば、地域医療構想が議題になれば直接県の担当課長との意見交換が納得いくまで可能である。また、就任して間がない理事長や病院長にとっては貴重な勉強の場にもなっている。岡山版「ちば医経塾」的役割も担っているかもしれない。

7. 映画「シン・ゴジラ」に学ぶ

　今までの人生で最も感銘を受け12回も映画館に足を運んだ映画「シン・ゴジラ」について、私なりに考察したところ、①脅威、②驚異、③巨災対というキーワード3つにたどり着いた。実は、2016年、筆者は理事長職30年目にして経験した、医師不足・看護師不足・人口減少等による厳しい試練の最中に映画「シン・ゴジラ」に出会った。逞しい現場力を巨大不明生物災害対策特別本部（巨災対）・矢口蘭堂事務局長から学び、進化の意味をゴジラから学んだ。どれだけ元気や勇気をもらったことか。

　200万年前の太古から海底に潜んでいた古代生物ゴジラが、人類の度重なる水爆実験により長い眠りから目覚め、やがて人間が無秩序に海中不法投棄した核廃棄物をエネルギー源とする混合栄養生物に突然変異した。ゴジラは、実は私たち人類の身勝手な行為の犠牲者と言える。

シリーズ29作品には一貫して根底に太平洋戦争があり、「シン・ゴジラ」では加えて東日本大震災がある。つまり戦争映画であり災害映画であり政治映画である。ゴジラは戦没者の魂の象徴とも言われている。体内原子炉を有し放射能を撒き散らし首都圏を破壊する恐ろしさは、原爆や原発事故の脅威そのものである。一方ゴジラは人間の8倍の遺伝情報を有し、1世代で4回もの驚異の進化を遂げた。

人口減少超少子高齢社会の到来は、かつて誰も経験したことのないわが国始まって以来の最大の脅威であり、「シン・ゴジラ」におけるゴジラの上陸に匹敵する。一方、新時代の大激動に適合できるだけの驚異的な脱皮や進化をゴジラが私たちに迫っているように思えてならない。過去の延長線上ではない柔軟な「巨災対」的異次元発想が。これからの病院経営者には不可欠である。私たち自身が、「矢口蘭堂」になることが求められているのではないだろうか。

8. 変革の時代に求められる覚悟

人口減少という脅威はすでに田舎を襲い、しだいに地方都市にも広がろうとしている。その影響を病院統計や損益収支から肌で感じておられる開設者や管理者、幹部の皆さまは少なくないと考える。

経済財政諮問会議の経済財政一体改革推進委員会の医師委員である産業医科大学公衆衛生学・松田晋哉教授は、「医療者、国民、保険者、医療産業関係者いずれにとっても痛みのない改革はあり得ず、痛みをどのように分かち合うのかが議論の焦点になる。不利益を分配するという難しい作業を行うことにわが国は直面している。すべての関係者が不利益を分担する覚悟を持たなければならない。」と述べている（松田晋哉：わが国の医療制度改革を考える⑤まとめ、社会保険旬報2640　東京　2016　pp.24-28）。

病院の経営管理と地域医療に責任を持つ私たちリーダーに最も求められることは、自身の真の覚悟である。人口減少超少子高齢社会という確実な現実をしっかり受け止めつつ、個々の病院がいかにして事業を継続していくという

図表 3.5.4 平成 29 年・30 年 社会医療法人 緑壮会の標語

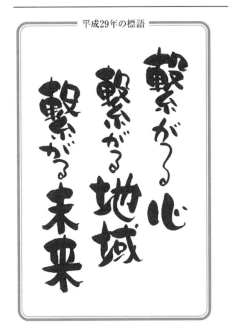
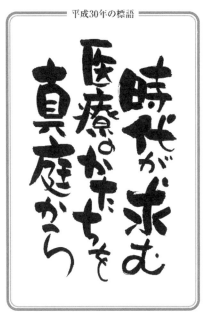

「点」の視点だけでなく、地域という「面」の視点で将来ビジョンを描き、連携する中で自院が地域で果たす役割を明確化し、それを戦略・戦術に落とし込んでいく必要がある。心が繋がり、地域が繋がることによって、地域と自院が共に未来に繋がることが可能になるのではないか。わが国の社会経済情勢からして、人口が減少する地域で戦う中小病院同士を共に守ってくれる診療報酬改定などあり得ない。過去の延長線上ではない「巨災対」的異次元発想が私たちに強く求められている。

　お勧めしたいのは、最大のライバルと考えている病院のトップ同士で毎月話し合うことである。食事会から始めるのが良いかもしれない。毎月顔を合わせて話し合えば、しだいに、国・県・地域・各病院の最新情報が共有でき、共通な危機感と覚悟が醸成される結果、無理なく機能分化と連携が進むようになるはずだ。人口が減少するということは、地域のすべての医療機関に影響が及ぶ

Chapter 3 病院長・幹部の実践

ことである。機能が競合しているからライバル関係になるわけで、機能分化し役割分担すれば同志になれる。話合いを繰り返すことにより、病院の適正規模と役割はしだいに明らかになってくるであろう。2013 年 8 月 6 日の社会保障制度改革国民会議報告書にある「競争から協調」は、地域医療の観点からも病院経営の観点からも極めて重要な視点である。

9. おわりに

医療提供体制の再編・再構築は喫緊の課題であるが、さらに差し迫っているのは人口減少地域で地域医療を中心になって支えている中小病院の経営危機である。地域医療構想の視点からも、地域医療が本当に崩壊する前に、「ちば医経塾」のような病院経営の専門家を養成するための公的な病院経営者育成支援システムが、都道府県単位で必要ではないだろうか。医療介護総合確保基金の使途としても検討に値するのではないかと考える。

Chapter 3

3.6
次世代院長に「院長の生き方」を自己流に語る

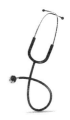

諏訪赤十字病院 名誉院長 総合診療科 大和 眞史

1. はじめに、院長職のあるべき姿とは、どのようなことが望まれるか？

　自分のライフスタイル、あるいは生き方そのものが問われる毎日です。自然に振る舞って無理がなく、かつ病院やそのステークホルダーに対して価値が多くて損害が少ない、そんな日々の歩みを求められます。何気ない冗談（のつもり）が、尾ひれを付けて広がって、ある事案の収拾がつかなくなる、あるいはある職員が傷つく、あるいは、ある部署とうまくいかなくなる、などということは、院長が気づくと気づかないにかかわらず頻繁に起きていると思わなければなりません。それだけの権限と責任があります。

> 「至らない自分を消す」というところに、いわゆる渋好みの本来があるのではないかしら（岩下尚史　『大人のお作法』集英社　2017）

> 渋みというのは、弛んだまま凭れあう、そんな関係の甘さの否定である。デレデレし、ちまちました自分を消してゆく、その心の張りの中に艶が出てくる。その点でただの地味とは異なる。でもそれは大人の心得。「若いうちはどうせ何物でもない」のだから、見掛け倒しであっても「気障なくらいがちょうどいい」とも。（鷲田清一　朝日新聞　折々の言葉　2018.4.8）

Chapter 3　病院長・幹部の実践

　自分を出すよりもまず所与の役割を果たす生き方ですから、若いうちの未熟で「至らない自分」はなるべく出さないようにして、「大人の心得」を実行すること。そのように自分をしつける意味で、病院での服装を変え、ひげを蓄え、副院長までの自分と違うことを自分に対して演出してみるのはどうでしょうか。それは自ずと、自分を律することに役だつでしょうが、とても窮屈なことかもしれません。

　病院長は、「無事是名馬」というわけにはいきません。波風を立てることも求められますし、時に嵐を起こす役割でもあります。諏訪日赤ほどの歴史と規模を持った病院であれば、過去から引きずり、今解決を求められ、将来にわたって布石が必要な課題が山積しています。これをないがしろにすれば、負債を後代に垂れ流すことになりかねません。そこをしっかり認識して、様々な視点でしっかりとビジョンを持って日々を進めることが重要です。しかしことを進めれば必ず抵抗があります。日常業務は変化を嫌うからです。

　「未来について言えることは、二つしかない。第一に未来は分からない、第二に未来は現在とは違う」(ドラッカー)。「すでに起こった未来」とは彼の有名な言葉です。すでに起こっていることをしっかりと視ることで、そこから未来を読み解くこと。アンテナを高くし、風を読み、常に変化を求めるようにしていれば、どの方向に人を育て、あるいは確保し、どのようなところに力点を置いてシステムやハードを調達していくかが見えるかもしれません。しかし「未来はわからない」ので、可能な限りのデータと情報を集めてこれを基に合理的に経営判断をし、結果を出していきます。評価の対象となるのは結果のみと言えます。

　講演会・研修会にマメに足を運び、up-to date やコンセプトを学び、人脈作りに心掛け、なるべく多くの会合に出て、医療と病院を取り巻く外的環境の理解を深めたい。外から中へ情報を導入していくには、病院経営コンサルタントを院長業全般の指南役として依頼することも、目標と成果をはっきりさせ、期限を限った上でなら価値あることになるでしょう。

2. 考えておくべき問題例、「総合病院は本当に将来がないのか？」

　色々なテーマについて調査し、考えておくことは無駄ではありません。クリステンセンCM 他『医療イノベーションの本質―破壊的創造の処方箋』（碩学社　2015）が以下のような問題提起をしています。

1）破壊的イノベーションを用いたビジネスを成功させるには、技術と共にビジネスモデルも変換が必要です。クリステンセンは、ビジネスモデルに大きく3つあると述べています。

　　－第1は、問題を分析して解決策を提示する「ソリューションショップ型」。
　　－第2は、製造業に代表される「価値付加プロセス型」。
　　－第3は、人と人とを結び付ける「ネットワーク促進型」。これには、Facebook のようなソーシャルネットワークサービス、「お金を借りたい人」と「貸したい人」を仲介する銀行などが該当します。

　病院のビジネスモデルは現状では、「ソリューションショップ型」の診断と「価値付加プロセス型」の治療が混在し、混在しているために総合病院の運営は高コストになっているとしています。その解決策は、医療コストを下げるために、診断と治療で病院を分けることだとしています。そのように特化した北米の病院を紹介しています。

　医療資源が不足しがちで、人口が散在する長野県ではあまり現実味がありません。しかし、地域社会の中で考えると重複投資が多く高コスト化していることは確かです。一方、人口が集中し、かつ医療資源が過剰な大都市部では、こうした2つのビジネスモデルが医療施設ごとに特化していくことで

Chapter 3 病院長・幹部の実践

高収益を上げている小規模高機能施設が増加しているように考えます。

2) 破壊的創造による医療のイノベーションと言えば、Gruenzig A. によって1977 年から始まった冠動脈のカテーテル治療は、循環器医療に大変革をもたらし、まさに破壊の創造でした。その影響を分類・列挙すると、

・Sones（1959）以来の検査法としての冠動脈造影法から、Gruenzig（1977）が創始した冠動脈形成術という治療の道具へ心臓カテーテル法が大きく変貌した。

・このことによって、様々な画像診断（血管内超音波；IVUS など）がカテ室に導入され、「戦う循環器内科医」が跋扈して、救急搬送された胸痛患者の治療の場がカテ室となっていった。

・冠動脈疾患治療において、内科治療と冠動脈バイパス手術に加えて、その対等な選択肢として冠動脈カテーテル治療が急成長した。

・再狭窄モデルを使って血管分子生物学が発展し、そこから動脈硬化進展に関する知見が次々に登場し、臨床応用された。

・外資系医療機器産業の日本市場への参入が続き、高額医療材料による医療費高騰が課題となっていった。

新たに制定を目指している「脳卒中・循環器病対策基本法」、この成立を想定して 2017 年 7 月に厚生労働省健康局長から出された「脳卒中、心臓病その他の循環器病に係る診療提供体制の整備について」という整備指針などに、このようなイノベーションを踏まえた医療提供体制のシステム化が読み取れます。

3) 技術のアクセスに関して「集約化から分散化へ」という視点が、破壊的創造の 1 つのパターンとして示されています。病院を中心とした集約化する医療から次代の医療の在り方へのパースペクティブを示しています（図表3.6.1）。また、技術のアクセスや医療に関しての集約化と分散化に関して、集約化による第 1 の成長の波とそれに続く分散化による成長の波の例が示

3.6 次世代院長に「院長の生き方」を自己流に語る

図表 3.6.1

集約化から分散化へ

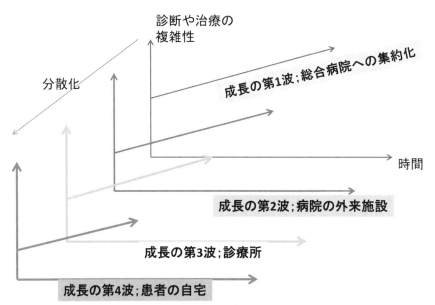

クリステンセン CM 他　医療イノベーションの本質—破壊的創造の処方箋　碩学社　2015 p. 333 より、大和改

されています（図表 3.6.2）。

　猪飼周平『病院の世紀の理論』（有斐閣　2010）では、病院の世紀の終焉が説かれています。病気の治癒を目指してトコトン頑張る急性期医療は、病院という組織を必要とし、20世紀を通してこれを成長させてきました。しかし、国家財政難と高齢化社会の中で生活支援型の医療が求められ、施設ケアから更に在宅を中心とした地域包括ケアが中心の医療介護提供体制に重点が移ります。クリステンセンが示す、集約化から分散化へというイノベーションの流れは、まさにこの「病院の世紀の終焉」を示唆しているようで

Chapter 3　病院長・幹部の実践

図表 3.6.2

技術のアクセスや医療行為の集約化と分散化

	ステージ0	成長の波1	成長の波2	成長の波3
買い物	店を1軒1軒回って	繁華街のデパートへ	自宅近く郊外のショッピングモール	ネットで購入、宅配で届く
音楽	近所にバイオリン弾きがいて	コンサートホールへ出かけて	レコードプレーヤーで自宅で	iPODでどこででも
資金管理	自宅の敷地内の甕の中に	繁華街の銀行に預金、9時から3時に引き出し	ATMで世界中どこでも、いつでも引き出し	カードやオンラインバンクで現金の扱いが減少
医療	患者の自宅で家族が看病、医師や看護師が往診	総合病院に患者を受け入れ	入院を要した治療が外来や手術センターで可能に	同じことを開業医が実施できる
手術	患者は最高の術者を求めて遠距離移動	手術ロボットにより複雑で低侵襲な手術を実施し、好成績。こうした高額医療機器を購入できるのは大病院	術者が遠隔地から操作するリモート手術によって、患者自宅近くに最高の術者へのアクセスを得る	自動手術の実現

クリステンセンCM他　医療イノベーションの本質―破壊的創造の処方箋　碩学社　2015
p. 329 p. 331 より、大和改

す。急性期医療を担ってきた総合病院は、絶滅した恐竜、あるいは絶滅危惧
の百貨店デパートモデルなのかもしれません。

　成長を続けるネット通販の amazon やアリババグループの「天猫（Tmall）」
のようなモデル、在宅での医療提供を前提とした遠隔医療に大きな活路があ
るのかもしれません。役所のがんじがらめの規制と既得権益の中で、このイ
ノベーションが仮死状態にあるだけなのだと感じます。

3.　経営の課題・懸案など

(1) 病院経営管理

　・KPI（key performance indicator）；新入院患者数、全麻件数、DPC 入院
　　期間Ⅱ以内退院率、加算取得状況など各種データの可視化と活用、経営企

画課と調整をはかること。

・DPC による診療報酬の中で、医療機関別係数を高くする努力が不可欠です。

基礎係数；Ⅱ群→Ⅲ群で年１億弱減収、機能評価係数で取り戻す工夫が求められます。Ⅱ群－特定病院群の実績要件４つに関して、自施設の特性をモニタリングすることができます。診療の効率や生産性を考える上で、こうした係数や実績要件を可視化して具体的目標管理することも有益です。ただし、医療圏内の自院の立ち位置に応じた医療需要と、病院間の分化連携が重要であり、係数ありきで、角を矯めて牛を殺してはいけません

・中期経営計画の立案；どのようなやり方で立案するかが、実施していく上でのポイントになります。ボトムアップの経営を目指すなら、院長が計画骨子案を示した上で、経営企画課を中心にテーマ分類したプロジェクトを立ち上げます。プロジェクトチームごとに多職種参加で中身を練り上げ、全体会議をもって計画素案を作成します。幹部会議で調整して、院内パブコメを求め、最終決定に持って行く手法です。いったん作成した計画は、これに沿って年度ごとの重点目標や病院 BSC（Balanced score-card）を作成に、年度末に達成度を確認するなど、少々愚直に計画を遵守します。高い目標と実現計画を皆で作って先が見えるようにし、そこへ進むからにはブレずに進み続けることが重要と考えるからです。

・収益確保；医療において価値の創造・生産とは、患者の価値増進です。それは健康上の課題解決であり、そのために病院は、人と設備を常備し（固定費）、医薬品や医療材料を駆使して（変動費）、患者価値の創造に努めています。それが社会のニーズにかなっているかどうか、収益確保だけで測ることはできませんが、非営利企業であっても損益はその活動の妥当性の判断材料となります。

　企業の成功、即ち経済的価値、顧客への価値、さらに社会的価値を生み

出しているかどうかを測る際には、投資に対する収益性を確保している
かどうかが最終的な判断材料とならねばならない（ME ポーター）

診療報酬改定がマイナスである中で、年々の収益を確保することはしば
しば難しい。ここでも重要なのは、可能な限りの情報収集をした上で合理
的に下した経営判断をすること。ポイントは十分な情報収集と「合理的」
な判断という2点です。
・病院収支に関して、夏季・年末賞与額の決定、借入金の返済計画、補助金
　（県、市）、寄付などの収入を図ること、年々の投資計画や減価償却額をよ
　く考える、などを通してバランスシートとキャッシュフローの健全化に常
　に留意するべきです。
・未収金対策、回収に努めるとともに、未収金を生まない対策を並行させる
　こと。生活困窮者や「確信犯」に対しては確実な方策はなく、担当者の個
　別で地道な対応を応援し続けることが重要。
・治験事業；優れたSMOと協力して実績を積むことは、単に収益に寄与す
　るだけでなく、医薬品開発という医学研究に病院が貢献する機会です。課
　題は治験に取り組む医師の姿勢にあり、インセンティブを改善することも
　一考です。

(2) 赤十字事業、あるいは病院グループについて

ここでは日本赤十字社について触れますが、公的公立病院ではその母体であ
る厚生連や済生会、国立病院機構や全国自治体病院協議会などが該当します
し、病院グループを形成している場合、また日本病院会や全日本病院協会など
様々な横のつながりの機会があり、日赤に準じて考えていただければよいで
しょう。

赤十字病院であることは大きなブランドであり、諏訪地域においても「日赤
さん」は医療の最終的な拠り所として信頼されています。100年近い歴史が培
い、20世紀を通じての医学医療の急激な発展を適切な質の医療として地域に

提供し、日々の診療の中で患者中心に努力を重ねた結果であり、たゆまぬ精進によってのみ維持できるものです。15年ほど前には、市議会で「日赤はどうなっているんだ、ちっとも診てくれない、冷たい」と非難する質問が報道されたような事態は、いつでも起こり得ることと肝に銘じておかねばなりません。どの業界でもブランドに安住することは許されないのです。

　全国組織は、院長はじめ各職が横のつながりを持つ貴重な機会でもあります。国内救護、国際救援、医療推進本部、本社の各種会議、各職の研修会などを通じて、日赤病院同士のベンチマーキングがなされます。また医療安全や感染制御、臨床研修や臨床倫理など、病院の主要な機能を全国規模で世界標準を維持していく努力が積み上げられます。日赤では2年前に機構改革した医療推進本部を中心とした組織的な取組みが大切と考えています。

- ・都道府県支部とのつながり：本部制に移行してもなお重要
- ・中部ブロック・スポーツ大会、10月の日赤行事：日赤医学会、全国スポーツ大会
- ・施設長会議：中部ブロックや全国で、院長連盟総会も年2回開催。その際の、院長同士の交流は、日頃孤独に陥りがちなわれわれの貴重な対話と息抜きの場でもあります。

(3) 外部評価

　外圧を利用した医療・経営の質の向上の貴重な機会です。全職員が「やらされ感」ではなく自ら改善努力した成果を外部の人に示し、外部のモノサシで評価を受け、評価された事項について真剣に改善し、次につなげること（PDCAサイクルを回す）が重要です。

- ・検査部門のISO-15189取得、病院機能評価受審、臨床研修病院機能評価（JCEP）、健診部門機能評価
- ・私は医療の質の御本家である米国の基準JCIを狙ったが、時期尚早、費用対効果が良くない、職員の「やらされ感が強い」など反論が多く、幹部たちの支持を得られませんでした。トップダウンで決めるとも言います

Chapter 3　病院長・幹部の実践

が、オーナー会社でない組織としては、3 年ごとの更新もあり、中長期的に考えると経営幹部との合意が不可欠と考えました。

・県による評価：公的医療・5 疾病 5 事業としてのがん診療連携拠点病院、救命救急センター、周産期母子医療センターなど
・災害拠点；救護班や DMAT の編成、特定の人たちの努力と士気の高さを維持
・各種監査への対応、共同指導、適時調査、本社・支部・保健所などの監査

(4) 施設・設備投資とその運用の課題

・ハードでは、建物に関して今後 10 ～ 20 年に求められる病院機能を維持し充実させる計画とその実施が求められます。資金調達と減価償却など中長期的な財政計画の下に、地域医療構想を基にした医療需要予測に沿って慎重に考えたいものです。
・財政計画においては、建築費用や変動費に占める材料費が大きいことから消費税増税の影響が懸念されます。また、資金調達においては、公定歩合がリスク因子です。いずれも国の政治経済が影響することであり、外的要因ですから、十分な情報収集と経営判断が求められます。
・大きなものは、電子カルテや放射線治療機器などの単体で高額な設備の更新です。
・ソフト面：病床数、特に特殊病床と個室をどう確保するか、稼働状況、7 対 1 など要件の状況、収益のバランスなどを考えて決めていきます。また病院の最重要機能である手術に関して手術室数、麻酔科医、手術室スタッフをどう確保するか、経営上の重要課題です。また、その効率的な運用、スタッフが疲弊しない運用も重要です。
・税理士・会計士とともに、こうした長期見通しの中で財政投資計画を練り、収益や外的要因の変動に応じて可及的速やかに更新することが求められます。
・入退院支援、地域連携の要である患者支援センターの立上げと運用を今年

度の最重要課題と考えています。いずれ病床管理もここへ一元化する予定です。

・患者参画型医療を推進し、患者満足を高め、患者安全の向上に努めること

(5) 人を動かす手法、組織の在り方、組織文化

トップダウンからボトムアップへ、といっても病院の全体像がわかっている人は少ない。それぞれの持ち場の中で創意工夫し改善して「やらされ感」でなく仕事に励めるような気風が望ましい。自らの献身努力で良い病院であることを希求するような職場風土。

その変革により職員満足度が上昇に転じるかどうか？

組織と人を動かすマネジメントを通じて病院が掲げる目標達成に至るには、1）仕掛けを講じて人を動かす手法（組織文化、組織構造、人事システムなど）と、2）個人に働きかけて人を動かす手法（リーダーシップ、ビジョンを提示、コミュニケーション、コーチング、モチベーションなど）があります（**図表3.6.3**）。1）は人事戦略です。総務人事の仕事は企画・調整であり、そのポリシーはトップマネジメントです。2）の運用は現場のマネージャーが担当します。リーダーシップの様々な技法を現場マネージャーに修得してもらう機会を作り、相談にのることが大切です。（グロービス経営大学院、佐藤　剛監修「グロービスMBA組織と人材マネジメント」ダイヤモンド社　2007）

・人材確保と人材育成：労働集約的で一人ひとりが患者と向き合う病院組織のキモ

・どう育てるのか、看護部のラダー、医師の臨床研修・専門医制度への関与

・人事；人事考課とインセンティブ、人材登用、労働生産性の向上

・組織論：マトリックス組織、専門職の集団と部署の多職種協働が縦糸横糸に

・専門性と総合性とのバランス、いずこもどの職種も同じ課題を抱える

・医師確保、幹部人事、委員会人事など

図表 3.6.3

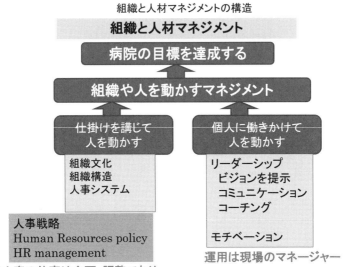

グロービス経営大学院、佐藤 剛監修「グロービス MBA 組織と人材マネジメント」（ダイヤモンド社 2007）より、大和改

- 医師の横暴・わがままをどうするのか？　他職種に悪い影響、パワハラ
- 働き方改革、労基署への対応、超勤・時間外勤務、過重労働＞80時間、イクボス宣言
- 集うのを嫌う若い人も交えて、互助組織や労働組合の維持
- 医療人である多くの職種にプロフェッショナリズムを、多職種協働のチーム医療を
- 病院経営の要の人材である事務職に、権限と責任に応じたプライドと自己主張を
- 『賞賛・表彰制度』、職員が達成した素晴らしい仕事を評価、望ましい行動を認め賞賛し、院内の風土改善と「褒める文化」の醸成を図っています。

3.6 次世代院長に「院長の生き方」を自己流に語る

(6) 医療の質

病院の最優先にして最終的な価値。どのように示し、努力するか。優れた人材を投入し、育成し、支えることが重要。

- ・医療安全；医療安全人事、転倒・転落、QI 事業
- ・医療事故対応、医療事故調
- ・感染制御・対策、人事、抗生剤使用適正化チーム立上げ
- ・臨床倫理チーム

(7) 対外問題

これは院長の最重要業務と言えます。医師確保で大学と、公的事業指定や補助金確保や地域医療構想に関して都道府県と、地域包括ケアで医師会や市町村と十分なコミュニケーションをとること。住民と様々な接点を持ち、病院の顔として振る舞わねばなりません。

報道対応や様々な地域へのパブリシティを推進するためのプロモーションセンターを育成することが重要です。テレビや新聞、インターネットを介した病院に関するポジティブな報道は、職員に自信を持たせることができます。

- ・県医師会・病院協議会、日本病院会・県支部、地域の医師会、病診連携・登録医；登録医の集い
- ・大学医学部（全診療科）とのコミュニケーション
- ・市の検討会への参加、当院の将来構想を示していく
- ・医療圏内の院長会議、顔の見える関係の中で地域医療構想を円滑に進める
- ・ロータリークラブやライオンズクラブなど地域の名士の集うクラブへの参加。特にその地がアウェイである人にとっては貴重な機会。何よりも出席が大切
- ・周年記念行事、病院の歴史と対話し、病院をアッピールする絶好の機会

(8) 各種書き物と講演・あいさつ

読書、人の講演を聞く、依頼のニーズに合わせるなど普段から工夫・努力が

不可欠。

- ・院内ブログ、HP、院外誌と院内誌、各種発行物の依頼原稿
- ・kick-off 講演を年に 2 回、入社式、新年のあいさつなど

(9) 人材育成、看護学校、看護師確保

看護師確保は永遠の課題。若い世代をつきることなく集め、いかに優秀な看護師を十分な人数確保しつなぎとめていくか。専門性を持った看護師養成、管理能力のあるコメディカル養成にインセンティブを考えて、かつ不公平にならないように。

- ・各部門と専門職種のバランスの取れた継続性、離職率の分析と改善努力
- ・出産子育て支援、福利厚生、イクボス宣言
- ・看護師養成の将来構想（大学化か廃校か）

4. 日々の業務について

(1) スケジュール管理

時間管理は院長業務の肝といえる事項。どこまで他人に任せ、どこで自ら介入するか。多くの時間を他人に取られます。それによって病院が回っていくといえますが、院長としては個人の自由度が大いに下がります。病院・看護学校、要求される様々な会合への出席などの年間予定を組み込み、定期的な仕事を週間予定に落とし込み、そして残った時間にどの程度「飛入りの」面談・打合せ・面会などを入れるか？

そして、自分で確保したい時間：外来・手術・回診・スタッフとの打合せ・デスクワークなどを大切にすること。

私は、Google のスケジュールを利用しました。私の Google アドレスを秘書にも共有してもらい、秘書経由で院内外からの面会や出席要請を記入してもらいました。もちろん、自分に直接依頼が来たものも書き込み、出張申請などはこれをもとに秘書にしてもらいます。院内ネットワーク Galoon にも院長ス

3.6 次世代院長に「院長の生き方」を自己流に語る

ケジュールが公開されます。そこへの転記も秘書の仕事です。スケジュールの記入は簡潔を旨としますが、誰からの依頼か？（問い合わせたり、打合せの必要性を考えたり）、面会の目的を簡単に（講演の打合せ等）、依頼日などは、あったほうが役に立ちます。定時の行事はGoogleスケジュール上で色分けができます。自分が話をするもの、外来や回診、定時の会議、ロータリークラブの予定など、それぞれに色を付けておくと週間予定表が構造的になります。

　To doリストがついているので、締切りのある原稿依頼を受け入れたときにリストアップしておき、校了したらバツを付けて消去していきます。時間の余裕ができたとき、出張の時などに書き溜める習慣ができます。

年間スケジュール（2017年の諏訪赤十字病院の場合）

4月：初日に入社式（辞令交付、訓示）、看学入学式、中旬にkick-off講演、本社施設長会議＋院長連盟総会（その前日に新任病院長研修）

5月：前年度の決算がでる、公認会計士と監査、支部監査委員監査、赤十字月間、ライトアップ、第14回病院祭、地域医療構想・病床報告

6月：院長塾、経営審議会、県支部評議員会、夏季賞与額の決定・組合交渉、緩和ケアセミナー、指導医講習会、県病院協議会・南信ブロック会、

7月：中部ブロック病院長会議、第1四半期を終えて収支状況の確認、信大医局訪問（夏季）、BSCヒアリング、中部ブロック・スポーツ大会

8月：日病・病院長セミナー（イイノホール）、諏訪湖花火大会、諏訪市よいてこ、市民公開がん講演会、BSCヒアリングまとめ、看学オープンスクール、

9月：災害シミュレーション

10月：日病・病院経営管理研修会、上半期決算、下期へのkick-off講演、諏訪圏工業メッセ、院長連盟総会、日赤医学会、全国スポーツ大会、臨床研修マッチング

11月：職員満足度調査、経営審議会、購買委員会、組合年末要求・賞与額

Chapter 3　病院長・幹部の実践

　　　　の決定

12 月：次年度予算を本社へ、信大医局訪問（年末）、年頭所感など書き物多
　　　　し

1 月：賀詞交換会・各所へ挨拶回り、BSC ヒアリング、次年度目標・病院
　　　　BSC 決定

2 月：BSC ヒアリングまとめ、診療科・部署 BSC 作成指示、中部ブロック
　　　　院長会議、次年度人事構想会議、昇進などの承認面接、委員会構成検
　　　　討

3 月：看学卒後式、看学終業式、退職者送別会

このほかに、外部から依頼された各種会議や講演会への出席があります。

週間・月間スケジュール

　　月曜：経営推進会議、医局会（第 2 週）

　　火曜：診療部長会議（第 2 週）、管理業務連絡会議（月末）、診療 Dr 会議
　　　　　（隔月）

　　水曜：

　　木曜：四役会議

　　金曜：諏訪ロータリークラブ例会

(2) 書類の管理

　野口悠紀雄『「超」整理法』（中公新書　1993）に詳しい「押し出しファイ
リング」を大学医局長をしたころから自己流にして利用してきました。例えば
「医療安全」とか「購買」とかに分類してファイリングすることをあきらめ、
A4 サイズが入る封筒に入れて日付と項目名をつけ、とにかく日付順に棚に並
べていくのです。あの書類はどこへ入れたっけというムダを避けるには、「整
理は分類から」という発想を捨てて、時間軸で検索することにするのがミソで
す。年に 3、4 回は溜まった封筒を整理し、不要なものはどんどん破棄します。

　これだけ院内外でインターネットが発達し、ペーパーレスにできる環境が

整っても書類が減りません。一時はすべてスキャンして PDF ファイルにして整理保存しようと試みましたが、手間がかかり滞貨となって収拾がつかず、諦めました。

一方では購買やヒアリングなどテーマの決まった書類、経営推進会議や管理業務連絡会議など定時の会議資料は、秘書にファイリングしてもらうのがよいでしょう。自分でやると、これも時間を消費します。

5. 退任について

退任が近づいてみると、恩師から「君は任期の間に何を残せたのかね？」と問われるごとく、自分が院長であったことはどのようであったのか、何を解決し、実現し、そして課題を残したのか、振り返らねばなりません。

定年まで全力を尽くして院長業に専念するもよし、また定年で辞めるのと同等に、自分で辞める判断をするという選択肢もあります。私は後者を選びました。そうすると「どこか悪いのかね、業績が悪い責任をとるのか？」そして、「何か悪いことをしたのかね」と問われます。逆手に取れば、何も悪くないところで後進に譲るのだ、と考えました。

出処進退、出ると進むは人に推されて、処（居続ける）と退くは自ら決して、と言います。東洋の知を借りれば、人は年齢に応じて自らを充実させ、自分以外の世界の力を借り、その評価を受けて成長し、また自らの処すべきところをわきまえていきます。

子曰く、吾十有五にして学に志す。三十にして立つ。四十にして惑わず。五十にして天命を知る。六十にして耳順う。七十にして心の欲する所に従いて、矩を踰えず。（論語、為政篇）

この頃の能、盛りの極めなり。ここにて、この条々を極め悟りて、堪能（かんのう）になれば、定めて天下（てんが）に許され、名望を得つべ

し。もし、この時分に、天下の許されも不足に、名望を思ふ程になくば、いかなる上手たりとも、いまだまことの花を極めぬ為手（して）と知るべし。

もし極めずば、四十より能は下がるべし。それ、後の証拠なるべし。さるほどに、上がるは三十四五までの頃、下がるは四十以来なり。返すがへす、この頃天下の許されを得ずば、能を極めたりととは思ふべからず。

ここにてなほ、慎むべし。この頃は、過ぎし方をも覚え、また、行く先の手立（てだて）をも覚る時分なり。この頃極めずば、こののち天下の許されを得ん事、返すがへすかたかるべし。（世阿弥「風姿花伝」）

Chapter 3

3.7
DPC 特定病院群認定！ 係数大幅改善！地方における 自治体病院の現状と課題

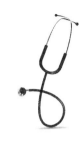

福井県立病院 院長 橋爪 泰夫

はじめに

　平成30年度診療報酬改定において、福井県で初めてDPC特定病院群に認定されました。病院群が制度化されてから3度目で、ようやく念願が叶いました。また、院長に就任して1年目に、このような大きな成果が得られるとは思っていませんでした。高度急性期病院を目指し、地域医療における役割を遂行するため、まずは目指すべき姿の第一歩としてDPC特定病院群認定というビジョンを掲げました。運良くこれを達成することができ、今回このような執筆の機会をいただきました。今回の取組みを振り返り、今後の中長期的なビジョンを達成するため、現状と課題について整理してみたいと思います。

1. 病院概要（福井県のPRを兼ねて）

　福井県は日本列島のどこにあるか、ご存知ですか？認知度は低く、福岡県や福島県とよく混同されます。日本列島の中央に位置しながら、（全国を飛び回っている井上貴裕先生の実感によると）東京から最も遠い（所要時間が長い）場所だそうです。
　2015年3月金沢まで開通した北陸新幹線の福井延伸（敦賀まで）は、5年後2023年春の予定です。
　他にも認知度が低いといえば、うまいお米の代名詞ともいえる「コシヒカ

図表 3.7.1　福井県の位置（Wikipedia から引用）

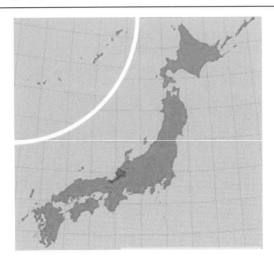

リ」は福井県発祥ということです。「越の国に光輝く米」という願いを込めて命名されたそうです。すっかり新潟にお株を取られています。

　平成 30 年は、福井国体があります。昨年 9 月 9 日の福井国体プレ大会（福井県営陸上競技場）で桐生祥秀選手が 100 m で日本人初 9 秒台を記録したことは記憶に新しいと思います。福井を全国に PR するため、好記録が出る幸運な競技場として、陸上界の "聖地" になることを期待し、その時の記録にちなみ「9.98 スタジアム」という愛称を付けることを検討しているそうです。

　"聖地" といえば、絶賛上映中の映画「ちはやふる」も福井県です。

　いろいろ並べてみましたが、やはり地味ですよね？でも、幸福度ランキング全国 1 位、福井県民は幸せです。

　さて、本題に入ります。福井県の人口は約 77.7 万人、65 歳以上の老年人口 29.8 ％であり、4 つの二次医療圏があります（図表 3.7.2）（人口は、福井県の人口と世帯（推計）平成 30 年 2 月 1 日現在、福井県情報政策課のまとめから引用）。

図表 3.7.2　福井県二次医療圏地図

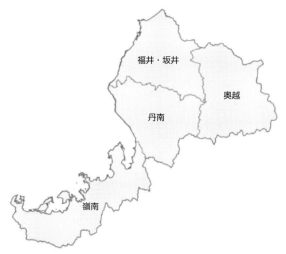

京都大学　医療経済学分野　二次医療圏マップから作成

　奥越は人口約 5.5 万人、恐竜博物館があり、恐竜の化石が発掘される自然豊かな地域です。人口減少率や入院患者の流出率が最も高い医療圏です。丹南は人口は約 18 万人、全国のめがね枠生産量 95 ％以上のシェアを誇っていることで有名な鯖江市、和紙・漆器・打ち刃物など伝統工芸が盛んな越前市があります。嶺南は人口約 13.7 万人、敦賀市・小浜市・若狭町などからなり、北陸新幹線の終着地です。意外と知られていませんが、嶺南には関西電力の原子力発電施設が 13 基あり、関西地方の電力の約半分を支えています。そして、当院が存在する福井・坂井医療圏は、福井県の中心に位置しており、人口約 40 万人と最も多い地域です。わずか半径 10 km 以内に、福井大学医学部附属病院・福井県済生会病院・福井赤十字病院・当院があり、高度急性期病床・急性期病床の過剰地域となっています。（図表 3.7.3）どこかの病院の患者が増えれば、どこかが減るといったように、狭い地域の中で、限られた患者を奪い合っているという印象があります。
　また、福井・坂井医療圏は、他医療圏からの流入率が高く、福井県内の高度

Chapter 3 病院長・幹部の実践

図表 3.7.3 病床機能報告と 2025 年必要病床数の比較

構想区域	医療機能	病床機能報告	必要病床数	過不足数
福井・坂井	高度急性期	1,275	588	687
	急性期	2,630	1,691	939
	回復期	558	1,502	-944
	慢性期	1,344	871	473
	無回答	155		155
	合計	5,962	4,652	1,310

「福井県地域医療構想 平成 26 年度病床機能報告と 2025 年の必要病床数の比較」から作成

図表 3.7.4 二次医療圏における流出率・流入率

区分	人口(人)	流出率%	流入率%	面積km2	市町数
福井・坂井	401,456	2.4	22.9	957	3市1町
奥越	55,329	46.0	1.9	1,126	2市
丹南	183,113	28.9	5.9	1,008	2市3町
嶺南	137,149	13.5	8.9	1,099	2市4町

「福井県第 6 次医療計画」から一部抜粋し作成、人口は平成 30 年 2 月 1 日現在の推計値

急性期・急性期医療の中心的役割を果たしています。(図表 3.7.4)

　次に、当院の沿革ですが、昭和 25 年創立の福井県立病院と、同じく 25 年創立の福井県立精神病院が平成 12 年に統合し、合計 1,077 床の巨大な病院になりました。また、平成 16 年 5 月新病舎開院に伴い、附置機関であった成人病センターが統合し、同時に第一種感染症指定医療機関、総合周産期母子医療センターに指定されました。平成 19 年には、都道府県がん診療連携拠点病院に指定され、新病舎完成により中央医療センター(682 床)及びこころの医療センター(400 床)の合計 1,082 床となりました。

　さらに図表 3.7.5 の通り各センターが開設され、現在 7 つのセンターを持ち、政策医療及び高度医療を担う基幹病院として、高度・特殊・先駆的医療を提供する使命があります。また、精神科を併せ持つことから、全人的・総合的

3.7 DPC 特定病院群認定！係数大幅改善！地方における自治体病院の現状と課題

図表 3.7.5　当院の概況（平成 30 年 4 月 1 日現在）

開設・統合	センター名称
昭和 25 年	中央医療センター
平成 5 年	救命救急センター
平成 12 年統合	こころの医療センター
平成 16 年統合	健康診断センター
平成 16 年	母子医療センター
平成 21 年	がん医療センター
平成 23 年	陽子線がん治療センター
指定等	救命救急センター、基幹災害拠点病院、二次被ばく医療機関、へき地医療拠点病院、総合周産期母子医療センター、小児救急夜間輪番病院、県がん診療連携拠点病院、精神科救急輪番病院、臨床研修指定病院、地域医療支援病院、第一種感染症指定医療機関、第二種感染症指定医療機関
診療科目	内科、神経内科、循環器内科、小児科、外科、整形外科、形成外科、脳神経外科、心臓血管外科、皮膚科、泌尿器科、産科、婦人科、眼科、耳鼻咽喉科、歯科口腔外科、麻酔科、リハビリテーション科、放射線科、病理診断科、精神科

許可病床数	一般	17 病棟　668 床 （うち DPC 算定対象 597 床）
	こころ／精神	4 病棟　198 床 （精神科救急、精神救急・合併症入院料届出）
	結核	10 床
	感染症	4 床
	合計	21 病棟　880 床

医療を充実し、県内全域を対象とした救急医療の最終受け入れ病院（三次救急医療）として、北米式 ER 方式による 24 時間診療体制で対応しています。

　運営形態は、地方公営企業法の一部適用です。県庁所在地の福井市にありながら市立医療機関がないことも特色の 1 つです。

図表 3.7.6 平成 23 年度から 5 年間の新入院患者数（こころ／精神を除く）と経常収支の推移

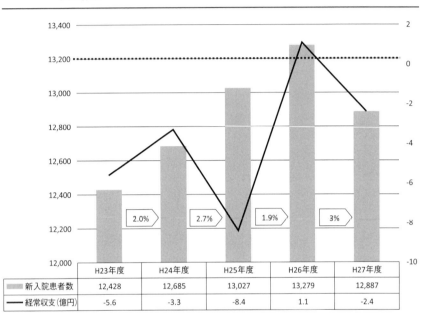

2. 当院の現状（収支・診療実績）と改善計画

　先にも述べましたが、福井・坂井医療圏の高度急性期・急性期病床の過剰に加え、半径 10 km 以内に大病院が集中しているという環境において、どこかの病院の患者が増えればどこかが減る、つまり患者の奪い合いに勝たなくてはいけないというのが現状です。MDC 別患者割合からみても、4 つの大病院には大きな特徴がみられず、同じような病院機能であることが、悪循環を助長しています。

　当院の 5 年間の新入院患者数と経常収支は図表 3.7.6 の通りです。平成 26 年度過去最高の入院患者数獲得と経常収支黒字化を達成しましたが、27 年度には患者数の減少と赤字に転じたことを受け、28 年度から経営改善に向けた

取組みが始まりました。3月に経営改革プランを策定、9月に5ヶ年の中期経営計画を立案し、改革プランの進捗・管理を図ることになりました。また、29年4月に県健康福祉部に「県立病院経営室」が設置され、「企画幹（病院・医療）」を配置し、県と病院が一体となり経営改善に取り組む体制が整備されました。

〈改善計画：経営改革プランから一部抜粋〉

A　外来縮小と入院診療の充実

　・紹介率・逆紹介率の向上

　・外来縮小（診察料・処方せん料のみのいわゆる1000円外来の縮小）

　・救命救急センター応需率100％の維持

B　患者年齢・疾病構造の変化に対応した診療の充実

　・脳心臓血管センターの開設、ハイブリッド手術室の整備

　・呼吸器内科入院病床の増床

C　精神科急性期医療の強化、早期社会復帰の促進

　・入院患者の退院支援、精神科慢性期病床の削減

　・精神科救急・合併症入院料の届出

　・精神科訪問看護による継続看護の充実

D　DPC制度適正運営

　・在院日数の短縮・新入院患者増による1日あたりの入院単価の向上

　・診療情報管理士によりDPCコーディングが適正か退院前の全件確認

　・定義副傷病の登録による在院日数管理・複雑性や効率性係数等の改善

　・救急医療管理加算算定促進のための業務改善

　　（加算による収益増、救急医療入院率・救急医療係数改善）

　・機能評価係数I向上（総合入院体制加算1、病棟薬剤業務実施加算等）

E　医療機関群実績要件達成のための診療密度向上

　・在院日数の短縮（特に術前日数の短縮）

　・DPC包括検査の推進とオーダー入力漏れの防止

Chapter 3　病院長・幹部の実践

〈29 年度院長就任後、取り組んだ改善計画〉

F　病院経営会議（病院幹部職員で構成）の直下に院長直属のワーキングチーム（以下、WT と略す）を設置、WT で検討した改善策を病院経営会議で決定し、病院方針として指示するという組織体制の創設

　　それぞれ関連する部署・委員会からメンバー（数名〜 10 名程度）を選出し、活動は WT の自主性にまかせました。

・医師確保 WT：優秀な医師の確保

・収益確保 WT：DPC 制度の適正運営による収益確保、医学管理等の落穂拾い、施設基準の充足・新規届出

・患者獲得 WT：連携医との関係強化、退院支援の円滑化、病院広報

・材料費削減 WT：後発医薬品の採用・置換促進、診療材料の集約・削減

・機器経費削減 WT：保守経費の削減、機器の集中管理

G　経営アドバイザーによる評価と支援

・年 2 回全職員を対象とした講演会実施

・WT とのディスカッション

H　診療科別経営検討会の開催

I　職員への情報発信方法の工夫と経営方針の周知徹底

J　ホームページや広報紙を活用した情報発信力の強化

3.　取組みの一部紹介と結果、今後の課題

　院長・副院長・診療科医師等が同伴し、連携医訪問の回数を増やしました。その結果、紹介率・逆紹介率は順調に上昇し、紹介患者数・新入院患者数は過去最高となりました。新入院患者数は 2 年連続増加し、特に 29 年度は 6.1 ％増と伸びが大きくなりました。これは、病院広報を 1.5 倍（120 回以上）行ったことの成果でもあると思います。

　連携医訪問だけではなく、紹介は絶対断らない、紹介していただけたらすぐに診療結果の報告をする、診療情報提供書や返書内容の充実を図る、当院での

296

3.7　DPC 特定病院群認定！係数大幅改善！地方における自治体病院の現状と課題

図表 3.7.7　患者数・病床利用率・紹介率等（こころ／精神科を除く）

年度	H27年度	H28年度	H29年度
新入院患者数	12,887	13,163	13,972
対前年比	3.0%減	2.1%増	6.1%増
入院患者述べ数	2.0%減	0.4%減	4.0%減
対前年比			
病床利用率	76.9%	79.8%	78.1%
平均在院日数	13.2日	13.0日	11.9日
入院単価	58,787	64,287	69,383
外来患者述べ数	1.8%減	7.6%減	1.2%減
対前年比			
紹介率	61.2%	71.4%	75.3%
逆紹介率	90.0%	104.3%	120.6%

診療を終えたら速やかに逆紹介するなど、診療側においてさらに連携医との信頼関係が深まるようなきめ細かな対応や地道な努力が必要なのだろうと思います。

　一般外来について、目的通り外来患者数・長期処方患者数は減少し、外来診療にかかる医師の負担は軽減できましたが、同時に連携医への逆紹介の進め方や外来検査を充実させるための体制作りなど新たに取り組むべき課題が見えました。

　救命救急センターにおいては、平成 30 年 1 ～ 2 月の 37 年ぶり 130 ㎝を超える大雪の時期においても、職員一丸となり応需率 100 ％を維持してくれました。このときは積雪による外傷が多く、また寒さで心不全が増悪するといった重症患者も多く、新入院患者増につながりました。この 1 年で、救急車搬送数は 7.7 ％、救急患者の入院割合は 3.2 ％上昇しました。

　DPC 制度に則った効率的な運営もよい成果が得られました。千葉大学医学部附属病院 副病院長 井上貴裕先生に、当院の DPC データ分析による現状と課題について、29 年 6 月と 10 月の 2 回にわたり、講演をしていただきました。DPC 入院期間 II（全国の平均在院日数）を意識した入院管理や適正な DPC コーディング（定義副傷病の登録）の重要性、診療密度が低い要因等をわかりやすく説明していただきました。他院のデータと比較して具体的に当院

図表 3.7.8　定義副傷病設定のある DPC において定義副傷病ありの登録率月別推移

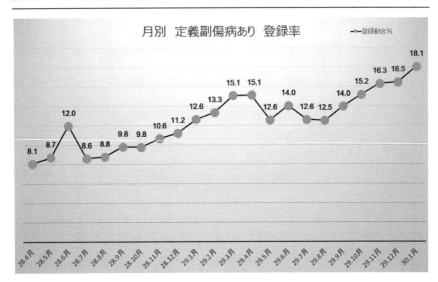

の現状を示していただけたことにより、強い動機づけになりました。定義副傷病の登録率は、右肩上りに変化しています（図表 3.7.8）。MDC 別にも集計し、全国の登録率より低いものについては、診療科別経営検討会にて、DPCごとに副傷病登録可能な標準病名一覧を示しました。

　また、先生に示唆していただいた内容を具体化して周知するため、診療科別経営検討会を積極的に開催しました。さらに、全職員に経営方針を周知するため、全職員が参加する医療安全研修の終了後に時間を設けました。電子カルテトップページを利用し職員へ経営方針を周知しています（図表 3.7.9）。

　次に、救急医療係数改善・救急医療管理加算算定促進について、紹介します。当院には救命救急センターがあり、入院患者の半分は予定外入院であるにもかかわらず、救急医療係数が低い課題を解決するため、平成 28 年 7 月救急医療管理加算算定件数増加への取組みを開始しました。「予定外入院重症度チェック」という名称のテンプレートを作成し、緊急入院オーダー時に自動的にテンプレートが立ち上がるような仕組みを作りました。また、診療医事委員

3.7 DPC特定病院群認定！係数大幅改善！地方における自治体病院の現状と課題

図表 3.7.9　電子カルテトップページを利用した職員への周知

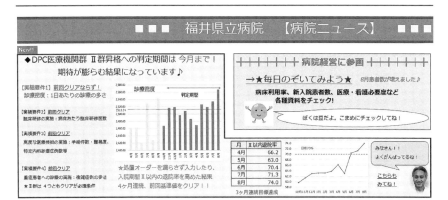

会から科別にフィードバックする「査定率」から、救急医療管理加算は除外し、査定を恐れず算定してもらえるようにしました。取組み以前は 15 ％程度だった救急医療入院率は徐々に上昇し、現在は 40 ％程度になりました。（図表 3.7.10）救急医療管理加算の算定件数・算定額は約 3 倍になり、年間 1 億円の増収となりました。（図表 3.7.11）

次に、入院期間管理の結果は図表 3.7.12 の通りです。平成 28 年度は入院期間 II 以内の退院率 65 ％目標、平成 29 年度は 70 ％を目標としました。平成 29 年 6 月医療安全研修後の経営方針周知において、II の日数を意識した入院管理の徹底を強く訴えたところ、成果はすぐに出ました。平均在院日数が短縮されれば、病床利用率が下がります。想定内とはいえ、入院収益減を目の当たりにし、何とも言葉にできない複雑な思いでした。在院日数を短縮し、1 日当たりの入院単価を上げ、回転率を良くすれば、入院収益が増えるという構図は、地方における急性期病院には通用しません。そもそも人口が少なく、新入院患者増は期待できないのです。そうかといって、在院日数を延長するわけにはいかないので、やはり患者獲得の努力を続けるしかありません。

平成 28 年度、診療密度が足りず II 群になれなかったこともあり、診療密度向上の取組みも重要でした。看護必要度の A 項目と医事データ（EF ファイル）

Chapter 3 病院長・幹部の実践

図表 3.7.10　月別入院形態別患者割合

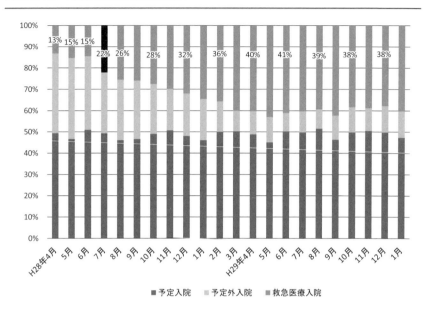

図表 3.7.11　救急医療管理加算算定件数と算定額対前年比率

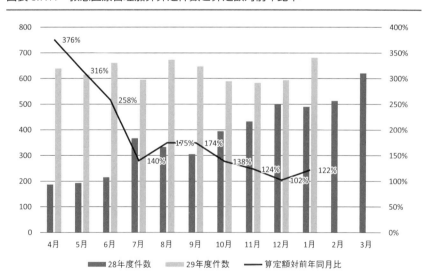

図表 3.7.12　DPC 対象患者の平均在院日数・入院期間Ⅱ以内退院率と一般病床利用率推移

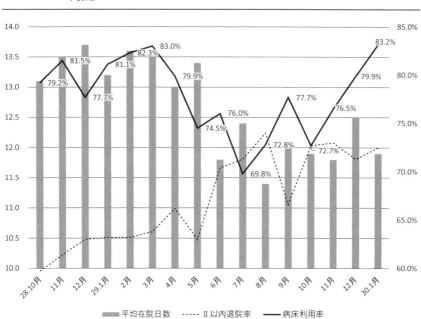

の整合性を日々チェックし、オーダー入力を徹底管理しました。それが功を奏して、平成 30 年診療報酬改定の急性期一般入院基本料の看護必要度ⅠとⅡの差は 0.1 ％しかないほど、精度管理ができています。

　平成 30 年 2 月 19 日、これらの取組みに対する通知簿が来ました。院長室で、PDF 開封のパスワードを入力すると、目に飛び込んできた文字は「DPC 特定病院群」、ようやく念願が叶いました。機能評価係数Ⅱ（特に救急医療係数）は大幅に改善し、特定病院群では唯一のプラス激変緩和（▲ 0.0185）の対象となってしまいました（図表 3.7.13）。

Chapter 3 病院長・幹部の実践

図表 3.7.13 年度別機能評価係数Ⅱ6項目と合計値の偏差値と医療機関群内順位

係数名称 / 年度	H27	H28	H29	H30
保険診療係数	51.48	52.00	51.42	55.15
効率性係数★	55.80	55.49	52.67	56.53
複雑性係数	55.03	54.25	54.23	48.70
カバー率係数	71.55	72.43	73.03	47.86
救急医療係数★	42.24	42.19	43.57	54.07
地域医療係数	61.30	62.09	63.20	74.55
機能評価係数Ⅱ計	61.68	63.31	66.37	64.39
医療機関群内の順位	168位	134位	71位	16位
医療機関群と病院数	Ⅲ群1401	Ⅲ群1446	Ⅲ群1442	Ⅱ群155

★は全群共通で評価、他は群ごとに評価

おわりに

　DPC 特定病院群認定や医療機関別係数の大幅改善、新入院患者数増や経常収支黒字化など、平成 29 年度は当院にとって飛躍の 1 年でした。院長就任初年での成果でしたが、「ローマは 1 日にしてならず」これまでの取組みや失敗体験があっての結果だと思います。井上先生には大変貴重な助言をいただきました。また、データを見える化し、様々な方法で繰り返し職員 1 人ひとりに情報を発信することの大切さを感じました。平成 30 年 3 月、診療情報管理士の資格を取りました。自らも、データの利活用に取り組んでいきたいと考えています。

　急性期医療にとって、診療報酬は実質的にはマイナス改定が続いており、今後ますます厳しい経営状況となることが予測されます。自治体病院として、政策医療を含め不採算医療の役割を担いながらも、効率的な運用を図り赤字縮小から黒字化への経営努力は続けていかなければならないと痛感しています。現状維持は退行の始まりであり、常に業務改善していけるよう、中長期的なビジョンを意識した戦略策定をすすめていきたいと思います。

謝辞

　このたびの当院の経営改善に向け、アドバイザーとして適格なご指導をいただきました、千葉大学医学部附属病院 副病院長、井上貴裕先生に深謝いたします。また、積極的に取り組んでいただいた山本龍市事務局長をはじめとする経営管理課職員、医療サービス課の姉崎志乃主任と診療録管理室の宇都宮まなみ主任のご尽力に深謝いたします。

Chapter 3

3.8
地方小都市の地域基幹病院が生き残りをかける経営戦略

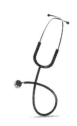

一般財団法人津山慈風会 津山中央病院グループ 総院長 藤木 茂篤

1. 津山中央病院の特徴

　津山中央病院は、一般財団法人津山慈風会の中核病院であり、535床の急性期、高度急性期対応の総合病院である。

　津山は、岡山県北に位置し、幾多の温泉に囲まれ、風光明媚な城下町である。特筆すべきは日本の洋学の発祥地とも言われ、膵、腸、細胞、あるいは酸化、還元などの単語を世に出した宇田川一族や今で言う東大医学部の初代教授である箕作阮甫を輩出した文化を有する。

　津山市は、岡山県で岡山市、倉敷市に次ぐ規模の地方都市であるが、現在人口10万2千人で人口減少は続き少子高齢化の波にさらされている。岡山県北は約26万人、兵庫県の西北地域（佐用など）を含めると約28万人の医療圏であるが、200床以上の総合病院は当院しかなく、津山中央病院は必然的に岡山県北医療の最後の砦としての使命感のもとに活動している（図表3.8.1）。そして、岡山県北で唯一の地域医療支援病院である。

　さて、津山中央病院自体の歴史は、1954年まで遡るが、現在の津山中央病院は、1999年に国立津山病院（結核病棟含む一般急性期病院）を日本で初めて民間病院である津山中央病院が移譲を受けたことに始まる。約2万坪（現在3万坪）の敷地に535床の病院が忽然と現れたというのが当時の市民の率直な感想であろう。現在、7対1急性期467床、三次救命救急センター30床、その他結核、感染症病棟を加え、535床である。

図表 3.8.1　岡山県北唯一の大規模病院

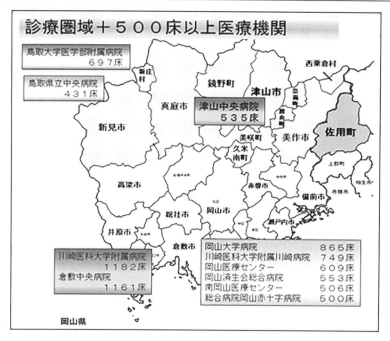

　病院の特徴としては「エンタープライズに富む」という風土が脈々と流れていることである。1999 年の移転時、全国で 3 番目の全面電子カルテの導入、院外処方の導入、そして当時の医師数 56 人での三次救急への対応等、今思えば冷汗ものであったが、なんとか乗り越え、岡山県で 2 番目の PET/CT の導入、脳死臓器提供 2 例、ISO への取組み、さらには中国・四国地区初の陽子線治療センター開設へとつながっている。

　今から 8 年前の院長就任時、津山慈風会のビジョンとして「2020 年までに、日本に誇れる医療サービス空間を構築する」を打ち上げた。岡山県北の津山中央病院ではなく、日本を相手にする病院になるぞという明確な方針を職員に伝え、正夢にしようと本気で訴えた。当初は、職員には大風呂敷として認識されていたが、現在この方針を疑う職員はまずいないだろうと確信する。

Chapter 3　病院長・幹部の実践

　津山慈風会は急性期、高度急性期を担う 535 床の津山中央病院を中心に、サテライトとして、10 対 1 急性期 41 床、20 対 1 医療療養 40 床、及び 47 コンソールを有する透析センターの機能を持つ津山中央記念病院、旧津山市街地の外来機能としての津山中央クリニック、さらには、5 人のスタッフを有する訪問看護ステーション、有料老人ホーム、小規模多機能施設、健康増進を目的とするフィットネス＆スパや他企業と共同経営するサ高住などを運営している。ハード面での整備は着々と進んでおり、現在津山中央病院での手術室棟増築を残すのみとなった。

　本稿では、津山中央病院の置かれている医療環境と現在までの当院の取組みを示し、さらに今後の展望を述べてみたい。

2.　津山中央病院の概要と周辺の医療環境

　平成 28 年度の津山中央病院の病院概要及び診療実績を図表 3.8.2 に示す。簡単に説明すると、新入院は月約 1,000 人、手術室での手術が約 4,000 件強、救急受診者約 24,000 人、うち救急車約 5,200 台強、がん登録約 1,300 人強と高度急性期、一般急性期病院としての役割を十分担っている。また、平均在院日数は 12.48 日で、11 日を目標としているが、この短縮が大きな課題である。職員数は 1,200 人規模となり、岡山県北最大の企業である。医師はこの 18 年間で倍増し、120 人を超えるが、まだまだ不足しており医師偏在の余波をもろに受けている。しかし、新しく作った医局は 156 席用意しており、医師増員に対する意気込みは決して薄れるものではない。

　そして特筆すべきは病床利用率 98.1 ％でおわかりのように、いつも満床状態が続いていることと DPC II 群病院であることであろうか。病床利用は、毎日が戦争のようであり、空床確保に院長自らが乗り出すことも少なからずある。一息つけるのは土曜日のみという状態である。したがって、この病床運用をいかに効率よくするかに全力を傾けている。そして、DPC II 群は平成 28 年度診療報酬改定前より院長の大号令のもとに職員一丸となって取り組むことで

306

図表 3.8.2　平成 28 年度実績

取得することができ、この 30 年改定でも II 群（特定病院群）として存続することができた。これらは後に詳述したい。

さて、岡山県は岡山と倉敷に大病院が集中し、岡山県北は人口も少ないが、大病院は当院のみという医療環境である。小規模の公立病院はいくつかあるが、津山市立や岡山県立というような大きな公立病院は存在しない。そういう中で、当院はいわゆる地域医療支援病院という肩書のみで、公的病院としての機能を多方面にわたり要求され、果たしてきている。しかしながら税金面での優遇は他の公的病院とは雲泥の差であることは言を待たない。

この医療環境が岡山県北医療の最後の砦としての役割を担うだけでなく、年間 5,000 台を越える救急車を受け持ち、うち心肺停止患者が例年 150 人前後搬送されてくる事実から考えて、実際に当院がなければ少なくとも小規模の地方都市である津山市の医療は確実に崩壊するものと考える。その意味でも石にかじりついてでも病院を更に高いレベルで存続させなければならない使命があ

Chapter 3　病院長・幹部の実践

るわけである。

　また、この医療環境で注目していただきたいのは、「only one」ということである。何しろ、うちしかないのである。したがって、救急は断れない、アッペ、ヘルニア、誤嚥性肺炎となんでも診なければ地域が許してくれない環境にあるというがすぐ想像されるであろう。このことが実はいろいろな方面に大きな影響を及ぼすことになる。例えば、平均在院日数、入院診療単価、重症度、医療・看護必要度（以下、看護必要度とする）、さらにはDPCⅡ群の診療密度や外保連指数などに大きな制約となって、われわれにのしかかっている。

3.　病院に課せられた命題と「POWER UP 5」

　そういう環境下で、病院に課せられた大命題は、「地域に高度急性期医療を提供し、かつ救急医療を担保しながら、地域とともに生き残るには？」である。その答えとして、職員に伝えていることは、①県北の患者は県北で対応するという地域完結型医療ができる環境作り、②魅力ある病院を作ることで集患し、地域活性に寄与する、という2点である。この魅力ある病院作りで着目したのが陽子線治療センターである。病院移転から15年経過し、病院に不足するものや新しい機能の導入に対する整備計画として、この陽子線治療施設を核とした再基盤整備「新5カ年計画　― POWER UP 5 ―」（図表3.8.3）を策定した。これは、陽子線 Proton の P、新病棟 Ward の W など頭文字を取って POWER UP とし、それを5年かけて実現するというものであり、現在4年目に入っている。

　その第一弾の「がん陽子線治療センター」は中国・四国地区で初であり、総合病院としては近畿以西で初ということで、大きな投資であるが、魅力ある病院作りの中核に据えた。そして、人材派遣、育成及び学術的バックアップの面で、岡山大学との共同運用という形をとり津山の地で運営している。平成28年4月の運用開始からの治療実績は約200人程度であるが、他の陽子線単科施設では前立腺がんが圧倒的な率を占めるなか、当院では前立腺がんは患者の

図表 3.8.3 「POWER UP 5」

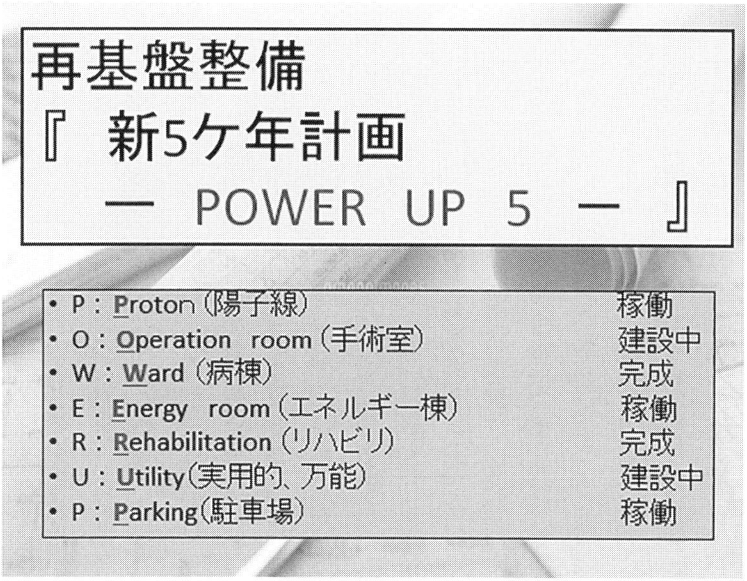

再基盤整備
『 新5ケ年計画
― POWER UP 5 ― 』

- P：Proton（陽子線） 稼働
- O：Operation room（手術室） 建設中
- W：Ward（病棟） 完成
- E：Energy room（エネルギー棟） 稼働
- R：Rehabilitation（リハビリ） 完成
- U：Utility（実用的、万能） 建設中
- P：Parking（駐車場） 稼働

3分の1にすぎず、肝がん、肺がん、頭頚部がん、小児がんなどが多く、総合病院としての特徴を遺憾なく発揮できていると考えている（**図表 3.8.4**）。

　また、陽子線治療の全問合せ件数のうち中国・四国地区からは約3分の1を占めており、この4月からの陽子線治療の適応拡大に伴い、中国・四国地区のみならず近畿以西のがん患者の福音になればと願うものである。

　「POWER UP 5」の第二弾として、新病棟の造築とオペ室増設を計画している。これらは地域に高度医療を提供するのみならず、地域完結型医療の拠点としての機能をもたせるためである。新病棟の目玉はスーパー ICU とピクトグラムの導入である。当院の ICU は救急病棟の ICU として認可されているため、救急外来からの入院対応のみの加算であり、20時間にも及ぶ心臓血管外科の術後管理は7対1対応の診療報酬しか請求できなかった。救急救命センターの医師のモチベーションや労働生産性の向上を考え、一般病棟からの急変時や大きな手術後の管理に加算が付く病院 ICU としたものである。この度新

図表 3.8.4 陽子線治療実績

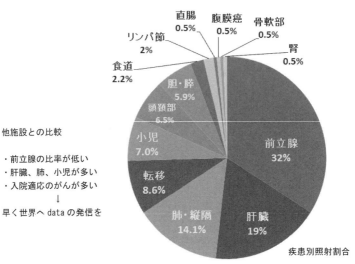

陽子線治療センター実績

病棟は完成し、1患者当たり 20 ㎡はびっくりするぐらい広いものである。そしてこの4月から運用開始予定である。

そして、ピクトグラムを新病棟運用と同時に導入する。患者サービスを主たる目的とするが、この度導入するピクトグラムは電子カルテと連動させ、患者のバイタルがワンタッチ操作で電子カルテにのるという画期的なものである。本邦初との触込みであるが、このことによって、看護師の誤記入のリスクがなくなることや入力時間の省力は導入にかかる約1億円と予想されるお金に代えがたい喜びである。

さらに、新病棟内に 14 床の緩和ケア病棟も増設した。現在岡山県北地区に緩和ケア病床はなく、当院の使命として早急な運用開始に向けてスタッフ確保に動いている。

この5月からオペ室増設の工事が始まる。数年前「めざせ手術 5,000 件！」

図表 3.8.5 新たな医療基地の誕生（1年後）

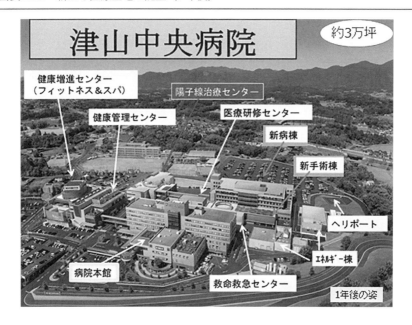

というプロジェクトを立ち上げ、院長自らがリーダーとなり手術室の効率的運用を議論した際、絶対的に手術室が足らないことを実感した。そこで、予定手術の時間内での終了と低侵襲手術の充実をめざし、増え続けるステントグラフト対策としてハイブリッド手術室、さらには今後の県南への患者流出防止のためダヴィンチに代表されるロボット支援手術室、さらには年間1,500件を超える手術件数の整形外科用に無菌室の増設を考えている。

来年夏にはすべての計画は完成し、新たな威容に期待している（図表3.8.5）。

4. 具体的な生き残り戦略

以上、ハード面での取組みはこのあたりで幕とさせていただき、次にソフト面での生き残り戦略を紹介したい。本稿の趣旨はここからが中心となる。地域とともに生き残るための戦略を多方面から検討した。紙面の関係上、(1)新入

院獲得、(2)効率的な病床運用、(3)職員の意識改革、(4)戦略的投資に的を絞り詳述する。

(1) 新入院獲得

まず新入院獲得から稿を進める。新入院の増減は病院財務上最も上位に位置すると考えている。入院があってこそ、診療単価や稼働率の議論ができるのであって、そもそもある一定の新入院の確保は病院財務上欠かせない要因であることは言を待つまい。そこで、当院では、新入院獲得プロジェクトを3年前から立ち上げ、月間900人前後であった新入院を1,000人に増やすことを病院の方針として明示した。主な具体的な戦略は、1) お断りしない救急診療の徹底、2) 診療レベルの目に見える向上、3) 地域連携のさらなる強化、4) 陽子線治療センターの活用、であった。

1) お断りしない救急診療

まずお断りしない救急診療から説明する。これは地域医療構想に謳う診療の機能分化にほかならない。当院は地域医療構想の中では最も上流に位置しており、いわゆる"いざという"とき入院可能な体制をとることが当院の大きな使命でもある。まず実行したことは職員への徹底した啓発を繰り返し、「お断りしない救急」を合言葉化した。しかしながら、救急に携わるマンパワーやいつでも入院可能な空床の確保など頭の痛い問題が山積していた。そこで、行政の協力のもとに住民への啓発を丁寧に行い、不要不急の救急受診を抑制し、さらに病状によって時間外選定療養費の徴収を行った。その結果、救急受診者は徐々に減少してきているにもかかわらず、逆に救急車搬送は年々増加するとともに救急受診からの入院は増え続けている。ということで、地域住民の適正な救急医療資源の利用がなされてきていることを実感する。

また救急に対応する医師の負担軽減のために、三次救急対応の3名の医師以外に、二次、一次救急対応として、内科系、外科系、小児科医師を常駐させ、さらに最も患者の多い内科系に対しては、循環器科医師を独立した上で、

夜10時までは内科医師も2名体制とした。月当たりの当直回数は増える結果になるが、1回当たりの業務量のみならず、救急医の肉体的精神的負担は明らかに軽減している。

そしてドクターカーの運用もお断りしない救急に大きく貢献している。現在、平日日勤帯で積極的に運用され、年間約150～200件の出動となっている。この10月から救急専属の専門医が赴任することが決定し、お断りしない救急の徹底に向かって着々と進行中である。

そして、最も頭を悩ませたことは、空床がないことから生じる救急に携わるスタッフの疲弊である。入院させて経過をみたいがベッドがないためやむを得ず帰宅させていた患者が結構いることは以前から問題視していたことであった。その対策として一般病棟に経過観察ベッドと銘打ち4床で運用していたが、一般病棟のため退出判断は主治医がすることから回転が難しく、有名無実となっていた。そこで現実的運用を目指し、この経過観察ベッドをHCU内に4床設置し、病床管理を救命救急センター長に委ねたところ、驚くほど順調に回転し、救急からの入院確保に大きく貢献している。そして、意外であったことは、経過観察入院ではあったが入院後重症化する患者が結構見受けられた。結果論ではあるが、HCUを使用することが間違った選択ではなかったと考えている。このように経過観察ベッドの活用は救急担当医の精神的負担軽減にもつながった。

このような取組みの結果、救急からの入院は確実に増加し、その流れも一般病棟への入院、救急病棟への入院ともに増える結果となった。そして経過観察入院も約1割の増加をみた（**図表3.8.6**）。

2）診療レベルの目に見える向上

新入院獲得の2番目は診療レベルの向上である。それも患者さんや当院職員にとって目に見える向上である。これは地域完結型医療を推進し、地域住民が安心して医療を受けることができる体制作りでもある。この地域完結型医療の完遂を妨げるもの、すなわち岡山県南へなぜ患者が流出するかを検証する

図表 3.8.6　救急入院患者数の増加

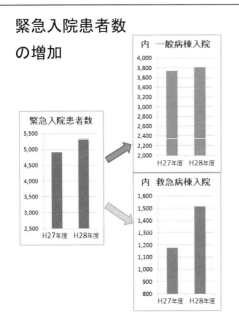
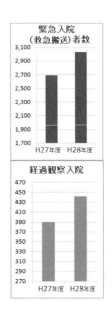

と、まず低侵襲処置が立ち遅れていること、それぞれの分野にその道のプロ（専門医）が不足していること、そして患者が満足できる環境整備が充分でないことなどが挙げられる。

　低侵襲手技の面で最も力を注いだことは、鏡視下手術の普及である。鏡視下手術の拡大普及は、当院の長年の念願であったが、立遅れは明白であり、若手外科系医師の採用にも影響していた。外科系分野の責任者を集め、鏡視下手術拡大の必要性を説き、積極的な取組みには資金援助を辞さないことを伝えた。鏡視下手術の普及に大きく貢献している 3D システムもこの時導入したものである。拡大普及のため岡山大学より各科の鏡視下手術の指導医複数人を非常勤で派遣していただき、研修を積み、現在では他病院と遜色のない率の鏡視下手術となっている。そしてこのことが、来年のロボット支援手術導入にもつながっている。

3.8 地方小都市の地域基幹病院が生き残りをかける経営戦略

またステントグラフトも急務の課題であった。高齢化率も高い当医療圏においては高齢者の大血管系の疾病も増えてきており、心臓血管外科の No.2 を長期間国内留学させ、最近では年間 50 件程度の患者に寄与している。そしてこの実績は、現在建設中のハイブリッド手術室へとつながるわけである。

専門医招聘も新入院増加に大きく貢献した。当医療圏のカバー率をみてみると、圧倒的にカバー率が低い分野は、乳がん、肝胆膵外科、アブレーション、感染症などであった。特に乳がんは県北患者の約 2/3 が県南に流れていることがわかり、正直愕然としたことを覚えている。これはなんとかしなければ県北住民に申し訳がないと、専門医の招聘に全力を尽くした。結果、2017 年 4 月から乳腺外科専門医を招聘することができ、まだ 1 年経っていないが、急激に増加し、現在カバー率も 50 ％を越え、手術室の枠確保に難汁する勢いである。幸いなことに当院には形成外科の乳房再建の専門医がいたため一期的乳房再建も可能となり、地域住民にも喜ばれている。

また、肝胆膵外科も岡山県南の高度技能医のいる病院に患者が流れており、内科で診断し手術可能な症例もみすみす手放さざるを得なかった。2016 年 10 月より高度技能医が赴任して以来、特に肝臓の手術が倍増の勢いであり、最近では膵がんの手術症例も目に見えて増加している。この領域は、診療単価や外保連指数の増加に端的につながっている。そのせいか、前回改定時の DPC II 群取得に際して大変苦労した外保連指数のクリアも、今回の改定では大きなハードルとなることなく推移し、肝胆膵外科の功績大と考えている。外保連指数でいえば脳神経外科の血管内手術の導入も大きく貢献した。

アブレーションの導入は岡山県北の医療を変えたといっても過言ではない。2014 年に専門医を招聘し、初年度 29 件で始まり、2017 年には年間 153 件と飛躍的に増加した。これはとりもなおさず、県北住民が心房細動のもたらす種々のイベントから開放されるという大きな意味を持っており、地域完結型医療の典型であろう。

プロといえば、感染症科専門医の重要性を強調したい。当院の弱点でもあり、当医療圏の将来の医療需要見込みでも 2040 年までは増えると予想される

感染症分野の強化にも取り組んだ。当院で初期研修を行い、各地で武者修行を積み総合内科と感染症の専門医を取得した医師が私との約束を守り昨年4月より当院に帰ってくれた。現在月間100件の感染症入院患者へ介入しており、ほぼ全科にわたり感染を正しく制御することで、患者への貢献のみならず平均在院日数の短縮にも大きく貢献している。感染症患者の入院に占める影響をまざまざと教えてもらった感がある。

　患者満足につながる体制整備の観点からは、化学療法センターの新設があげられる。ゆったりとしたスペースで20人同時対応のセンターを新たに作った。がん治療の認定看護師を3人配置して対応に当たらせたところ、当院での化学療法に満足していただける患者さんが増え、現在手狭になり、増設も考えなければいけないほどの活況を生んでいる。総合入院体制加算は現在2であるが、将来1の取得を目指す上でケモ患者の確保も重要な基準であることも現場職員の励みになっている。

　また、この4月から運用を開始するスーパーICUにも大きな期待を持っている。実際、スーパーICUの施設基準を満たす箱物が完成したが、圧倒的な広さ、設備を有し、救命専門医や専門の看護師が配置され、患者の満足につながるものと確信する。

3）地域連携の強化

　新入院獲得の3番目は、地域連携のさらなる強化である。入院患者を経路別にみてみると紹介入院の占める率が最も高く、かつ入院診療単価も最も高い。となると、いかに紹介からの入院を増やすかが重要なポイントとなる。以前より、急を要する紹介を絶対断らないこと、確実に返書を書くこと、そして最大限患者さんを紹介元にお返しすること（目標逆紹介率100％以上）の3点を徹底するよう号令をかけていた。

　そこで新たな試みとして取り組んだことは、院長挨拶回り、出張しての地域連携セミナー、かかりつけ医検索システムの完成、連携登録医制の導入、及び結（ゆい）カード発行などである。

院長挨拶まわりは二次医療圏を超えて近隣の医療機関175ヶ所を訪問し、顔の見える関係を構築した。約1ヶ月を要したが、その診療所の実態観察や当院に対する率直なご意見を聞くことができ今後の病院運用に大いに役立つものとなっている。

当院では数年前から地域連携（CC）セミナーなるものを定期的に開き、身近な問題を演題に、医師のみならずコメディカルも講師としてミニ講演会を重ねてきた。それに加えて、2014年から新たに当方から各医師会に出向き、出張CCセミナーを開始した。ちなみに第1回の講演内容は、「小児救急のすすめ」と「マムシ咬傷の診療」という地域性を重視した演題であったが、予想外に多数の出席を頂き、地域から企画の継続が望まれており、現在周辺4医師会へ定期的に出張している。

そして、地域連携登録医制度を数年前に設け、現在周辺の医療機関166に対し、77.7％の加入を頂いており、連携登録医証なるものを発行し、各医療機関の外来に掲示いただき、患者さんに当院との密接な連携をアピールしている。当該医療機関と当院がwin-winの関係を構築することが望ましく、当方から提供できるインセンティブとして、連携医療機関の先生方の短期学会出張時や短期間診療所をあけられる際、当院から医師派遣ができればと考えており、実際数施設へ医師派遣を行っている。年1回行われる連携登録医との懇親会では、当方より主に診療各科別に約30近いポスターを提示し、ポスターを囲んで質疑応答するという形をとり顔の見える関係づくりのいい機会としている。

また、逆紹介の切り札として考えた「結（ゆい）カード」を紹介する（**図表3.8.7**）。患者さんへ当院からかかりつけ医を提案するとき、最も困るのは、当院に見捨てられたという思いを患者さんが持つことである。このことが逆紹介のネックになっていたが、この解決策として採用したものである。約1年かけて議論を重ねてできたもので、いわゆる2人主治医制を患者さんに保証するものである。「通常はかかりつけ医にかかってください、でも急病の際かかりつけの先生に連絡取れないときは、このカードを救急隊に見せてください。

図表 3.8.7 「結（ゆい）カード」

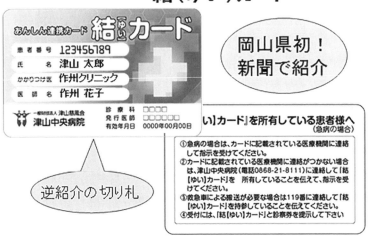

必ず当院で対応させていただきます」というものである。採用してからまだ1年しか経っておらず、現在までに利用された患者はまだ少ないが、利用者からは非常に安心感があると好評である。

4) 陽子線センターの役割

　新入院獲得プロジェクトの最後は、陽子線治療センターの活用である。これは全く新たな視点からの新入院獲得である。前述したように、主に中国・四国地区あるいは近畿以西の西日本から患者さんを呼ぶことのできる強力なツールであり、運用開始からまだ2年を経過していないが、年間150〜200件の患者さんを獲得したいと考えている。幸いなことに、この度の診療報酬改定で、今までの小児がんのみならず、前立腺がん、頭頚部がん、骨軟部腫瘍も適応拡大され、エビデンスのある治療法の1つとして巷間に認知されたものと喜んでいる。これを機会にさらに症例を増やし、いずれ肝がんや肺がんなど五大が

図表 3.8.8　新入院患者の増加

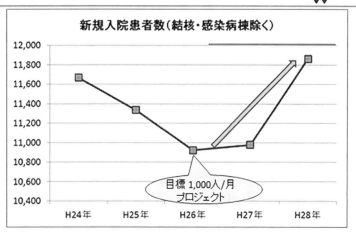

んにも適応が拡がるよう情報発信していきたいと考えている。

また、陽子線治療を中心とした医療インバウンドにも取り組みかけたところである。海外から患者さんを呼ぶことも今後新入院獲得のキーワードになる可能性を秘めていると考えており、これは後述する。

このように、新入院獲得の取組みを述べてきたが、その成果を示す。新入院患者数は確実に増加し、月間1,000人プロジェクトはほぼ達成され（図表3.8.8）、平成29年度下半期は確実に月間1,000人を超えている。入院経路別で見てみると、救急入院のみならず、救急以外の入院も約8％程度増加した。この結果、例えば、平成30年1月の稼働状況を示す（図表3.8.9）が、1月4日より稼働率90％を超え、中には100％という日もありベッドコントロールに困るぐらいの状況となっており、今後退院促進と受入先の充実をはかることで平均在院日数を短縮しながら、かつ稼働率も90％以上を確保するという離

図表 3.8.9　病床稼働状況（平成 30 年 1 月）

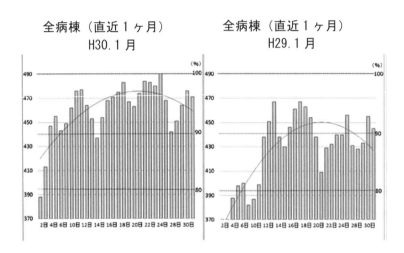

れ業に挑戦していくつもりである。

(2) 効率的病床運用

　ということで、ここから、空床確保に困り果てている病床をいかに効率よく運用するかに稿を進めさせていただく。

　「only one」の医療環境にあって、どんな患者でも来院する、そしてお断りできない中で、ベッドコントロールは非常に重要なウエイトを占める。そこで、ここでは、入退院支援センターの充実と入退院の権限委譲、そして、日曜日入院の促進、さらには日帰り処置・手術の拡大について述べる。

　院長就任以前より出身の内科の現場は言うに及ばず、500 人弱の入院患者すべてのカルテをチェックし、退院可能と判断した場合に主治医や該当看護師長への指導を行い退院の促進を図ってきたが、入退院を管理する部門を一本化する必要性を痛感していた。そこで、入退院を一本化する部署を入退院支援センターとして、病院玄関すぐの一等地に改築新設し運用を始めた。当院の入退院

支援センターの特徴は、入退院管理の全権を持たせたことである。そのために、センター長は前統括看護部長を据え、いわゆる医者ににらみがきき、院長に劣らない命令権を持つことで、500床の一括管理が可能になったと考えている。当部署から毎朝病院職員へ空床状況を発信しており、リアルタイムに、そして間髪おかず全職員へ指示を出すことによって、退院促進に向かって病院全体が動き出すのである。

　構成人員は看護師、MSW、地域連携担当事務職、薬剤師、管理栄養士、臨床心理士など総勢20名程度の人員を配置している。現在、全科管理までもう一歩のところまで進んでおり、一昨年よりプロジェクトを組んで全科対応の対策と入退院支援センターの業務の拡大と同時に効率化を検討している。このセンターは前回の診療報酬改定での退院支援加算やこの度の入退院支援加算に対してスムースに取り組むことができるという副産物も生んだ。

　当部署の活躍により、病院にもたらした恩恵は期待以上のものであった。まず在院日数短縮が挙げられる。平成28年度の平均在院日数は12.48日と急性期病院として満足する数字ではないことを十分承知しているが、平成25年は14日であり、4年間で約1.5日の短縮が得られている。この短縮においては、クリティカルパスの利用率が年々増加したことが最大の要因であろうか。パスのある疾患は基本的にパスを利用することが入退院支援センターを経由する第一の条件としたためであり、結果的に医師の業務負担軽減につながり、医師も身をもって理解してくれたようである。そして、転院までの待機日数の短縮や90日超えの患者の退院促進など懸案の解決にもつながっている。

　また、別の利点も生まれた。それは、薬剤師の介入により、術前中止薬のチェックが徹底されたため、予定手術の延期、中止がなくなったことである。さらに退院支援業務の中でMSWによる介護認定のすみやかな取得促進など、患者満足を支えてくれている。

　一方、日曜日入院への誘導促進も、入院患者の曜日の均てん化のみならず、日曜日に入院することによって月曜日の処置や手術を予定通り組むことができ、手術室の運用にもいい影響を与えると考え、積極的に取り組んだ。これを

Chapter 3　病院長・幹部の実践

可能にした要因は、入退院支援センターで前もって十分な IC がなされており、患者さんも不安なく日曜日に入院できるようになったことであろう。平成 25 年には救急入院を含めて 23.8 人／日であったものが、取組み後平成 28 年には 29.8 人／日と約 6 人増加した。この増加した 6 人は月曜日の処置・手術に回ったものであり、月曜日から活気ある手術室を見ることになった。

　また、日帰り手術の対象拡大も病床運用に大きく貢献した。これは看護必要度対策、診療密度対策、DPCⅡ群の外保連対策を兼ねる、というよりこれらが主たる目的であったことを思い出す。外来手術への移行は、抜釘、下肢静脈瘤手術、白内障手術を対象とした。このため、下肢静脈瘤は新しいレーザーを導入することで問題点を解決し、日帰りを可能とした。また、白内障手術は非常勤医師が施行していたため、術後管理に対する他の眼科医師の協力を取りつけ、トラブルなく運用できている。

　さらに、大腸ポリペク後、慢性硬膜下血腫の術後、シャントトラブル術後などは、当院外来で手術し、当院から約 5 km のところに位置する当院のサテライト病院である津山中央記念病院（10 対 1 看護体制）へ短期入院するという形をとる。津山中央記念病院は透析、消化器、脳外科などの専門医を配置しており、当院を補完する重要な病院として機能している。

　このような取組みにより、上記疾患の中でも患者数の多い白内障の外来手術化、大腸ポリペク後サテライトへの入院は、対象者の約 50 ％前後で推移しており、当院入院が必要な患者との棲分けができており、現在は定着したものと考えている。そして、当院の空床確保のみならず、DPCⅡ群の診療密度、外保連指数対策に大きく寄与している。

(3) 職員の意識改革

　次に職員の意識改革について述べてみたい。実は病院運営においては、職員に対する経営責任者の「耳にタコ」的なメッセージの発信が最も大切と考えている。いろいろな事業、プロジェクトを立ち上げても、職員が納得し、そして夢を持ちながら仕事をしなければ、すべて絵に描いた餅である。その観点か

図表3.8.10 職員へのメッセージ

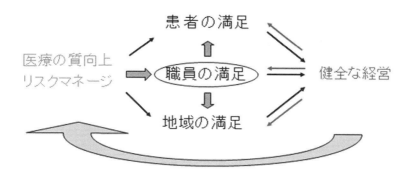

ら、院長就任と同時に職員向けに強力なメッセージを発した。当院の職員行動規範として、患者満足、地域の満足、職員の満足の3つの満足を追求するとした。そしてその中央に職員満足を置き、職員が誇りに思い、夢を持つ病院でなければ病院経営は語れないとのメッセージである（図表3.8.10）。

「小さい夢でもいい。楽しくやりがいのある夢を追い続けよう。全職員が一方向を向いて行動する病院は強い。」それが、現在進行している再基盤整備「POWER UP 5」であり、病院ビジョンに掲げる「2020年までに日本に誇れる医療サービス空間の構築」という夢を一歩ずつではあるが階段を登っていると実感している。

そして、それと並行して職員の財務に関する意識の改革にも取り組んだ。院長就任時、すなわち8年前の当院職員の意識を羅列してみよう。多分、読者の財務責任者のみなさんは多少なりとも頷かれることと思うが、①自分の給料がどこから生まれるかわかっていない、②患者が減っても「ああ楽になった」としか思わない、③忙しいと「職員増やして」の大合唱、職員が増えると自分の取り分が減ることが理解できない、④「患者のためなら」を金科玉条に医療

Chapter 3　病院長・幹部の実践

図表 3.8.11-1　7 年間の事業実績①

院長在籍7年間の発想と実績①

- □がん陽子線治療センター
- □入退院支援センター(病院の中枢)
- □化学療法センター(20人同時対応)
- □救命救急センター20床→30床化
- □経過観察入院ベッド　4床確保
- □外来ブース　10室増築、心臓リハ開設
- □新病棟 (スーパーICU、臓器別病棟、256列CT、IVR-CT)
- □手術室造築(ハイブリッド、ロボット)
- □レスパイト入院
- □国際医療支援センター開設

- □健康増進センター(カルヴァータ)開設 (28℃アルカリ単純泉の天然温泉併設)
- □上級医単身赴任用マンション(2LDK、25室)
- □新人専用宿泊施設(1 room、52室)
- □院内病児保育開設
- □東北大震災へDMAT、医療班派遣
- □時間外手術へのインセンティブ(医師負担軽減)
- □専門看護師育成　2名
- □認定看護師育成　13名(全面補助)
- □時間外労働改革

材料も湯水のごとく使い、それで赤字になってもしようがない、⑤当時当院は公益法人であったが、「公益法人は利益をあげてはいけない」、などなど。

　新しい医療機器を買うお金はどこから？とか、ボーナスは増えなくていいの？など、なぜ黒字が必要なのかをコンコンと説いたことから始まる。「医は仁術であることはもちろんだが、算術も忘れるな」をコンセプトとし、では黒字はどうしたら生まれるの？とか、医業収入はどうしたら増えるの？など、基本的な財務上の知識を毎年毎年わかりやすく教えた。最も効果的であったと思える例は、「家庭で、新車が欲しい時や家を立てたい時、どうする？、旦那さんの小遣いを減らしたり、給料はどうしたら増やせるかを考えるでしょう」だったことを思い出す。ただ、このように財務上の厳しい指導をしながらも、医療の王道だけは踏み外さないことは大前提とした。そして 7 年間で約 30 を越える事業（図表 3.8.11-1、3.8.11-2）を達成することができた。この中で、

図表 3.8.11-2　7 年間の事業実績②

院長在籍7年間の発想と実績②

- 神石ブレスト（管理職泊まり込み討議）開始
- VHJ 研究会　入会
- 目指せ　手術5000件プロジェクト
- 新入院獲得　1000人／月プロジェクト
- 診療単価UPプロジェクト
- DPC II 群プロジェクト
- 笑顔で挨拶プロジェクト
- 患者満足プロジェクト
- ISO14000取得
- QC安全大会

- 地域連携
  （CCセミナー、出張セミナー、連携登録医制度）
- 結（ゆい）カード発行（患者安心カード）
- 市民公開講座（年3回）
- 臓器提供　2例
- 伝書鳩（職員の院長直訴システム）
- 新人研修（一泊二日）
- 4年目職員リフレッシュ旅行
  （ハワイ、オーストラリア）
- 国際学会発表推進（上限30万円支給）

　大きな実績を残した試みをいくつか紹介してみたい。

　まず第一は、「神石ブレスト」である。言葉の由来は、広島県の山間部にある神石（じんせき）高原のリゾートホテルを借り切って、1 泊 2 日の管理職 100 名程度参加するブレーンストーミングである。津山から約 1.5 時間かかり、津山を一時忘れることのできる場所をあえて選択した。部長以上は参加を義務付け、テーマによっては若手も参加した。毎年のテーマは短期事業計画（1 ～ 3 年までの事業）として幹部会（総院長、院長、副院長、事務部門長で構成）で討議し、6 テーマ程度決め、それに参加者を割り振り、議論させるものである。そして、この討議内容を再度幹部会で詳細に検討し、4 月の頭に院長所信表明として全職員に発表し、その年 1 年をかけて全職員が取り組むというシステムである。

　今年の 1 月開催時のテーマを**図表 3.8.12** に示すが、これらのテーマは前もっ

Chapter 3 病院長・幹部の実践

図表 3.8.12 平成 30 年度「神石ブレスト」のテーマ

テーマ		
Ⅰ 働き方改革 （1年目）	全体 a.医師 b.看護師 c.コメディカル	
Ⅱ PSTの充実 （3年目） 『説明システムの完成に向けて』		
Ⅲ 介護・在宅を学ぶ（1年目）		
Ⅳ 地域包括ケア病棟の可能性を探る（1年目）		
Ⅴ 患者満足の追求（2年計画の2年目）		

て資料が作られ配布しており、そこからの議論であり実質的な濃密な討議がなされている。今回は働き方改革が白熱した議論になったことは言うまでもない。1回200万円程度の出費にはなるが、この「神石ブレスト」が生んだ効果は絶大と考えている。それは、若手管理職が病院運用に積極的に関わるようになったことと、その結果責任を意識するように変わったことにほかならない。実に効果的で大きな意識改革となったと実感している。

　総院長として今年の神石ブレストの冒頭に伝えたことは唯1つ、「No attack, No chance！」であった。ルマン優勝の佐藤琢磨氏の心意気はまさしく当院職員にピッタリ当てはまるものであった。ちなみに昨年は「できない理由を探さない」であり、議論する前に固定観念は忘れなさいという私からのメッセージである。

　第二は、ローカルルールの撤廃である。大所帯になればなるほどそれぞれの部署ごとのルールが病院ルールより優先してしまいがちになる。そして、院長まで報告が届いたときには、時すでに遅し、後の祭りということに少なからず遭遇していた。院長が最終責任を取る以上由々しき問題であった。そこで病院

是として「病院は統一したルールで動く」を発信した。実際のルール作りは神石ブレストや医療安全大会（約30部署が発表）が担った。

　例えば、医療トラブルは病院全体で共有するとか、某科の外来完全予約制も病院主導で行うとか、すべての出張は病院が把握するなどである。ローカルルールを撤廃し、病院ルールで職員が動くことによって、少なくとも管理者が慌てる回数は激減し、全職員が不測の事態を共有することができるようになった。

　さらに、院長に対しての建設的意見箱の役目を果たす、院長しか閲覧できない連絡網「伝書鳩」を設置した。始めた当初はいわゆる他人への中傷や給料を上げてなどの個人的な要望もでていたが、院長が具体的にアクションを起こしてみるとその趣旨を理解し、建設的意見がどんどん舞い込むようになり、いろいろなアイデアを頂戴し、実現させた。例えば、院内通路の衝突防止用ミラーの設置や患者お見送り時の霊柩車までの雨除け屋根の設置など、職員のかゆいところに手が届く的なアイデアに感心したものである。

　また、病児保育「プーさんの部屋」の設置や36人対応可能な保育園の充実など働きやすい職場環境の整備も着々と進んでいる。さらに、病院勤務医負担軽減にも積極的に取り組んでいる。前回診療報酬改定で時間外、休日の緊急手術や処置に対して手厚い加算がついたが、当院では脳神経外科しか対象とならなかった。そこで、思い切って病院持出し覚悟で、全科を対象とすると同時に麻酔科医師にも支給した。もちろん時間外手当にプラスする形での支給となり、年間3,000万円程度の持出しであるが、医師のモチベーション維持には確実につながっている。

　このように、いろいろな取組みを重ねること7年。やっと職員の意識が変わったと実感する。コスト意識を持ち、収入増加作戦も自分のこととして認識してくれている。お金のことを言うといやらしく聞こえるが、税金からの繰入金のない民間病院が生き残るための術（すべ）は概ね徹底できているのではないかと思っている。

Chapter 3　病院長・幹部の実践

(4) 戦略的投資

　戦略紹介の最後に戦略的投資について述べる。その一環である再基盤整備計画については詳述したが、トータルで180億円近くになろうかという事業となった。分不相応な投資額であるが、将来地域とともに生き残るための最後のチャンスと考えた結果である。そして、職員に夢を持ち実現させることの楽しさを実感させることも大きな目的である。職員一丸とならなければ実現できることではなく、職員の大いなる夢実現への努力に期待している。

　そして職員には「飽くなき挑戦！現状維持は後退でしかない」といい続けてきたが、ここでは新たな挑戦としての「医療インバウンド」への取組みについて述べてみたい。本稿の冒頭で述べたように、津山は先達の残してくれた歴史と文化に恵まれ、かつあり余る自然にも恵まれている。そこに当院の陽子線という最新の治療機器を組み合わせることで、日本だけでなく海外からも津山中央病院、ひいては津山、岡山に来ていただくことで、病院のステータスを高めると同時に財務の安定を図り、そのことで岡山県北地域の活性化につなげるものである。

　本格的な取組みは、昨年春、中国人の医師、看護師、放射線技師、事務職員を採用し国際医療支援部門を立ち上げたことに始まる。現在、「長期滞在型」として陽子線治療を、「高付加価値医療の提供」として高規格健診（スーパードックと称する）を二本柱として推進している。JMIP、JIH の認証を取得し、言語の問題も含め国際化する準備もできつつある。そして、岡山県や津山市の行政とも密に連携し、徐々にではあるが患者さんも確実に増えてきている。患者さんにとって「良いものに国境はない」という考えで進めているが、陽子線も年間 10 ～ 20 人、スーパードックも年間 100 人程度海外からの人達が確保されると病院財務上のメリットも大きくなり、強力に推進していきたいと思っている。

5. 今回の診療報酬改定で思うこと

　平成 30 年度診療報酬改定に向けて苦労したことや実際の改定内容を見て感じたことを述べてみたい。飛び越えなければならないハードルは、看護必要度、DPC II 群の診療密度、総合入院体制加算などが挙げられよう。どれをとっても地方小都市の基幹病院にとってクリアすることは綱渡りに近い。正直なところ、これらを問題にしなくていい、余裕のある病院の院長になってみたいものだとはいつも思っていることである。

　看護必要度のクリアは、7 対 1 看護体制の根幹であり、その維持は最も財務に影響する大問題である。結果的に平均在院日数を 12.5 日程度で回さざるを得なかったことが響いて、最後まで 25 ％維持に汲々とした。現金なもので、最近満床続きのため退院促進を強く呼びかけたところ、在院日数が 0.2 日程度短縮された。その結果ここ 2 ヶ月は従来計算式で 28 ％程度確保できており、改めて平均在院日数の影響度を再認識している。さらに認知症関連項目が基準に追加され、7 対 1 看護体制の維持に目途がたち、一息つけそうというのが実感である。しかしながら患者の少ない初夏あたりをどう凌ぐか、今から頭の痛い問題である。

　というわけで、何と言っても平均在院日数のさらなる短縮が急務であり、それに対して動きだした。後方施設への待ち時間の短いスムースな転院も実現させなければいけないが、その前に後方施設の充実という問題もあり、そう簡単な話ではない。いずれにしても、この度の改定で 7 対 1 がどの程度減少するかによっては、次回改定が恐ろしいものになる可能性がある。いまから備えなければと心に刻んでいる。

　また、DPC II 群維持も相当悩ましてくれた問題であった。前回かろうじてクリアした外保連指数については、前回の反省もあり、外来手術化や新しく高指数の手術を取り入れたことにより試算的には問題なしと判断していた。しかし、今回は手術件数がわずかに基準に満たない結果であった。手術件数も大学

病院との相対的なものであり、油断ならないことを思い知らされたが、幸い6項目中5項目でⅡ群維持となったことに感謝したい。次回改定でも5項目／6項目でOKとなるかどうかは不明であり、手術件数、外保連指数ともにクリアを目指したい。しかし手術件数と外保連指数とはごく密接な関係にあり、あちらを立てればこちらが立たないということのないよう取り組みたい。

　しかしながら、Ⅱ群維持で最大の悩みは、診療密度のクリアであった。前回もギリギリであったにもかかわらず、ギリギリという認識が私を含め幹部連中に甘く、適切な対策をとれないでいた。平均在院日数さえ短くなったらクリアは簡単だろうぐらいにしか意識しておらず、さらに診療密度の明確な基準がないこと、DPCⅠ群の動きが当方には不明であることが拍車をかけ行動をさらに遅らせた。実際には最後の数ヶ月で踏みとどまったというのが真相である。とは言ってもできるところからということで、入院中施行した医療行為のカルテへの記載、指示書への記載の徹底を始め、丸めを意識することなく、実際に行った行為は明確に記録に残すという作業から取り組んだ。窮余の策として、せっかく外来での術前検査などが徹底できたところに、逆行する案も出たが、「医療の王道は守ろう」との意識を再度確認することで踏みとどまった。入院中主治医が必要と思う検査は遠慮なくやろうという指示はだしながら、施行したことはきっちり証拠を残すという単純なことを地道に続けたことと、入院管理を司る医事課の丁寧な再チェックのおかげもありⅡ群（特定病院群）を維持することができた。今回は医事課を含めた事務部の強力な推進力に感謝している。

　最後に総合入院体制加算について述べてみたい。現在加算2を取っているが、このたびの改定で看護必要度が35％必要との短冊が出たときは本当に慌てた。30％でも大変なのに35％とはと恨めしく思ったものである。「あぁこれで5,000万円が飛んでいく」と思いきや、詳細な情報が入るにつれ、なんとか基準をクリアできそうであり、ホッとしている。正直なところ、加算1取得まであと精神科関連のみとなっていたため、加算1取得に向けてこれまで頑張ってきたが、どうせ、加算1も2も取れないのであれば、思い切って病

棟の一部を地域包括ケア病棟に転換することも真剣に模索したことは事実である。地域包括ケア病棟を持つことは、看護必要度に対し相当有利に働き、診療密度も案じる必要がないぐらいの効力を持つ。地方の基幹病院にとっては非常にありがたい制度である。しかしながら、総合入院体制加算を放棄しなければ地域包括ケア病棟への転換ができないというしばりがあった。今回の診療報酬改定ではなんとか7対1看護体制も総合入院体制加算2も維持できることになりそうだが、次回以降の改定次第では地域包括ケア病棟への一部転換も考える時期が来るかもしれない。

　いずれにしても、看護必要度がいろいろなところで高いハードルとして立ちはだかっている。この維持のためには、平均在院日数が大きく関与している。ところが、平均在院日数と稼働率は絶妙な関係にあり、急激な平均在院日数の短縮は稼働率の減少につながり、入院収入の大幅な減収となる可能性を秘めている。一昨年春、空床確保に大変難汁した時期があり、平均在院日数の短縮を院内に号令したところ、1ヶ月間に急激に短縮され、それに稼働率がついていけず、1ヶ月になんと1億円近い前年比減収となり慌てたのを思い出す。この経験から空床具合を見ながら平均在院日数の緩やかな短縮を目指しているが、今後の看護必要度や診療密度の推移をよく観察しながらの判断となろう。

6. おわりに

　地方の小都市にある「only one」の基幹病院の、Z旗にも近い覚悟の生き残り戦略を紹介させていただいた。基本は医療の王道を守りながら、正々堂々と医療に取り組むことが職員を奮い立たせるコツである。

　そして、その中から利益をあげ、職員のさらなる意欲向上につながる投資ができればと考えている。経営に関しては、「健全な経営に努める」を津山慈風会の基本方針に掲げ、職員と意識を共有している。財務管理で重視していることは、総収入の多寡より利益率を優先するという考えかたである。全科対応を余儀なくされ、病院が患者を選ぶことができないことなどから、総収入にはお

のずと限界がある。問題は毎年職員へ還元したり新しい設備投資にいかに使える資産を確保できるかが重要なのであって、もちろん収入増の作戦は徹底して考えるが、いかに支出を抑えるかも大切と考えている。塵も積もれば山である。大病院に対して今回の診療報酬改定が大きな利益を生まないことが判明し、ことさら塵をたくさん見付けようと思う昨今である。

3.9
トップダウンからボトムアップを通じ目指す自治体病院経営改革
―安全・安心な医療を効率的(安価)に提供すべく

春日井市民病院 院長 渡邊 有三

経営指導をお願いしている井上貴裕先生から、院長として今まで取り組んできたことや、次に続く病院長へのメッセージがあれば寄稿してくださいとの依頼があり、突然の指名で驚くとともに、人に伝えるほど大したことはしてきた覚えがないので躊躇しましたが、後進の一助になればと思い、恥ずかしながら一文を寄稿します。

1. 当院の概要

当院は名古屋北部に隣接する春日井市が管理する552床の急性期医療を中心に提供する自治体病院です。6床のICUと14床のPACU（Post acute care unit）を合わせて1病棟単位とした集中治療病棟、6床の救急外来病床があり、1万台弱／年の救急搬送数は愛知県でもトップクラスです。その他にも6床の2種感染症病棟を有しています。春日井市の北部を横切る東名高速道路の春日井インターチェンジの近くに病院はあります。元々は市の中心部に位置していましたが、老朽化と狭隘化で平成10年に現在地に新築移転しました。

春日井市は濃尾平野北部に所在し、歴史的には農業地帯でしたが、名古屋市に隣接しJR中央線で結ばれている利便性から名古屋のベッドタウンとして発展してきました。市の北東部には高蔵寺ニュータウンがあり、東京の多摩ニュータウン、大阪の千里ニュータウンとともに1960年代に一世を風靡しました。現在の人口は31万人で、愛知県の中で6番目に人口が多い市です。愛

図表 3.9.1

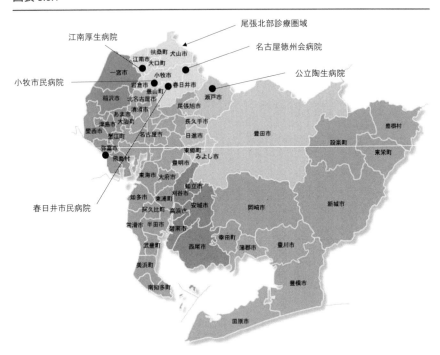

知県にある 11 の診療圏域の中では尾張北部診療圏域に属します(**図表 3.9.1**)。

　当診療圏の人口は 73 万人で、10 万人当たり病床数は 804 床と全国平均(1,215 床)より少なく、医師も看護師も全国平均より少なくなっています。当診療圏には急性期医療を主体とする病院として、小牧市民病院(558 床)、江南厚生病院(684 床)という公的病院があり、春日井市内には名古屋徳州会病院(350 床)という民間の急性期病院があります。隣接する尾張東部の診療圏には公立陶生病院(701 床)もあり、経営状況の良い病院ばかりが車で 30 分程度の所に散在していますから、医療経営的には激戦区といっても過言ではありません。

2. 平成10年の病院新築移転と私の経歴

　私は名古屋大学を昭和50年に卒業後、名古屋第一赤十字病院での初期研修、そのまま腎臓内科を志す内科医として勤務、昭和53年に名古屋大学に帰局してからは、4年間の医局長生活、2年間のアメリカ合衆国への文部省在外研究員としての出張があったものの、教育・研究・診療の三本の柱に傾注して仕事をしていました。その間、病院管理などという問題に将来取り組む羽目になるとは思ってもみませんでした。

　平成9年、教授から「春日井市民病院が新築移転する話があるが、大学の基幹関連病院となるように貢献してもらえないか」という話を頂戴し、同年6月に内科部長として赴任しました。赴任してみると、既に新病院の建築は始まっており、新病院の内容に関しての口出しはできませんでしたが、オーダリングシステム構築には関与できましたし、移転時には入院患者移送プロジェクト委員長として貴重な経験を積むことができました。病院新築・移転とはどういうものか、診療機器購入の段取りはなどを垣間見ることができたのは有用な経験でした。

　新病院は14.2万㎡という広大な敷地に4.6万㎡の建物面積、2,100台の駐車スペースを有す7階建てで、田舎は土地代が比較的安いとはいえ、総事業費として420億円を投じる一大プロジェクトでした（**図表 3.9.2**）。私は平成12年に副院長、平成21年に院長を拝命したわけですが、新病院移転は当院にとって良いことばかりではなく、病院の収支推移を振り返ってみますと、**図表3.9.3**に示すように、新病院建設のための土所得費・病院建設費の繰入れが開始された時期の純損益は見掛け上黒字でしたが、平成10年（1998年）の移転後、純損益はずっと赤字のままで、平成20年度の単年度赤字は11億円という最悪な状況でのバトンタッチでした。

　繰入実態を考慮するならば、1980年代後半からずっと赤字経営の病院であったと言えます。私自身1997年から内科部長、医務局長、副院長として勤

図表 3.9.2

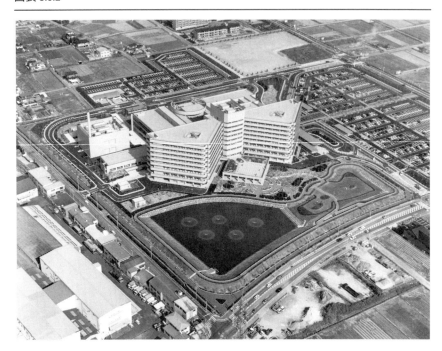

務していたのですから、責任がないわけではありません。しかし、当時は「病院が黒字になると国保の財政が赤字になるだけで、病院のことだけ考えてはいけない」という興味深い意見が蔓延し、院内に経営改善の気運はなかったというのが実情でした。

　私は、その間、感染対策・医療安全・クリニカルパス、医療連携などの委員長を務めておりましたので、感染対策を通じての抗生剤の適切使用（手術部位感染、カテーテル関連血流感染調査を基に）、多剤耐性菌を出現させにくいようにリネゾリドなど新薬使用の許可制などを導入し、無駄な抗生剤使用を制限することができました。

　安全管理の面では、メディエーターとまでは言えませんが、患者や家族の苦情を聞く職員の配置を通じ、患者側の意見を拝聴し、医療サイドが看過してい

図表 3.9.3

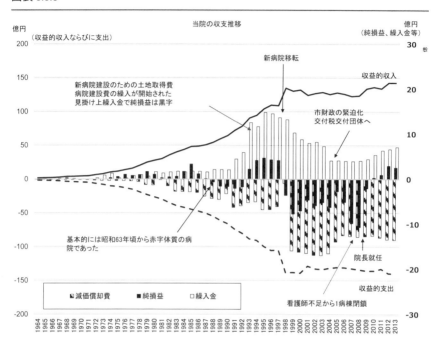

た問題点を少しずつ改善する努力を行ってきました。患者ならびに家族との粘り強い対話の中で医療の不確実性を理解していただき、医療訴訟を未然に防いだことも多々ありました。

そして、パスでは医療の標準化を目指すとともに、平均在院日数短縮化を図り、大腿骨頸部骨折パスや脳卒中パスを通じて、慢性期機能を有す病院群との病病連携も開始しました。医療連携は春日井市医師会との病診連携が主な仕事でしたが、地域医師会の先生方との連携を作る上で重要なステップでした。また、新築移転時には医師会との共同作業である開放型病床が愛知県初の試みとして開設され、医師会の先生方と円滑な運営に向けて協議したことが、後々の地域医療支援病院獲得に有用であったと思います。

このように、院内の主要な委員会を永年にわたり任され続けたことで、病院

図表 3.9.4

春日井市民病院の沿革

昭和26年　8月　春日井市民病院開院
　　39年　8月　救急病院指定
　　46年　3月　一般病床284床　結核44床
　　57年　5月　一般病床を449床に変更
平成10年 11月　新市民病院開院　診療科目22科　一般病床550床
　　11年　4月　感染症病床6床指定
　　13年 12月　日本病院機能評価機構による認定(初回)
　　21年　3月　中期経営計画(公立病院改革プラン)策定
　　22年　3月　災害拠点病院指定
　　23年　5月　電子カルテシステム導入
　　24年　3月　愛知県がん診療拠点病院指定、DMAT指定
　　　　 4月　7対1基準看護
　　　　 9月　地域医療支援病院承認
　　26年　2月　救急部門を総合保健医療センター棟に移設　一般病床556床
　　27年 10月　愛知県地域中核災害拠点病院指定
　　　　12月　三次救急として救命救急センター開設

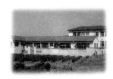
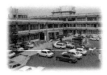
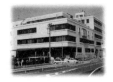
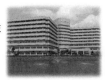

のもつ問題点、改善すべき点を見つけ出すことができ、副院長時代に批判されながらも苦労したことが良い経験になったと思っています。「敵を知り己を知らば百戦危うからず」という孫子の故事そのままの副院長時代でした。

3. 院長として最初に取り組んだこと

　思い起こせば、平成21年度からの5ヶ年中に経営改善を図りなさいという、総務省による公立病院改革プラン作成が、平成20年に院長の内示を受けた私の最初の仕事でした（図表3.9.4）。既に経営コンサル会社も契約されていて、レセプトチェックから始まる各種調査が院内で実施されていました。診療報酬の算定漏れ・返戻対策、患者満足度向上、特徴ある医療を展開することで

紹介患者を増加させるなどの指摘項目は当然のことだと思います。

　しかし、1つだけ気に染まない意見がありました。それは、看護師不足から当時1病棟を閉鎖していましたが、そのような状況で平成21年度からDPCに参入すると、在院日数低下に拍車をかけ、病棟稼働率がさらに低下する可能性が高くなるという推論です。だから、急性期病院に固執するのは諦めて、一部の病棟を亜急性期病棟に転換することを強く勧められました。私は、当院が亜急性を取り入れるとなると、地域完結型医療を目指そうと思っているのに病院完結型医療となり、せっかく始めた病病連携が無になり、地域医師会からも疎んじられる。だから貴社の提案には納得できないと意見を言い、自分なりに病院の問題点をまとめ、経営改善対策を検討しました。それを以下に示します。

① **病棟閉鎖解消**：50床の閉鎖は稼働率80％として、入院単価が40,000円だとすると、年間約6億円の減収となります。まずは看護師の離職防止対策を看護局と一体となり検討しました。ワークライフバランス活動と銘打って3交替制から2交替制への転換、残業をなくし、定時に終業するなどで、看護師の職場満足度改善を図りました。何とか看護師の採用が軌道に乗り、平成21年4月の院長就任時から閉鎖病棟を再開しました。この看護師対策は将来7対1基準看護を獲得するための手段でもありました。

② **DPC導入対策**：平成21年度のDPC開始に備え、DPCの仕組みを私が医師に講義しました。入院期間を定点超えにすると大幅な入院基本料低下につながる、検査や薬剤は包括であり出来高とは異なり算定できないなどを、実際のレセプトを表示しながら説明しました。幸いにも当院はそれまで経営一辺倒ではなかったこと、パスで治療が標準化されていたことから、DPCを開始して治療現場が混乱するとは思っていませんでした。笑い話ですが、平成21年に初めて厚生労働省から示された入院調整係数は1.0114でした。近隣の黒字病院は5〜10％近い係数をもらっていて、1.1％とは悔しい思いでしたが、この係数は出来高を補償しているものであって、検査漬け、薬剤漬けの医療をしている施設は近い将来にこの係数がなくなるので困るに決

まっていると、やせ我慢した覚えがあります。

③ **加算の確保**：入院調整係数が低いことは甘んじて受けるとしても、そのまま座して見ていることはできません。同じ医療行為であっても、係数で高い報酬が得られるというインセンティブは病院のプライド向上につながると、私自身も考えていますので、取得可能な加算案件は皆で努力して獲得しようとキャンペーンを張りました。その目標が入院時医学管理加算（現在では、総合入院体制加算に置換え）の獲得でありました。医師職員に呼びかけ、退院後の実地医家への逆紹介を強力に進めました。獲得できれば係数が0.0299増加します。当院の年間入院医療費から考えて5,000万円の増収が期待できると考えました。この高いハードルが医師職員の協力により平成21年度から算定可能となったことは、経営のV字回復への一歩として象徴的な出来事でした。

④ **医事課職員に病院採用プロパー職員を配置**：自治体病院の悩みの種は、病院経営の要である医事課職員が定期的に配置転換されることです。これでは安定し持続的な経営改革は期待できません。プロパー職員を採用することにより、査定率の改善、各種加算、指導管理料の算定漏れ対策を諮りました。嘱託事務職員指導も含めて。

⑤ **係数に関わる資格の取得**：入院時医学管理加算が算定できるようになった平成21年、当院は二次救急指定病院、第2種感染症指定医療機関ではありましたが、それ以外の係数に関わるような資格を何1つも有していない、地域の基幹病院と自負する割には惨憺たる状況の病院でした。したがって、私自身の心の中には、1つずつ身の丈にあった資格を獲得していこうという確固たる意思が芽生えました。その経過は当院の沿革として**図表 3.9.4** に示す通りで、災害拠点病院、7対1基準看護、地域医療支援病院、県指定がん拠点病院、救命救急センター指定など、地域医療係数のポイントとなる称号を着実に獲得しました。

　これらの努力が実を結び、経営改善に寄与できたのだと思っています。

4. トップダウンとして全職員への協力の呼びかけ

　医療者は、どの職種であれ、自分の仕事にプライドを持っています。そのプライドを傷つけるようなトップの命令に対しては、サボタージュとまではいかないにしても、面従腹背の姿勢で臨むことだってあり得ます。私自身他人から箸の上げ下げまで細かく指摘されることは性格的に大嫌いです。

　こんな私だから思うことは、号令を発する際にはその指令が出される背景事情を論理的にかつ簡易に説明し、職員が納得してくれるような状況を醸成する事が一番大事だと思っています。指令内容を職場に貼る、毎日呪文みたいに職員に唱えるというようなことはかえって逆効果だと思います。号令は短く、しかも共感を得るように訴える。ただし組織の末端まで浸透するのは困難ですから、朝礼の場だけでなく、院内情報など、様々な媒体は使用した方がいいと思います。

　そして、目的が完遂されるには、発した指令の達成率を現場に定期的にフィードバックすることが大事です。職員の努力が数字で反映されなければ意欲は沸きません。職員に対する何らかのインセンティブもあって然るべきだと思います。成功報酬がもたらされれば、次へのステップにもなるのではないでしょうか。

　最初はトップダウンで職員に号令をかけました。ただ医師職員に対しては、「君たちが行っている医療行為は十分に標準化されている。DPC が始まったからと言って何もやり方を変える必要はない。ただ、係数は経営改善の重要な因子だから、平均在院日数短縮化だけには留意してください」と説明し、それ以上細かい指令は出しませんでした。あれこれ言うと焦点がぼけると思うからです。

　ただ、電子カルテのベンダーがDPC と出来高を比較するソフトを提供してくれたので、入院患者一覧からDPC と出来高の計算が乖離している症例、入院期間が定点越えとなり、意味のある治療が実施されていない症例を見つけた

Chapter 3 病院長・幹部の実践

ら、私自身が直接その担当医師に電話して、その理由を問い、DPC コードの変更あるいは退院促進を指示しました。医師の中で、院長が入院患者の DPC を院長が細かくチェックしているという風評が拡がり、潜在的な DPC 効率化対策につながった可能性はあると思います。

5. 改革プラン開始後の経営状況の変化

　DPC を開始したこと、入院医学管理加算が算定できたこと、閉鎖病棟を再開したことなどが相俟って、院長就任 1 年目で大幅に赤字を減らすことに成功しました（**図表 3.9.5**）。この成功体験は職員の士気を高めることに有用であったと思います。大幅な経営改善は本庁職員にも伝わり、その後の院内体制の変更、診療機器拡充も実行しやすい環境となりました。「風が吹けば桶屋が儲かる」という諺のように、すべてが virtuous cycle（好循環）となりました。平成 22 年度からは**図表 3.9.3** に示したように黒字基調に転換し、その傾向は平成 29 年度まで続いています。世の中には自治体病院純医業収益率ランキングなるものが存在し、インターネットでのその資料を見ると、平成 25 年度では全国 29 位（収支率 + 0.8 ％）、平成 27 年度では 5 位（2.5 ％）となっています。平成 28 年度はもっと収益が改善し、愛知県内の自治体病院同士での比較ではトップでしたので、順位がさらに上がったかもしれません。また、平成 29 年には永年の黒字経営を顕彰して、自治体病院優良病院表彰を授かることができました。

6. 改善の原動力についての考察と改善目標

① 　病院機能評価係数Ⅰの改善：想定より早く、平成 24 年 4 月から 7：1 看護基準が達成されたことにより、0.1006 の係数が加算されました。同年 10 月には当診療圏で最初の地域医療支援病院に指定され、係数 0.0277 が加算されました。一方、医師事務作業補助体制加算、急性期看護補助加算、看護

3.9 トップダウンからボトムアップを通じ目指す自治体病院経営改革

図表 3.9.5

	19年度	20年度	21年度
医業収益	11,671,558,239	11,723,796,554	12,700,613,598
入院収益	7,654,481,694	7,632,266,734	8,420,849,716
外来収益	3,615,844,539	3,702,996,208	3,894,946,037
その他医業収益	401,232,006	388,533,612	384,817,845
医業外収益	592,518,128	620,203,784	676,746,798
受取利息配当金	18,023,274	21,265,353	14,397,498
他会計補助金	395,809,000	406,169,000	441,967,000
補助金	44,577,000	50,771,000	30,712,000
その他医業外収益	134,108,854	141,998,431	189,670,300
計	12,264,076,367	12,344,000,338	13,377,360,396

	19年度	20年度	21年度
医業費用	12,452,078,884	12,640,520,157	128,98,553,050
給与費	5,562,772,892	5,734,791,122	6,221,555,943
材料費	3,278,899,246	3,156,673,687	2,984,258,941
経費	2,291,109,427	2,419,186,014	2,362,030,889
減価償却費	1,266,517,672	1,281,878,100	1,268,902,615
資産消耗費	22,057,208	14,157,870	30,039,161
研究研修費	30,722,439	33,833,364	31,765,501
医業外費用	760,731,365	723,141,665	651,779,953
特別損失	30,982,011	46,371,122	30,695,990
計	13,243,792,260	13,410,032,944	13,581,028,993

　職員夜間配置加算などの人的資源に相当する加算は高い係数が頂戴できてい
ない現状があります。自治体病院であり、地方公営企業法の一部適応である
当院は、時間給の天井などの足枷もあり、今後、克服すべき課題です。な
お、Ⅰ並びにⅡを加えた病院機能評価係数の推移を**図表 3.9.6** に示します。
② **病院機能評価係数Ⅱの改善**：この係数は病院機能を図る指標とも受け取
れ、職員に対して、当院の問題点を説明する際にも役立ちますし、改善努力
が数字で表されるということは客観的評価にも役立ちます。**図表 3.9.7** に機

図表 3.9.6

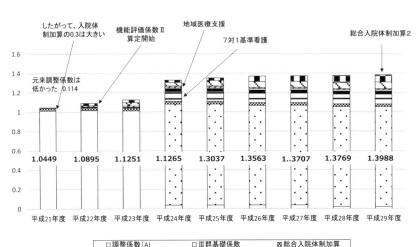

能評価係数Ⅱの推移を示します。最近では、それぞれの係数を標準偏差で職員に示し、自院のおかれた地位を理解しやすくして情報共有を図っています（図表 3.9.8）。地域医療係数は一種の施設基準みたいなもので、病院が立地している条件（僻地か否か、診療圏に同規模の病院が複数あるか否か）により改善が期待しにくい部分もありますが、災害拠点病院、DMAT 指定、EMIS 登録、各種連携パス、がん診療連携拠点など獲得できるものは1つずつ獲得目標として年度初めに号令をかけ、着実に獲得してきました。

③ ベンチマークとして**機能評価係数Ⅱを比較**：DPC に参入し、機能評価係数が初めて示された平成 22 年度の値を**図表 3.9.9** に示します。調整係数があまりにも低いため当時 DPC に参加していた愛知県内の自治体病院の中で順位は高くありませんでしたが、他病院と比較して何が優れているか、何が劣っているかは参考になる数字であり、将来的に向けての改善目標となりま

3.9 トップダウンからボトムアップを通じ目指す自治体病院経営改革

図表 3.9.7

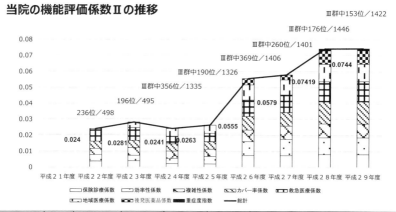

	平成21	平成22年度	平成23年度	平成24年度	平成25年度	平成26年度	平成27年度	平成28年度	平成29年度
保険診療係数		0.0037	0.0039	0.0021	0.002	0.0073	0.0073	0.00806	0.0081
効率性係数		0.0041	0.0034	0.0033	0.0047	0.0087	0.0102	0.01052	0.0105
複雑性係数		0.0038	0.0048	0.0046	0.0045	0.0072	0.0083	0.00865	0.0087
カバー率係数		0.0045	0.0045	0.0045	0.0046	0.0085	0.0084	0.01389	0.0139
救急医療係数		0.0079	0.0081	0.0048	0.0054	0.0104	0.0112	0.01265	0.0127
地域医療係数			0.0034	0.0048	0.0051	0.0095	0.0094	0.01086	0.0109
後発医薬品係数						0.0039	0.0031	0.00841	0.0084
重症度指数								0.00115	0.0012

した。

④ **院外処方100％化**：調剤にいそしむ薬剤師の仕事ぶりを見、期限切れが近づく購入薬の使用促進依頼を薬剤部長が毎月の薬事委員会で報告し、結局、使用されず廃棄されていくという不毛な活動を見ていると、高学歴の薬剤師を無駄に消耗しているなと感じました。薬価差益を追求することは急性期病院がやるべきことではありません。一部薬剤では逆ザヤですし、多剤処方では薬価が逓減されるという自己矛盾、さらに国は医薬分業を求めている状況でしたので、私は薬剤師の仕事を調剤から服薬指導へ変換することが重要と位置付けました。そこで院内調剤は入院患者のみに限定し、100％院外処方化を企画しました。この構想は院長就任時から暖めていましたが、院外処方は外の調剤薬局で受け取る不便、さらに実質的な患者負担は増えるという矛

図表 3.9.8

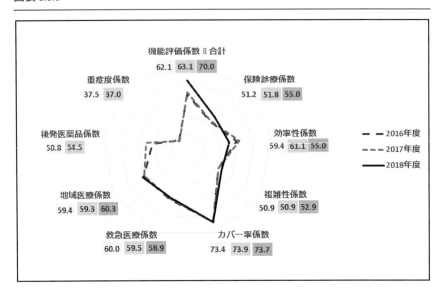

図表 3.9.9

愛知県下でDPCを採用している自治体病院での位置づけ
平成22年4月1日現在

| | 愛知県下の市民病院 | 調整係数 | 機能評価係数Ⅱ ||||| 合計 | 合計順位 | 機能係数Ⅱ合計 | 係数Ⅱ順位 |
			データ提出指数	効率性指数	複雑性指数	カバー率指数	救急医療指数				
1018	公立陶生病院	1.1234	0.0037	0.0057	0.0047	0.0052	0.0088	1.1515	1	0.0281	1
1019	半田市立半田病院	1.0457	0.0037	0.0053	0.0031	0.0048	0.0111	1.0737	5	0.0280	2
542	小牧市民病院	1.0709	0.0037	0.0052	0.0046	0.0057	0.0065	1.0966	3	0.0257	3
245	豊橋市民病院	1.0469	0.0037	0.0029	0.0049	0.0064	0.0075	1.0723	6	0.0254	4
1020	春日井市民病院	1.0141	0.0037	0.0041	0.0038	0.0045	0.0079	1.0381	8	0.0240	5
1021	豊川市民病院	1.0925	0.0037	0.0045	0.0036	0.0036	0.0078	1.1157	2	0.0232	6
1016	岡崎市民病院	1.0338	0.0037	0.0030	0.0034	0.0052	0.0078	1.0569	7	0.0231	7
1017	一宮市立市民病院	1.0068	0.0037	0.0037	0.0046	0.0047	0.0054	1.0289	9	0.0221	8
1024	西尾市民病院	1.0532	0.0037	0.0044	0.0029	0.0032	0.0076	1.0750	4	0.0218	9

盾もあり、性急にことは進められませんでした。院外処方推進の論理的正当性を患者に理解してもらうために、患者ならびに職員へ啓発活動を行いました。病院が改革努力を始めていることが患者や市議会にも理解され、特別の苦情もなく、平成 23 年から 100 ％院外処方化することができました。院外処方化の目的は、1）病棟薬剤業務実施加算の 100 ％算定（落穂ひろい）と持参薬調査による服薬指導による医療安全向上、2）薬剤師のモチベーション向上（本来の業務に専念）、3）7 種類以上投薬による逓減での逆ザヤ解消、4）薬剤購入費削減と不良在庫一掃です。

⑤ 管理部門に医療情報センターとして経営企画を検討する部門を新設：電子カルテ導入に際し、診療科ごとの原価計算を目論み、医療情報センターを管理課内に新設しました。しかし、人員配分をどう評価するか、診療科にまたがる医療行為の配分などの問題があり、正確な評価は諦めました。しかし、DPC 病院からの診療報酬のデータ提出による NDB データ解析などの講義を受け、自病院の立ち位置を統計的に比較検討する重要性を痛切に感じました。コンピュータが得意な院内の若手職員を産業医大の松田教授の下に国内留学させ、当院のデータを「図表やグラフで見える化」してもらい、職員への説明資料を作成してもらいました。また、院内の各職域（薬剤部、放射線技術部、臨床検査部、看護部）から交代で参加してもらうことは、病院が何を考えてどういう進路をとろうとしているのか、職員は病院方針に対してどのような貢献ができるのかを、各職域でのミーティングで伝えてもらうことにより、病院の方針を末端まで浸透させる事に有用であったと考えています。外部からのコンサルテーションも重要ですが、そこで指摘されたことを改善していく際に、統計データとして自らの力で解析できるような体系にしておかねば、折角の指摘も有効ではないと考えるからです。

7. 市の健診センターの老朽化に伴う新築移転の有効利用

市が運営している健診センターは別の場所に立地していましたが、老朽化で

新築移転することになり、移転場所として当院の敷地内への移転計画が持ち上がりました。様々な事情があり、当院の既存建屋に隣接して新築することになり、これを契機に院内で手狭になっていた部門を一部拡充することができました。救急外来部門、各種診療部門、研修医室、図書室、会議室などです。病院自体の建設費をあまり使うことなく、施設を拡充できたことは幸いであったと思います。さらに、ここにもう1つのアイデアがありました。それは健診センター内に併設してあった、医師会が運営する休日・平日夜間診療所を当院の救急部門とドッキングするという構想です。

8. 救急救命センター指定と休日・夜間診療所併設の効果

　平成26年春日井市総合保健医療センター新築に伴い、救急部門は新棟に移転し、CTやレントゲン単純撮影は救急部門で実施できるように改善するとともに、救急専門医を派遣してもらうことにより、念願の三次救急指定を平成27年に受けることができました。この間、救急搬送台数は1万台を超え、愛知県内で1位になっていました。研修医や医学部学生からはブラックホスピタルと陰口をたたかれていたようです。その汚名を晴らすことが併設の目的で、軽症者は診療所で診てもらい、当院の救急は重症者と救急搬送に特化することを目指しました。休日・平日夜間診療所と当院の救急外来の入口は1つで、患者がどちらを受診するかは自由に選べるような設計となっています。両者の診察待ち時間などを考慮して、ウォークインの軽症患者は診療所のほうへ流れる傾向が徐々に強まりました。ゴールデンウィークならびに年末年始の繁忙期にはさらにその傾向が強くなりました。決定打は紹介状を持たない者からは選定療養費を徴収しなさいという平成28年度の診療報酬改定でした。軽症者は診療所を受診するという流れが定着し、当院の研修医はじめ救急担当医から感謝されています。その間の救急外来受診者数の推移を図表3.9.10に示します。紙面を借りて、医師会の先生方に謝辞を述べたいと思います。

図表 3.9.10

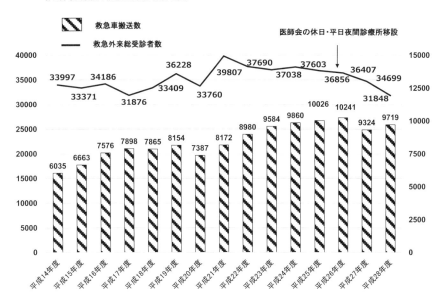

春日井市民病院の救急外来受診者数の推移

9. トップダウンからボトムアップへ

　当院で働く職員は総じて優秀で、性格も温厚で素直だと思います。旧病院に着任時思ったことは、経営改善に努力しようというスローガンは提示されたものの、目標が具体的に指示されないために、号令が上滑りのまま流れていたということです。そのうちに経営のことも発信されなくなり、何だか暗いムードの病院となっていました。立去り型サボタージュという言葉が一時流行しましたが、正しくそのような情況となりつつあったかもしれません。しかし、経営状況のV字回復を見てから、職員の顔つきが変わったような印象をもちました。患者からのクレームも少なくなり、職員が落ち着いて業務に励めるようになりました。そのような雰囲気の変化に伴い、システム情報部に配属された職

員の中から自発的に様々な提案が出されるようになりました。紹介元マップ作成、紹介患者と通院患者の住所コードによる図示化、医事課職員と医療職員による診療所訪問、近隣病院とのデータ交換による分析などに始まり、平成28年の看護必要度25％にアップの際には実測値とDPCデータとの不整合の原因検索と必要度アップに真剣に取り組んでくれました。そして、その流れは平成30年に行われると予測された必要度30％をクリアできるように「team up 30」なるワーキンググループが自然発生的にできるという体制につながりました。薬剤部からはフォーミュラリー化という構想も出てきました。看護局からは認定看護師の種類を増やし、クリニカルラダーを通じ若手の育成プログラムも動いています。理学療法部はロボットを利用したリハビリ、放射線部は被爆線量逓減の承認に動き、放射線物理士も新たに輩出しました。現場から身近な問題解決を通じ少しずつではあっても前進していく土壌ができたことは、私にとって一番嬉しい出来事です。

10. 表題に掲げた安全・安心な医療を効率的（安価）にとは

　当院はDPC Ⅲ群病院です。平成30年度のDPC改定に際し、診療密度がわずかに足りませんでした。私は「鶏頭となるとも牛後となるなかれ」とやせ我慢していますが、システム情報部の皆は悔しい思いをしているのであろうと思います。井上貴裕先生から指摘されたように超音波検査などを実施しても、電子カルテに入力されていないという人為的な問題があるかもしれません。職員からもう少し検査を増やせば診療密度も上がるのでは？という意見も頂戴しましたが、これは私の考える医療とは異なる方法であり、直ちに却下しました。確かに優良な経営環境は重要ですが、それを目的として、無駄な検査や投薬を行うことは戒めなければなりません。わが国の社会保障制度はすでに破綻しかけています。自院の経営だけを考えて医療を提供することは日本を滅ぼす行為だと思います。

　私が効率的（安価）にと表題に掲げたことは正しくこの点であります。愛知

県内の自治体病院間では年間の経営指標を報告しあっています。そこで私が気付いたことは、薬剤購入費用の多寡です。当院は 100 ％院外処方ということもありますが、薬剤購入費用が他院と比較して何億円も少ないのです。薬剤を多用すれば出来高を反映する診療密度は高くなるかもしれません。しかし、新薬は高価ですし、値引きも少ないので、薬剤購入費用は多くなるだけで医業収支としての利益につながっていない可能性があるのではないかと考えます。高価な先発品をたくさん購入して、薬価切下げの際には、その実損をどのように対処するのでしょうか。是非皆さんも一度ご検討いただきたいと思います（図表 3.9.11）。当院の薬剤購入費用は少ないのですが、平均在院日数が延びているわけではありません。その点からも少ない資源で効率的に医療を行っていると考えます。だから重症度指数なんて考え方が出たときには、当院のその指数は限りなく 0 に近い値でした。医療の本質は金儲け主義ではなく、適切な医療を効率的に提供することではないでしょうか。診療報酬では人的資源を投入することに対する加算が様々な面で設定されています。人は石垣、人は城。採用されている職員を有効利用することは、材料費節減よりも有用な対応であると思います。愛知県の自治体病院は経営状況の良好な病院が結構あります。その病院間の比較の中で自分が思いついたことを紹介しました。私の独りよがり的な考え方かもしれませんので、ご了解ください。

11. 院長としての 9 年間を振り返って

　院長としての主目標を経営改善に置くとすれば、結果は望外のものであり、自己満足しています。その間の経緯を何だか自慢話みたいにあれこれ書き連ねましたが、「じゃ、どのような計画を立案し、どのような指示系統で職員の作業効率を高めたのか？」と問われますと、明確にお答えできません。2017 年上梓された『成功する病院経営　戦略とマネジメント』（ロギカ書房）の中で、多くの院長が素晴らしい所信と見識を綴られていますが、何事も結果オーライで適当にやってきた私は、今回のように私の行為や考えを文章にしてみる

Chapter 3 病院長・幹部の実践

図表 3.9.11

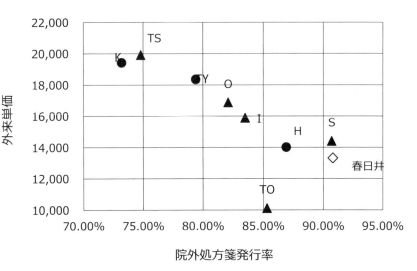

外来単価と院外処方箋発行率との相関

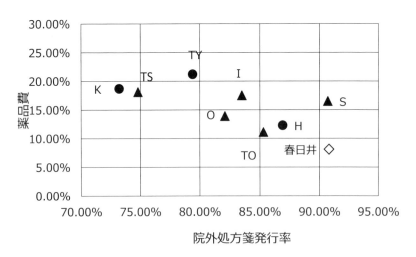

医業支出中の薬品費購入比率と院外処方箋発行率との相関

図表 3.9.12

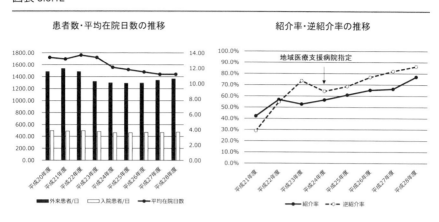

と、何も褒められたことはないなと実感する限りです。言うならば、多くの先達の講演を見聞きし、医療経済を語る書籍に目を通し、厚生労働省が何を考えているかを中医協の報告の中から推測し、臨機応変に物事に対処してきたというのが、私の腕の見せ所というか、力量の限界だと思います。

　当院に赴任してきたとき、当院は地元住民の間で評判の悪い病院でした。地域住民から信頼されず、患者が近隣の病院へ逃げていく状況から脱却することが急務でした。信頼されるためには、一般的な急性期疾患にすべて対応できるよう診療科を充足し、断らない救急を実行し、病院完結型医療を当初は目指しました。一方、開放型病床を有する当院の特徴を肌で感じる中、紹介患者を増やしていくには（もしもの時に近隣の病院でなく、当院に紹介してもらうためには）どうしたらいいのだろうと悩む中、地域完結型医療が今後の当院の目指す道だと気付きました。医療連携協議会で医師会代表の医師と意見を交わし、返書が来ない、紹介患者の転帰が知らされない、健診の二重読影の結果が遅いというお叱りを頂戴したことが私の大きな財産になったと思います。当診療圏で最初に地域医療支援病院に指定され、今では紹介率90％弱、逆紹介率100％弱になりました（図表 3.9.12）。紹介患者数、新規入院患者数が増え続けていることが、平均在院日数短縮による病床稼働率低下を補ってくれていま

す。

　この間、思いつきでとっさに行動に移る我儘な私を支援してくださった職員の皆に感謝したいと思います。副院長は3人体制で、医療安全、医療連携、手術ならびに地域がん連携の職務を分担して働いてくれています。看護局長は3名とともに働きましたが、離職防止やスキルアップに尽力してくれました。そして事務局長は4人交替しましたが、皆が私の意を受け、本庁との折衝に助力してくれました。私自身も自治体病院という組織の一構成員として、市当局のご理解を頂戴するよう努力しました。医師は我儘な人間の集合です。どの世界にも統制機構として縦の関係がありますが、医師のみは裁量権があるために医療行為において自己判断をすることが許容されます。つまり、横串をさすことができます。病院とはかくも複雑な組織です。しかし、我儘な医師の言い分が世の中ですべて通るわけではありません。市当局にも言い分はあるはずです。市当局と病院が協調して、共に前に向かっていくことが、地域住民の希望に沿うことになるのではないでしょうか。

12. 次に続く院長に向けて

　病院を取り巻く経営環境が大変厳しい中で、重要な方針を設定する際には管理者として判断を行い、その結果に対し責務を負う、医療事故があろうものならマスコミ対応で白髪頭を下げる。一昔前なら大変な権威で、印鑑だけ押していれば事足りたかもしれないのに、医師集団からも尊敬されない。こんな仕事を引き継いでくれる奇特な人はそんなにいないかもしれません。しかし、組織を守り、改革を通じ前進させるためにはトップが必要なことは言うまでもありません。自分なりに心の中に秘めた目標があり、それが達成できたときの喜びは言葉には表せない充実感があります。辛い登山の後でご来光をお迎えするような清々しい気持ちです。そのような喜びを後進の方々にも是非体験していただきたいと思います。

　組織を管理（マネジメント）するということは、人をして何かを生み出させ

ることであるとドラッカーも唱えていますが、1人の力でできることには限界があります。私が大事にしている言葉の1つが「一燈照隅　萬燈偏照」という最澄大師の教えです。1人ひとりでは片隅しか照らせないが、皆で照らせば隅っこまで照らすことができるという教えです。そのためにも、日本人の心の中に潜在的にある「和を以て貴しとなす」という基本理念が重要です。管理者としては、信頼できる良きバイプレイヤーを作っておくことも重要です。その中から必ず後継者が育ってくることでしょう。次に大事なことは、最終責任は自分が負うという気概を持つこと、それを周囲に示しておくことが大事だと思います。部下の不始末の度に責任を取らされるとは理不尽と思われるかもしれませんが、中間管理者に責任を負わせるのでは組織に示しがつかないと思うからです。また、病院の管理者としては、病院に求められている地域のニーズにどう応えていくかを常日頃から考える素地を涵養しておくことも重要です。地域のニーズとは地域住民だけではありません。地域医療関係者も含めての対応です。自治体病院のように補助金や税制優遇のある病院の管理者では、さらにこの問題の重要性が増すと思います。地域の構成員から信頼される病院であるということは自分のプライドを満足させることにもつながるのではないでしょうか。今後2025年問題も含め、医療は変化していくと思います。病院のダウンサイジングか機能変化か、大きな変化に対応するには地域の医療需要について真剣に考えなければなりません。

　最後に管理者として組織に号令する際には、①目標が簡潔・明快で論理的矛盾がない内容であること、②目標がチャレンジングなもので未来志向であること、③ある程度具体化できる目標であること、④管理者として目標がぶれないことを心がけてください。皆が一丸となって目標を完遂させたときの高揚感を目指して頑張ってください。

Chapter 3

3.10
DPC 特定病院群に向けて
── 一地方自治体病院の取組み

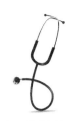

国保直営総合病院 君津中央病院 病院長 海保 隆

　このたび、千葉大学医学部附属病院副病院長・病院長企画室長・特任教授 井上貴裕先生より今回当院がDPCⅢ群（標準病院群）からⅡ群病院（特定病院群）に昇格？したことで、今までの取組みや今後の課題、病院長としてどのように指導力を発揮したか、地方の一急性期病院としての自治体病院のあり方等々につき執筆を依頼されました。なお、上記のように、平成30年度からDPCⅡ群、Ⅲ群の呼称が、それぞれ特定病院群、標準病院群と変わりましたが、以下旧来のⅡ群、Ⅲ群の呼称で書かせていただきます。

　そもそも私は性格的にトップダウンでどんどん物事を進めていくタイプではないので、何か強力な指導力を発揮したとは思えません。今回のⅡ群への昇格は、病院職員の長年の努力の賜物と思っています。ただ1つの目標に向かって職員のモチベーションを保つために、常に働きやすい環境づくりには気を付けてきました。

　図表3.10.1からわかるようにDPC/PDPS制度が導入された当初、当院はⅢ群の上位にはいましたがⅡ群はまだまだ遠い先の状態でした。全国の自治体病院と同様に当院の経常収支も年々厳しくなってきた頃で、当院もⅡ群を目指し少しでも経営の安定化を図ろうということになりました。2012年10月から当時東京医科歯科大学附属病院の特任講師であった井上先生を時折お招きし、当院医事課で診療報酬に関する助言、DPCデータの検証等行っていただいていました。

　私が院長になった2016年からは病院管理職を中心に、月1回井上先生によるDPC分析会議を開催することとなりました（その後回数は減りましたが現

3.10 DPC特定病院群に向けて――一地方自治体病院の取組み

図表 3.10.1　君津中央病院の機能評価係数Ⅱの推移

年度	群	機能評価係数 II	全国順位	病院数	千葉県内順位	病院数
2012	III	0.0293	72	1,335	5	46
2013	III	0.0311	37	1,326	3	46
2014	III	0.0706	23	1,406	2	47
2015	III	0.0678	41	1,401	5	46
2016	III	0.0931	6	1,446	1	46
2017	III	0.0927	6	1,442	1	46
2018	II	0.0942	104	155	2	12

図表 3.10.2　君津中央病院のDPC各係数の推移

年度	基礎係数	暫定調整係数	機能評価係数 I	機能評価係数 II	医療機関別係数
2012	1.0418	0.0723	0.2031	0.0293	1.3465
2013	1.0418	0.0723	0.2229	0.0311	1.3681
2014	1.0276	0.0576	0.2485	0.0706	1.4043
2015	1.0276	0.0576	0.2581	0.0678	1.4111
2016	1.0296	0.0286	0.2735	0.0931	1.4248
2017	1.0296	0.0286	0.2772	0.0927	1.4281
2018	1.0648	0	0.3159	0.0942	1.4749

図表 3.10.3　君津中央病院の医療機関別係数の推移

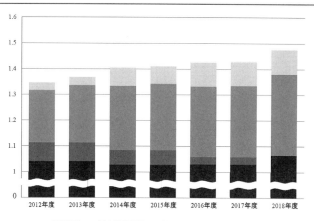

357

Chapter 3　病院長・幹部の実践

在でも続いています）。その甲斐あってか**図表 3.10.1** のごとく、機能評価係数
Ⅱの全国順位は年々上がってきました。しかしながら 2 年続けて全国 1,440
のⅢ群病院の第 6 位という名誉ある地位を得ましたが、念願のⅡ群には昇格
できませんでした。つい先日、厚労省より 2018 年度から DPCⅡ群（特定病
院群）になる旨の通知をいただき、執筆依頼となったわけです。

　今回、井上先生からせっかくの機会をいただいたので、これまでの当院の経
緯をお話して役目を果たしたいと思います。一部 DPC とは関係ないと思われ
る箇所もありますが、私が病院長となり最近感じていることなども書かせてい
ただきました。

1. 当院の概略

　当院は、千葉県房総半島の東京湾側（内房）のほぼ中央に位置する、木更津
市にある自治体病院です。病院名の "君津中央病院" は、構成 4 市（木更津
市、君津市、富津市、袖ヶ浦市）が昔 "君津郡" を構成していたことに由来し
ます。構成 4 市の医療圏人口は平成 30 年 3 月現在約 32.8 万人です。東京一
極集中が進む中、千葉県は都市部と農村部が存在し、商業、工業、農業、漁業
が夫々発展し日本の縮図のような県です。中でも当医療圏は東京湾アクアライ
ン近傍の開発が進む人口増加地域と、山間部、漁村などの過疎化が進む人口減
少地域を同じ医療圏内に抱える、まさに日本の縮図のような地域です。

　当院は、昭和 13 年に木更津市長須賀に保証責任医療購買利用組合連合会に
より "愛の君津病院" として開院されました。診療科目 7 科、病床数 50 床、
職員数 49 名（うち医師 8 名）でのスタートです。その後改組が進み、次第に
その規模を大きくし、経営も君津厚生病院組合から君津郡市中央病院組合に移
管され、名称も現在の "国保直営総合病院君津中央病院" となりました。昭和
43 年に現在の場所、木更津市桜井に移転し新君津中央病院として開院されま
した。診療科目 15 科、病床数 330 床（一般 230 床、結核 50 床、伝染 50
床）、職員数 202 名（うち医師 28 名）でした。

358

図表3.10.4

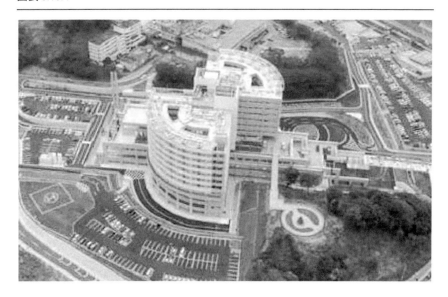

　その後更に増床がなされましたが、建物の老朽化、狭隘のため、新しい医療に対応できるよう、平成15年に"丘の上"から"丘の下"に移り現在の新病院オープンとなりました。丹下健三氏が設計した丸いモダンな建物は、国道16号やJR内房線から一望でき、ひときわ目立つ存在です。現在"丘の上"は附属看護学校、学生寮、看護師寮、保育園、ドクターヘリ用ヘリポート及び格納庫、倉庫などで使用しています。

　現在の当院の概要は、病床数661床（結核病床18床、感染症病床6床、緩和ケア病棟20床含む）、診療科29科、医師・歯科医師数162名（常勤医104名、後期研修医25名、初期研修医33名）であり、救命救急センター（ICU18床、HCU16床、千葉県ドクターヘリ基地病院）、基幹災害拠点病院（DMAT指定医療機関）、地域医療支援病院、地域がん診療連携拠点病院、地域周産期母子医療センター（NICU9床、GCU32床）、小児救急医療拠点病院、エイズ治療拠点病院、地域支援病院、臨床研修指定病院（基幹型及び協力型）、新専門医制度基幹病院（内科、外科、救急科、総合診療科）、君津地域難病相談・

Chapter 3 病院長・幹部の実践

支援センター、地域リハビリテーション広域支援センター等の指定を受けており、7対1一般病棟入院基本料、総合入院体制加算、緩和ケア病棟入院料等の施設基準を取得しています。また、富津市千種新田に大佐和分院（36床）、君津中央病院附属看護学校（学生数1学年60名）、さくらんぼ保育園（職員用保育園）とともに君津中央病院企業団を構成する地方公営企業法全部適用の病院です。今年で創立80周年となります。

2. 診療密度アップのために

当院は、平成28（2016）年度はあとわずかのところでⅡ群になれなかったのですが、他の多くの医療機関同様、"診療密度"が不足していたためでした（図表3.10.5）。

当院では、経営企画課が中心となり診療密度アップのための対策を検討しました。具体的には、どの病院も行っていることと思いますが、入院期間Ⅱ内での退院促進及び病棟で行った諸検査（超音波検査、心電図検査等）・処置のオーダリング漏れの防止でした。病棟で超音波検査等行った場合に使用する検査施行シールの作成や、病棟ごとに実施される頻度の高い検査・処置（心電図モニター、経皮的動脈血酸素飽和度測定、創傷処置、摘便、喀痰吸引等）の一覧表の配布等、実施した行為のオーダー入力の徹底に努めました。

入院期間Ⅱ内での退院促進は、医事課が担当医に各疾患の入院期間Ⅱを周知し、期間内で退院可能な患者の退院促進に努めました。また入院期間Ⅱを伸ばすために、医事課と担当医の連携により定義的副傷病名の記載漏れの防止にも努めました。活動開始初めの頃は、医師と事務の間にそこそこ軋轢が生じましたが、医事課の地道な努力により次第に医師の方も協力的になってきたかと思います。

毎週各病棟ではMSWを交えて退院支援カンファレンスが開かれ、退院困難な患者の退院支援を行っています。退院促進のためにはMSWの日頃の地域医療機関、介護施設、訪問看護ステーションとの地域連携が欠かせません。

3.10 DPC 特定病院群に向けて―一地方自治体病院の取組み

図表 3.10.5　DPCⅡ群（特定病院群）要件

要件	平成 28 年度基準値	平成 28 年度当院	平成 30 年度基準値	平成 30 年度当院
【実績要件 1】診療密度 　　　　1 日当たり包括出来高点数	2513.24	× 2501.68	2413.38	○ 2430.19
【実績要件 2】医師研修の実施 　　　　許可病床 1 床当たりの臨床研修医師数	0.0222	○ 0.0363	0.0180	○ 0.0408
【実績要件 3】高度な医療技術の実施 　　　　(6 項目のうち 5 項目以上を満たす)				
外保連試案　(3a)：手術症例 1 件当たりの外保連手術指数 　　　　　　（外科医師数及び手術時間補正後）	12.99	○ 13.29	14.08	× 13.99
外保連試案　(3b)：DPC 算定病床当たりの同指数 　　　　　　（外科医師数及び手術時間補正後）	118.18	○ 137.16	119.18	○ 151.65
外保連試案　(3c)：手術実施症例件数	4695	○ 6428	4837	○ 6751
特定内科診療　(3A)：症例割合	0.0101	○ 0.0152	0.0095	○ 0.0155
特定内科診療　(3B)：DPC 算定病床当たりの症例件数	0.1940	○ 0.3210	0.2020	○ 0.3531
特定内科診療　(3C)：対象症例件数	115	○ 200	124	○ 220
【実績要件 4】重症患者に対する診療の実施 　　　　（補正複雑性指数：DPC 補正後）	0.0855	○ 0.1233	0.0954	○ 0.0975

　当医療圏にはこれまで回復期リハビリテーション病院が 1 施設のみで、平成 28 年 11 月にようやく 2 つ目の回復期リハビリテーション病院がオープンしました。慢性期療養病床も不足しているため、各医療機関の特色、強味を日頃から把握し、各々の患者さんの状態に応じた最適な医療機関を選ぶことが、早期退院に繋がります。やはり、日頃からの連携強化が必要です。

　こうした努力の結果、平均在院日数は短縮していきましたが、必然的に病床稼働率も低下、病院収支の悪化を招き、本当にⅡ群を目指すことが良いことなのか否かという懐疑的な見方も一時は出てきました（図表 3.10.6、3.10.7）。しかしながら、常にⅡ群を目指す努力を怠らないようにしなければ、"機能評価

図表 3.10.6　当院の平均在院日数、病床稼働率、病院収支の推移

	2010年度	2011年度	2012年度	2013年度	2014年度	2015年度	2016年度	2017年度*
平均在院日数(日)	13.7	13.6	12.9	13.0	12.8	12.3	11.5	11.5
病床稼働率(%)	84.6	86.8	86.1	83.5	83.6	79.4	78.5	81.1
経常損益(万円)	61,045	62,847	57,336	2,288	-12,378	-47,787	-53,450	-17,797

*2017年度は2018.2月末までの概算

図表 3.10.7　当院の平均在院日数、病床稼働率、病院収支の推移

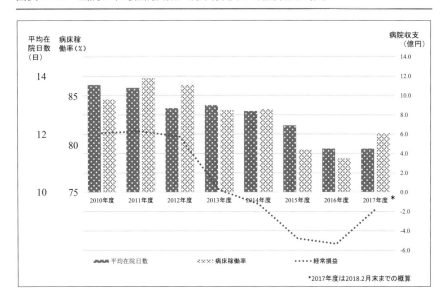

係数Ⅱ"のⅢ群での上位も維持できないと叱咤激励していました。病床稼働率の低下に対しては、地域医療機関との病診連携を進めることにより、新規入院患者の確保に努めました。がんや脳卒中の地域連携パスの普及を兼ねて、地域連携室が積極的に地域の開業医へ訪問することにより、新規患者を紹介いただく努力をしています。

　人口増加が見込めない昨今、新規入院患者の獲得は困難なようにも思えます。しかしながら、2014年に千葉県が実施した医療実態調査によると、当医療圏では2割以上の住民が近隣の他の医療圏で医療を受けている実態があり

図表 3.10.8　当院の手術件数及び手術室稼働率の推移

	2015年度	2016年度	2017年度
手術件数	4462件	4923件	5402件
全身麻酔	2327件	2687件	2711件
その他	2135件	2236件	2691件
手術室稼働率	46.6%	54.6%	61.7%

ます。特に高度急性期やがんの患者さんでは3割以上の住民が他医療圏で治療されていますので、当院の努力によりまだまだ新規入院患者を増やす余地はあるかと思います。

3. 手術室稼働率の向上

　麻酔医不足のためなかなか定期の手術数をこなせず、手術待ち期間の長期化、手術室稼働率の低迷状態が続いていました。これを少ない麻酔医で効率的に手術件数を増やすために、毎月、手術室運営会議を開いています。手術枠の見直し、手術枠にとらわれないオンコールでの手術開始、手術室清掃のアウトソーシング化による手術間の入替え時間短縮、各科へのアナウンスによる空き枠の有効利用等により、手術室稼働率の上昇に努めました。その結果、手術室稼働率70％以上のアクティブな病院にはまだまだ及びませんが、少しずつ効果は出てきています（図表3.10.8、図表3.10.9）。

4. 診療科の充足

　機能評価係数Ⅱの数値を上げるためには、多種多様な疾患を効率よく診療していくことが求められています。そのためには地域の中核病院として一通りの診療科を最低限そろえなければなりません。

図表 3.10.9　当院の手術件数及び手術室稼働率の推移

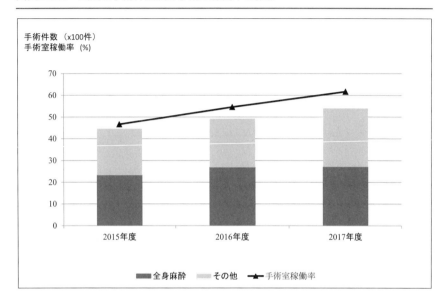

　10年間常勤医不在であった泌尿器科の医師を、横浜市大の絶大なる支援のもと、平成28年度から4名派遣していただきました。平成29年9月からは手術支援ロボット"da Vinci"が稼働し前立腺癌の低侵襲手術に活躍しています。"da Vinci"導入費用はもちろん高額であり、その採算性が問題となりますが、地域の住民に地元で最先端の医療を提供できること、また専門医や研修医を集める上での宣伝効果等々副次的効果は計りしえないものがあります。また、今まで常勤医不在であった血液腫瘍内科の医師を平成29年10月から1名採用。平成30年4月からは同じく常勤医不在であったアレルギー膠原病内科、精神科、乳腺外科、人間ドックの医師を各1名採用できました。

　良いことばかり書きましたが、危機的状況も何度か経験しています。先に述べた泌尿器科はもとより、私の専門の消化器外科でも数年前スタッフ減少のため手術を一時制限しましたし、昨年度は常勤乳腺外科医が不在となって乳癌手術をストップ、総合診療科医師の大学への引上げ等、山あり谷ありです。今で

も腎臓内科／血液透析の常勤医は不在であり、県内のどの病院もそうですが、ご多分に漏れず当院も麻酔医確保には四苦八苦しています。病理医も全国的に不足しており、当院も定年をとうに過ぎた先生に何とか頑張っていただいている状況です。

また、当院は20床の緩和ケア病棟を有していますが、これもここ2年常勤医師不在で病床稼働率が50％前後にとどまっており、今後てこ入れが必要と考えています。ICU・CCU病床も18床有りますが、看護師数不足により稼働は10床で、平成29年秋よりようやく12床に増やしたところです。

医療が専門分化した昨今、一自治体病院であらゆる診療科をそろえるのが無理なことは明らかです。しかしながら地域の中核病院として、少しでも最新の高度な医療を地域住民の方々に提供する努力は必要と考えています。

5. 研修病院としての役割

初期研修医制度が始まる以前は、当院は千葉大の関連病院として大学の各診療科に入局した医師が派遣される出張病院でした。平成16年に初期研修医制度がスタートしたわけですが、それまでは大学卒業ホヤホヤの医師を受け入れた経験も実績もなく、教育環境の整備や指導医の育成等まさに試行錯誤でした。千葉県内には"旭中央病院"や"亀田総合病院"など、初期研修医制度が始まる前から独自で研修医を募集していた有名ブランド病院があり、われわれもこうした病院を手本に研修病院としての整備を進めました。

開始当初9名の募集（当院基幹プログラム5名＋千葉大連携プログラム4名）から始めました。当初、果たして研修医が来てくれるかどうか大変不安でしたが、幸い初期研修医制度開始の前年に新病院が開院したこともあり、初年度から研修医が集まってくれました。翌平成17年度からは毎年自治医大卒業生を1名採用、徐々に基幹プログラムの研修医を増やしていき、平成26年からは18名（当院基幹プログラム13名＋自治医大枠1名＋千葉大連携プログラム4名）の採用となっています（図表3.10.10）。

図表 3.10.10 当院初期研修医数の推移

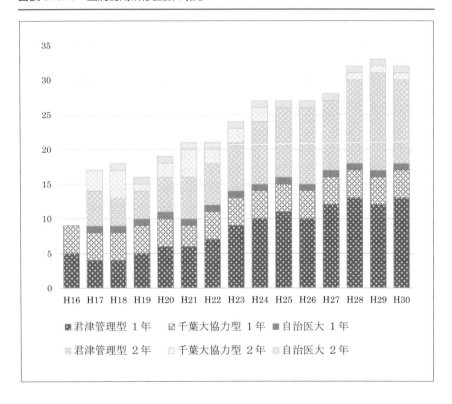

　制度開始以来毎年フルマッチしていますが、ここまで研修医を増やすには、やはりそれなりの努力は払ってきました。千葉大生の臨床実習には各科が熱心に指導し、レジナビにも積極的に出動、学生や研修医の口コミをたよりに病院見学者やマッチング面接者を1人でも増やす努力をしてきました。特に千葉県出身で他都道府県の大学へ進学した学生には、地元回帰を呼び掛けています。ここ数年、県の奨学金を受給している学生が毎年数名ずつ採用となっています。千葉県は人口当たり医師数が全国で下位から3番目の県であり、千葉県出身の学生を地元に戻す努力が必要です。これまで"研修医は病院の宝"と考え、病院職員全体で研修医を育ててきました。その成果もあり、II群の指定

要件である"医師研修の実施"項目では当院は常に高い評価を得ています。

6. ドクターヘリ基地病院として

　平成21年、当院は千葉県2機目のドクターヘリ基地病院となりました。1機目は日本医科大学千葉北総病院に平成13年から導入されていましたが、県北部に位置するため、距離的問題から房総半島南部が手薄となっていました。当院にドクターヘリが導入されたことにより、半径50km（現場到着15分以内）の南北2つの円で千葉県（房総半島）ほぼ全域がカバーできるようになりました。現在当院ドクターヘリの出動回数は年500件ほどで、房総半島南部の医療過疎地域への救急医療の提供に多大な貢献をしています。また、ドクターヘリの運営に関しては、千葉大学救急集中治療学教室及び関連病院のスタッフの絶大なるサポートを得ており、この場を借りてお礼申し上げます。このドクターヘリは研修医、看護師の募集にも一役買っており、ドクターヘリを目指してやってくる若い研修医、看護師も数多くいます。今後とも安全運航を心掛け、房総半島の救急医療に役立てたいと思っています。

　現在、医師数の増加、手術数の増加に対応するため、増築棟の建設を計画中です。増築棟に医局を引越し、空いたスペースに手術室を増設しようとするものです。現在ヘリポートから救急室への患者搬送は、救急車乗換え搬送ですが、増築棟が完成するとヘリポートから救急室まで救急車乗換え無しでダイレクトに結ばれることとなります。増築棟建設のためには病院経営の安定化が必要であり、今回DPCⅡ群に昇格したことにより、病院収支が少しでも改善することを願っている次第です。

7. 君津保険医療圏救急体制の問題

　当医療圏の救急医療体制は一次（夜間急病診療所、日曜祭日の当番医；医師会員による持回り）、二次（内科系・外科系の2系統：病院による輪番制）、

図表 3.10.11

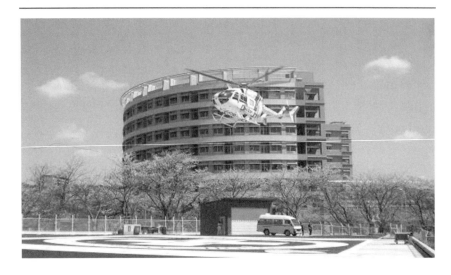

三次（君津中央病院）となっています。当初27医療機関が二次輪番制に参画していましたが、人員不足、閉院等により年とともに減少していき、現在13医療機関となってしまいました。二次病院の輪番の維持が大変難しくなってきています。現在、夜間・休日の緊急手術に対応できる二次病院はなく、必然的に当院が二次＋三次を引き受ける形となっています。二次病院はどこもマンパワー不足であり、当医療圏の地域医療を崩壊させないためにも二次病院からの診察依頼は断らないよう当直医には要請しているところです。

　これは新入院患者の獲得にも直結します。二次病院当直の若い医師も最近は自分の専門領域以外はなかなか診たがらない傾向にあります。夜間、休日の二次病院からの電話問合せに対し、当院救急外来で対応した形跡のないものに関しては、私が直接当直医に対応の有無の確認をしています。おかげで当院の"救急医療係数"は高値ですが、次項の医師の過重労働との兼合いもあり難しい問題です。基本的には地域全体の医師数のボトムアップが不可欠ですし、二次病院の問題は今後の地域医療構想にも関連するので、地域医療機関との連携協力が必須です。

8. 医師時間外労働の問題

　医師の時間外労働はDPCや機能評価係数とは関係ありませんが（個人的には医師の効率的な働き方も"効率性係数"に入れてもいいように思いますが）、ホットトピックなので一言書かせていただきます。

　皆さんご存知の通り、安倍首相の号令で働き方改革が進められています。現状ではサブロク協定（労働基準法第36条）で経営者と労働者が協定を結べば、事実上何時間でも超過勤務が可能となっています。政府は月の残業時間について月平均60時間（繁忙期100時間）を上限にしようとしています。当院も医師の超過勤務が異常であると、数年前に労働基準監督署から勧告を受けています。"改善できなければ診療制限も考慮して下さい"と脅し文句ともとれそうなことを言われました。もちろん当院が診療制限でもしようものなら当医療圏の医療は崩壊してしまいます。同じような状況は当院に限らず、全国各地の自治体病院にも当てはまり、四病協は政府の進める月時間外60時間までの聖域なき制限から医師を外すよう政府に申し入れたところで、今後の成行きが注目されます。

　当院でも常勤医師の約8割が月60時間を超え、約3割の医師が月100時間（1年中繁忙期！）を超えています。一方、当院の医師の夏季休暇7日間の取得率は約6割、年休20日間の取得率は約1割といった状態です。医師の時間外労働の問題がすぐには解決できない現状で、とりあえず年休取得率50％以上、夏季休暇100％を目標に、積極的に休暇を取るよう号令をかけているところです。働くのも大変ですが、休むのはもっと大変です。しかしながら心身のリフレッシュは、患者さんに安心安全なよい医療を提供する上でも重要な事と考えています。

「医師時間外勤務入力ソフトの開発」
　これまで当院では紙台帳に自身の超過勤務時間を自己申告の形で記入し、各

Chapter 3　病院長・幹部の実践

診療科科長の決裁を受けていました。しかしながら、このシステムでは医師各個人がどの程度時間外勤務をしているのか、またその理由は何か、などが中々見えてきませんでした。現在、医師超過勤務の入力を電子化することにより、自身の超過勤務の実態を可視化して各医師個人で把握してもらうようシステムを構築し、平成30年度から運用開始しました。

　各医師が毎日の時間外をPC入力すると、その月の各個人の時間外労働時間の累計とその理由が瞬時に棒グラフで表示されるようにしました（**図表 3.10.12 (1)〜(3)**）。各医師個人で自分の時間外労働の量を自覚してもらい健康管理に留意してもらう一方、管理職は各月ごと、診療科ごとにどの程度の時間外勤務があり、またその理由は何かなどを表やグラフでリアルタイムに把握することができます。今まで医局に置かれた時間外勤務の台帳に記入していましたが、これからは院内のどのPCからも入力できるようになります。これにより、人事給与室の人的計算の省略化も図れます。

図表 3.10.12　医師時間外勤務入力ソフト画面

(1) 医師時間外勤務入力ソフト画面 ①

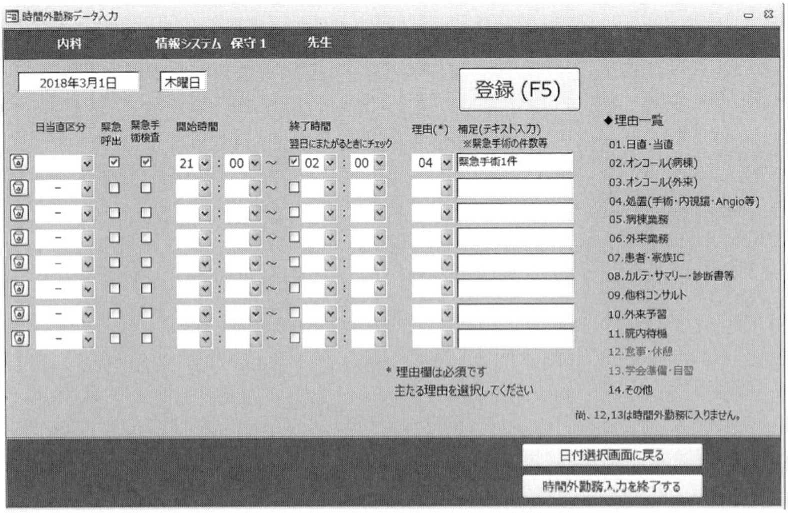

3.10 DPC特定病院群に向けて――一地方自治体病院の取組み

(2) 医師時間外勤務入力ソフト画面 ②

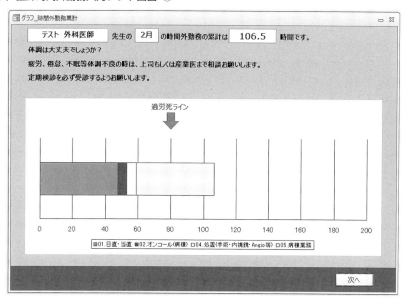

(3) 医師時間外勤務入力ソフト画面 ③

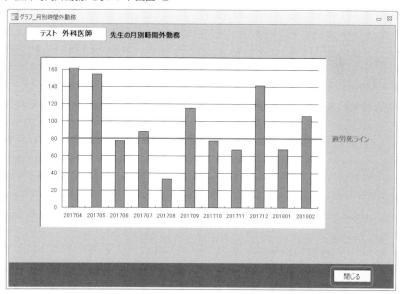

運用開始後ある程度データが蓄積されましたら、各科ごとに時間外勤務の量、内容を分析し、今後の労務環境の改善に役立てようと思っています。

9. 千葉大学病院経営スペシャリスト養成プログラム "ちば医経塾"

　私を含め世の中の病院長の大多数は、病院長になるまで病院経営など学んだことがありません。病院長になってから慌てて経営やら財務、人事管理やらを一夜漬け、独学で学んでいる人がほとんどであると思います。私自身も、医務局長、副院長等管理職を経験せず突然病院長になってしまったこともあり、真っ暗闇の中、多くの病院職員に助けられての船出となりました。一昔前までは経営は事務にお任せの "殿様商売" でも何とかなっていましたが、病院経営が厳しさを増す昨今、それでは立ち行かなくなってきています。

　このたび、独立行政法人国立病院機構千葉大学病院経営スペシャリスト養成プログラム "ちば医経塾" が平成30年5月から開講することとなりました。私自身もプログラム立上げの外部委員として参加させていただいていますので、少しばかり紹介させていただきます。1年間計約120時間のプログラムで、著名な講師陣による講義、実習が組まれています。現在病院管理に携わる方々、これから病院管理職となられる方々には是非おすすめしたいプログラムです。週末の土日を利用して開かれますので、詳しくは千葉大学ホームページ http://www.ho.chiba-u.ac.jp/ikeijuku/index.html　をご覧ください。

10. 最後に

　以上書かせていただいたことは、おそらくどの病院でも取り組まれていることと思います。特別当院で行った秘策はありません（特に、隠しているわけではありません）。大事なことは、とにかくくじけず地道にやっていくことと思っています。病院長は専門領域のスペシャリストとしての能力だけではだめ

で、経営者としての才覚、職員のモチベーションを鼓舞できる才能、人間関係を良好に保てる人格、対外的な政治力等々様々な能力、いわゆる"人間力"が必要とされていると思います。私自身は卓越したものは1つもなくどれも標準以下のような気がしますが、バランス感覚を大事に病院のために日々精進していこうと思っています。

編著者プロフィール

井上　貴裕（いのうえ　たかひろ）

千葉大学医学部附属病院 副病院長・病院経営管理学研究センター長
東京医科歯科大学大学院にて医学博士及び医療政策学修士、上智大学大学院経済学研究科及び明治大学大学院経営学研究科にて経営学修士を修得。
東京医科歯科大学医学部附属病院 病院長補佐・特任准教授を経て現職。
日本赤十字社本社医療施設教育研修アドバイザー
東邦大学医学部医学科客員教授
武蔵野赤十字病院、諏訪赤十字病院、名古屋第一赤十字病院、名古屋第二赤十字病院、那須赤十字病院、飯山赤十字病院、山形県立中央病院、君津中央病院、浜松労災病院、高岡市民病院、中東遠総合医療センター、一宮市立市民病院、厚生連高岡病院、福井県立病院、北野病院、豊見城中央病院、大垣市民病院、市立札幌病院（参与）等の地域中核病院の経営アドバイザーを務めている。

執筆者プロフィール（五十音順）

石川　清（いしかわ　きよし）

名古屋第二赤十字病院 名誉院長

1970年（昭和45年）	名古屋大学工学部航空学科卒業
1971年（昭和46年）	名古屋大学工学部航空学科大学院中退
1977年（昭和52年）	名古屋大学医学部卒業
1978年（昭和53年）	名古屋市立大学病院 麻酔科助手
1986年（昭和61年）	カナダトロント大学医学部麻酔科留学
1989年（平成 元年）	名古屋市立大学病院 集中治療部助教授
1994年（平成6年）	名古屋第二赤十字病院 麻酔科・集中治療部長
2001年（平成13年）	名古屋第二赤十字病院 副院長・救命救急センター長
	名古屋市立大学医学部 臨床教授
2007年（平成19年）	名古屋第二赤十字病院 院長
2018年（平成30年）	名古屋第二赤十字病院 定年退職

名古屋第二赤十字病院名誉院長
〈専門領域〉
麻酔、集中治療、救急医療、災害医療、国際救援
日本コーチ協会認定メディカルコーチ
〈過去の業績等〉
日本集中治療医学会認定医、日本麻酔学会指導医、日本救急医学会認定医、日本集団災害医学会評議員、第5回日本集中治療医学会東海北陸地方会会長、第2回日本救急医学会中部地方会会長

大和　眞史（おおわ　まふみ）
諏訪赤十字病院　名誉院長
昭和 26 年 3 月 1 日東京生まれ
昭和 54 年 3 月信州大学医学部医学科卒
同年同大学付属病院第 3 内科医員（研修医）、以後飯田市立病院、国立循環器病センター、福山循環器病院、自治医科大学大宮医療センターなどを経て、平成 5 年から信州大学医学部、平成 13 年信州大学医学部第 1 内科助教授を経て、平成 15 年 4 月諏訪赤十字病院。
平成 25 年 4 月より同院病院長
平成 30 年 3 月退職、現在は同院名誉院長
専門は循環器内科、臨床研修医教育、救急・総合診療

海保　隆（かいほ　たかし）医学博士
国保直営総合病院　君津中央病院　病院長
1982 年 3 月　千葉大学医学部卒業
1982 年 5 月　千葉大学医学部　第一外科（現臓器制御外科）入局
1983 年 4 月　茨城県、県西総合病院　外科医員
1984 年 4 月　国保直営総合病院君津中央病院　外科医員
1985 年 4 月　国保八日市場市立病院（現国保匝瑳市民病院）外科医員
1985 年 10 月　長野県、軽井沢町立病院　外科医員
1986 年 4 月　千葉大学医学部　麻酔科医員
1986 年 10 月　千葉市立病院（現千葉市立青葉病院）外科医員
1987 年 4 月　千葉大学医学部第一外科（現臓器制御外科）研究生
1990 年 10 月　国保八日市場市立病院（現国保匝瑳市民病院）外科医員
1991 年 4 月　千葉大学医学部　第一外科（現臓器制御外科）助手
1995 年 4 月　国保直営総合病院君津中央病院　外科医長
2004 年 4 月　国保直営総合病院君津中央病院　外科部長
2008 年 4 月　国保直営総合病院君津中央病院　医務局次長
2015 年 4 月　国保直営総合病院君津中央病院　医務局理事
2016 年 4 月　国保直営総合病院君津中央病院　病院長
千葉大学医学部臨床教授、日本外科学会専門医・指導医、日本消化器外科学会専門医・指導医、消化器がん治療認定医、日本消化器病学会専門医・指導医、日本肝胆膵外科学会高度技能指導医・評議員、日本胆道学会認定指導医、日本肝臓学会専門医、日本がん治療認定医機構がん治療認定医、全国自治体病院協議会理事、関東甲信静地区国保診療施設協議会副会長、日本医療マネジメント学会千葉支部会長

金田　道弘（かねだ　みちひろ）
社会医療法人　緑社会　金田病院　理事長
1979 年　川崎医科大学卒業
1979 年　岡山大学第一外科入局
1979 年　岡山済生会総合病院外科
1981 年　姫路赤十字病院外科

1984 年　赤十字国際委員会（ICRC）第 12 次カンボジア難民救援医療班日本班長
1984 年　岡山大学第一外科
1986 年　特定医療法人 緑壮会 理事長
1998 年　特定医療法人 緑壮会 理事長兼金田病院長
2009 年　社会医療法人 緑壮会 理事長兼金田病院長
2014 年〜社会医療法人 緑壮会 理事長
岡山県医療審議会地域医療構想部会専門委員、岡山県保健医療計画策定協議会委員、（一社）
岡山県病院協会理事、（公社）全日本病院協会岡山県支部副支部長、（一社）真庭市医師会副
会長、認定 NPO 法人岡山医師研修支援機構副理事長、岡山大学医学部医学科臨床教授
(趣味)
スキー（全日本スキー連盟公認ドクターパトロール、全日本スキー連盟スキー検定 1 級、
国際スキー技術検定ゴールド）

亀田　義人（かめだ　よしひと）
千葉大学医学部附属病院 病院経営管理学研究センター 特任講師
千葉大学予防医学センター 特任助教
船橋市 ふなばし健やかプラン 21 推進評価委員会 会長
社会医学系専門医
日本医師会認定産業医
株式会社ワーク・ライフ・バランス認定ワークライフバランスコンサルタント
2005 年　佐賀大学医学部卒業
2010 年　千葉大学グローバル COE プログラムリサーチアシスタント
2013 年　千葉大学大学院医学薬学府博士課程修了
2013 年　厚生労働省 雇用均等児童家庭局 母子保健課 課長補佐
2014 年　厚生労働省 医薬食品局 血液対策課 課長補佐
2015 年　千葉大学医学部附属病院 医員・千葉大学予防医学センター特任助教
2016 年　千葉大学医学部附属病院 特任助教
〈専門領域〉
医療政策　病院経営管理　循環器内科学　公衆衛生学・社会医学・社会疫学

堺　常雄（さかい　つねお）
日本病院共済会 代表取締役
1970 年　千葉大学医学部卒業
1970 年　米国陸軍病院キャンプ座間（インターン）
1971 年　米国ペンシルバニア州フィラデルフィア市アルバート・アインシュタイン・メ
　　　　ディカルセンター（外科インターン）
1972 年　米国イリノイ州シカゴ市シカゴ医科大学（神経内科レジデント）
1973 年　米国ニューヨーク州ロチェスター市ロチェスター大学医学部（神経病理フェロー）
1974 年　米国ニューヨーク州シラキュース市ニューヨーク州立大学アップステート・メ
　　　　ディカルセンター（神経生理学大学院、脳神経外科レジデント）
1979 年　浜松医科大学脳神経外科（助手）

1979 年 11 月 – 1980 年 1 月　ドイツ ギーセン大学（脳神経外科フェロー）
1981 年　聖隷三方原病院（脳神経外科科長、部長、副院長を歴任）
1992 年　聖隷浜松病院（脳神経外科部長、院長補佐、副院長を歴任）
1996 年　聖隷浜松病院院長、聖隷福祉事業団常務理事
2010 年　社団法人日本病院会　会長
2011 年　聖隷浜松病院　総長
2012 年　一般社団法人日本病院会　会長
2017 年　日本病院共済会　代表取締役
日本病院会　名誉会長

橋爪　泰夫（はしづめ　やすお）医学博士
福井県立病院　院長
1956 年 8 月 19 日生まれ
1981 年 3 月　金沢大学医学部卒業
1981 年 4 月　金沢大学医学部 第一外科入局
1986 年 3 月　金沢大学大学院医学研究科修了（外科学第一）
福井県済生会病院、厚生連高岡病院、石川県立中央病院、富山赤十字病院、金沢市立病院を経て
2010 年 4 月　福井県立病院 外科科長
2012 年 4 月　同 中央医療センター長
2014 年 4 月　同 副院長
2017 年 4 月　同 院長、現在に至る
日本外科学会専門医・指導医　日本消化器外科学会専門医・指導医　日本消化器内視鏡学会専門医・指導医　日本消化器病学会専門医　日本内視鏡外科学会技術認定　診療情報管理士

長谷　弘記（はせ　ひろき）医学博士
東邦大学医療センター大橋病院 院長
1979 年　東邦大学医学部卒
1983 年　東邦大学大学院医学研究科卒
1985 年　東邦大学医学部 内科学第三講座助手
1994 年　東邦大学医学部 内科学第三内科部講師
1998 年　労働福祉事業団東京労災病院 循環器内科部長
2000 年　東邦大学医学部内科学 第三内科部講師（復職）
2008 年　東邦大学医療センター大橋病院 腎臓内科 教授
2012 年　東邦大学医学部 腎臓学講座教授（講座編成替）
2012 年　東邦大学医療センター大橋病院 副院長
2015 年　東邦大学医療センター大橋病院 院長
専門：腎臓病学、循環器内科学
日本内科学会認定医・指導医、日本循環器学会専門医、日本腎臓学会専門医・指導医、日本透析学会専門医・指導医、日本心臓病学会特別会員（FJCC）
日本内科学会評議員、日本脈管学会評議員、日本腎臓学会評議員、日本透析医学会評議員

藤井　将志（ふじい　まさし）

谷田会　谷田病院　事務部長

2006 年　早稲田大学政治経済学部卒業

2006 年　株式会社アイテック（医療経営コンサルティング会社）

2009 年　株式会社 MM オフィス

2012 年　沖縄県立中部病院　経営アドバイザー（NPO 法人病院経営支援機構所属）

2015 年　特定医療法人谷田会　谷田病院　事務部長　着任

2017 年　熊本保健科学大学　非常勤講師

2018 年　医療法人興和会　なごみの里（老健）理事

藤木　茂篤（ふじき　しげあつ）

一般財団法人　津山慈風会　津山中央病院グループ　総院長

昭和 28 年　岡山県津山市生まれ

昭和 54 年 3 月　岐阜大学卒業

昭和 54 年 4 月　岡山大学第一内科　入局

昭和 63 年 10 月　津山中央病院　内科

平成 6 年 10 月　津山中央病院　消化器科部長

平成 10 年 4 月　津山中央病院　内科部長

平成 12 年 4 月　津山中央病院　主任部長

平成 15 年 1 月　津山中央病院　副院長

平成 19 年 4 月　津山中央病院　上席副院長

平成 22 年 4 月　津山中央病院　病院長

平成 25 年 4 月　財団法人　津山慈風会　総院長（津山中央病院　病院長兼務）

平成 29 年 4 月　一般財団法人　津山慈風会　津山中央病院グループ　総院長

昭和 54 年 6 月　医師免許　取得

昭和 61 年 12 月　医学博士号　取得（消化管免疫）

岡山大学内科臨床教授

日本消化器病学会　（専門医、指導医）

日本消化器内視鏡学会（専門医、指導医）

日本内科学会（認定医）

過去の特技　テニス

現在の趣味　源泉かけ流し巡り

現在の仕事　月 1 日の内視鏡検査と専ら病院経営

吉橋　謙太郎（よしばし　けんたろう）

特定医療法人　谷田病院　経営企画部長

1997 年　鏡クリニックで医事課に従事

2001 年　メディカル・カレッジ青照館（理学療法学科）に入学

2005 年　北部脳神経外科・神経内科のリハビリ室開設に従事

2006 年　介護老人保健施設かなこぎ苑の開設に従事

2008 年　なかがわ整形の訪問・通所サービス事業開設に従事

2013 年　歩行リハビリセンター HOKORU の開設に従事
2014 年　なかがわ整形の統括責任者に就任
2017 年　谷田病院の経営企画部長に就任
理学療法士・介護支援専門員

吉村　健佑（よしむら　けんすけ）
千葉大学医学部附属病院 病院経営管理学研究センター 特任講師
国立保健医療科学院 保健医療経済評価研究センター 客員研究員
1978 年生まれ
千葉大学医学部医学科卒業
東京大学大学院医学系研究科公共健康医学専攻修了（公衆衛生学修士）
千葉大学大学院医学研究院博士課程修了（医学博士）
千葉県内で精神科医、産業医として勤務後、2015 年厚生労働省に入省、保険局・医政局にて、遠隔医療を含む医療情報分野の政策立案と制度設計に関わる。
2017 年国立保健医療科学院主任研究官としてレセプトデータを用いた医療経済分析等の政策研究に従事。
2018 年より現職となり、主に病院経営・管理学の研究と教育に取り組んでいる。
日本精神神経学会「精神科医・精神科医療の実態把握・将来計画に関する委員会」及び「オンライン精神科医療検討作業班」委員
精神保健指定医、精神科専門医・指導医、社会医学系専門医・指導医、労働衛生コンサルタント（保健衛生）、医療情報技師

吉村　長久（よしむら　ながひさ）
公益財団法人 田附興風会医学研究所 北野病院 院長
1977 年　京都大学医学部卒業
1985 年　京都大学大学院医学研究科修了
1985 年　Mount Sinai School of Medicine, Visiting Fellow
1987 年　Mount Sinai School of Medicine, Visiting Associate Professor
1988 年　京都大学医学部 助手
1989 年　京都大学医学部 講師
1993 年　大津赤十字病院 眼科部長
1994 年　京都大学医学部助教授
1995 年　信州大学医学部 教授（眼科学）
2004 年　京都大学大学院医学研究科 教授（眼科学）
2016 年　公益財団法人 田附興風会 医学研究所 北野病院 院長
　　　　　京都大学名誉教授・京都大学大学院医学研究科特命教授

渡邊　有三（わたなべ　ゆうぞう）
春日井市民病院　院長
1975 年　名古屋大学医学部卒業
1975 年　名古屋第一赤十字病院で初期研修開始

380

1978 年　名古屋大学医学部付属病院　第三内科非常勤医員
1980 年　名古屋大学医学部　内科学第三講座文部教官助手
1989 年　文部省在外研究員としてアメリカ合衆国ノースウェスタン大学留学
1997 年　名古屋大学医学部　第三内科文部教官助教授
1997 年　春日井市民病院　内科部長
1999 年　春日井市民病院　医務局長
2000 年　春日井市民病院　副院長
2009 年　春日井市民病院　院長、現在に至る
専門：腎臓病、糖尿病、透析
日本内科学会認定医（元評議員、功労会員）、日本腎臓学会専門医（元評議員、功労会員）、日本透析医学会（元理事、名誉会員）、日本糖尿病学会専門医、日本医師会認定産業医、名古屋大学医学部臨床教授、公益法人日本透析医会監事、公益法人愛知腎臓財団副会長、一般法人愛知県病院協会副会長、一般法人日本病院会愛知県支部理事

成功する病院経営
診療報酬の実践対応

発行日　2018 年 6 月 15 日

編　著　井上 貴裕

発行者　橋詰 守

発行所　株式会社 ロギカ書房
　　　　〒 101-0052
　　　　東京都千代田区神田小川町 2 丁目 8 番地
　　　　進盛ビル 303
　　　　Tel 03（5244）5143
　　　　Fax 03（5244）5144
　　　　http://logicashobo.co.jp/

印刷・製本　藤原印刷株式会社

©2018　takahiro inoue
Printed in Japan
定価はカバーに表示してあります。
乱丁・落丁のものはお取り替え致します。
無断転載・複製を禁じます。

978-4-909090-10-2　C2047

―― ロギカ書房の好評既刊書 ――

成功する病院経営
戦略とマネジメント

井上 貴裕

千葉大学医学部附属病院 副病院長・病院長企画室長・特任教授

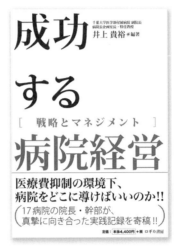

A5判・440頁・並製
定価：4,400円＋税

医療費抑制の環境下、
病院をどこに導けばいいのか!!
17病院の院長・幹部が、
真摯に向き合った実践記録を寄稿!!

第1章　戦略とマネジメント
第2章　医療政策と診療報酬にどう向き合うか
第3章　病院経営者の実践

(17病院から寄稿)

旭川赤十字病院／一宮市立市民病院／岩国医療センター／京都第一赤十字病院／佐久総合病院／諏訪赤十字病院／多摩総合医療センター／千葉大学医学部附属病院／中東遠総合医療センター／東京医科大学八王子医療センター／徳島県立中央病院／豊田厚生病院／名古屋第二赤十字病院／日本赤十字社／浜松労災病院／武蔵野赤十字病院／山形県立中央病院

ロギカ書房の好評既刊書

よくわかる
図解 病院の学習書

梶 葉子
医療ジャーナリスト

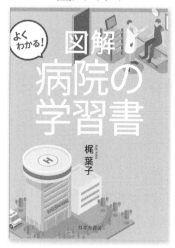

A5判・224頁・並製
定価：1,600円＋税

激変する病院の
医療現場が **分かる**
医療現場が **見える**
医療現場が **学べる**

最新の医療現場を徹底ガイド!!
医療ビジネス従事者必読!!

第1章　きほんの知識
第2章　病院のきほん
第3章　診療科と病院での診療
第4章　病院で働く人びと①(診療系)
第5章　病院で働く人びと②(事務系)
第6章　病院の組織
第7章　病院の収支
第8章　地域における病院
第9章　病院とICT

ロギカ書房の好評既刊書

0歳からのがん教育

笹井 啓資
順天堂大学大学院医学研究科放射線治療学 教授

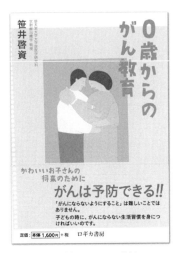

四六判・240頁・並製
定価：1,600円＋税

がんは予防できる

「がんにならないようにすること」は
難しいことではありません。
子どもの時に、がんにならない生活習慣を
身につければいいのです。

0歳からのがん教育
第1章　がんを知ろう
第2章　小児がんと遺伝性がん
第3章　がんにならない生活習慣を身につける
がんといわれたら、知っておきたいこと
第4章　がんを告げられたら
第5章　がんの治療法は、どう選択したらいいのか？
第6章　がん治療における新説、珍説
第7章　がんにならないための12か条